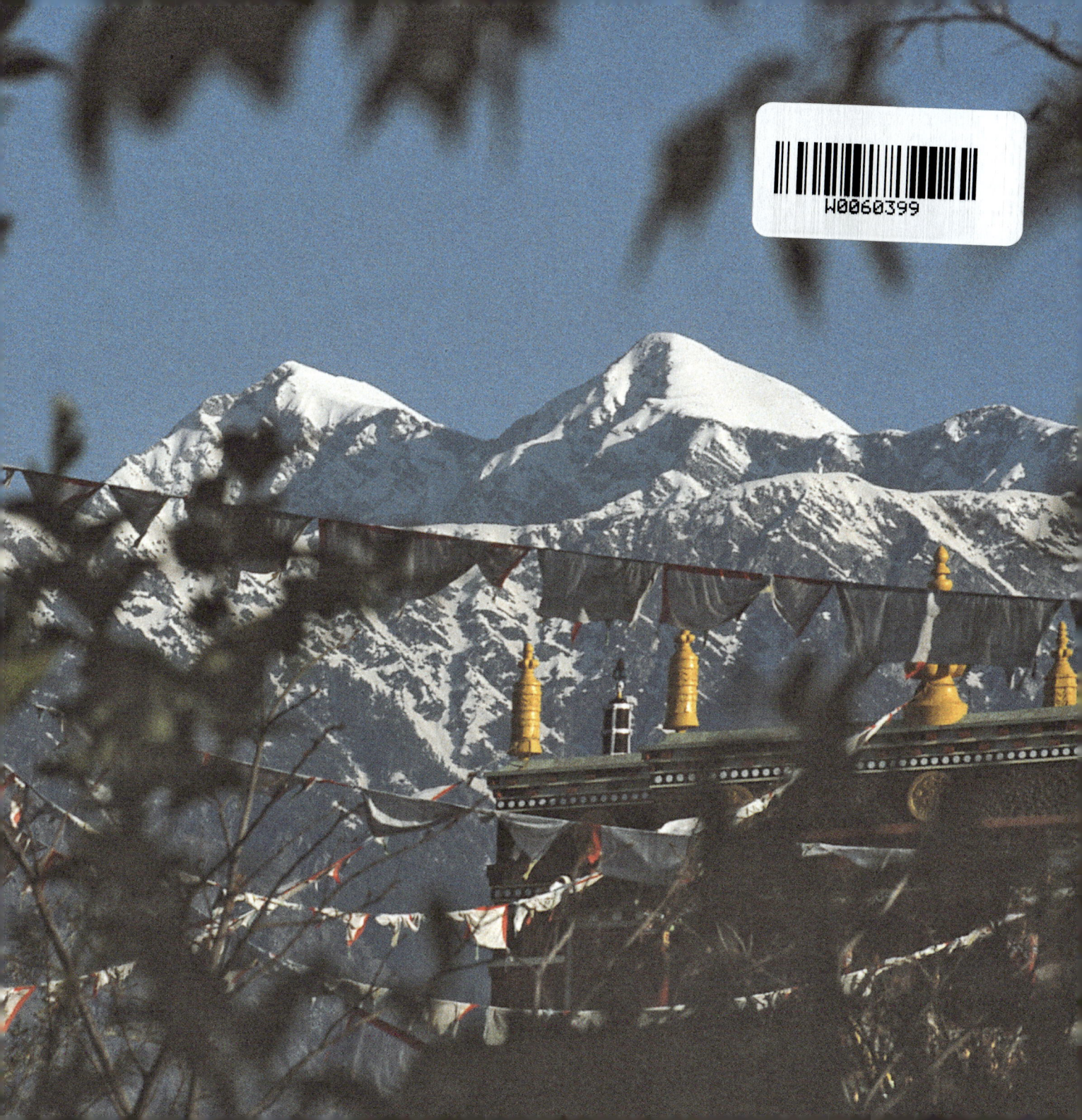

WILFRIED PFEFFER

VISION TIBET

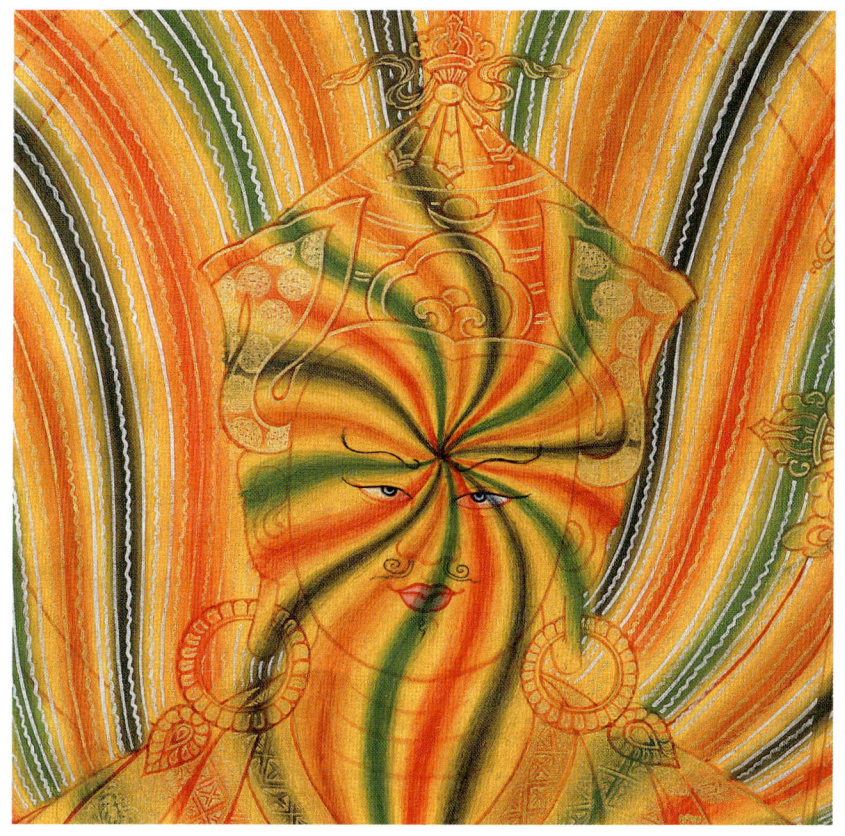

GEHEIMNIS DES HEILENS

Über den Autor

Wilfried Pfeffer wurde 1950 auf der Schwäbischen Alb geboren. Er studierte Biologie und Ethnologie und ist Studienrat an einer Freiburger Gesamtschule.

Seit über 25 Jahren bereist er den Himalaya und erlebt die authentische tibetische Kultur durch seine zahlreichen Aufenthalte in den dortigen Klöstern direkt und unverfälscht von innen. Er gründete 1990 den Tibet Förderkreis e.V. (damals: Tibetischer Förderkreis e.V.). 1997 initiierte er das Kailash-Institut für Traditionelle Tibetische Medizin in Freiburg.

Seit Mai 2000 leitet er das von ihm begründete Tibet Kailash Haus in Freiburg, unter dessen Dach all die vielseitigen Aspekte der tibetischen Hochkultur wie Buddhismus, Psychotherapie, Medizin und mentales Heilen, Astrologie, Kunst sowie die Menschenrechtspolitik und Ökologie Tibets der interessierten Öffentlichkeit zugänglich gemacht werden.

Regelmäßige Begegnungen und Gespräche mit Seiner Heiligkeit dem 14. Dalai Lama verbinden Wilfried Pfeffer sehr stark mit der Kultur Tibets und der aktuellen Situation des tibetischen Volkes.

INHALT

WIDMUNG

Dieses Buch widme ich allen Wesen,
die sich im Aufbruch befinden,
das *Wesentliche* zu suchen.

*Die Naturwissenschaftler kennen die Zweige
des Baumes des Wissens, aber nicht seine Wurzel.*

*Die Mystiker kennen die Wurzel des Baumes des
Wissens, aber nicht seine Zweige.*

*Die Naturwissenschaft ist nicht auf die Mystik
angewiesen und die Mystik nicht auf
die Naturwissenschaft – doch die Menschheit
kann auf keine der beiden verzichten.*

Fritjof Capra

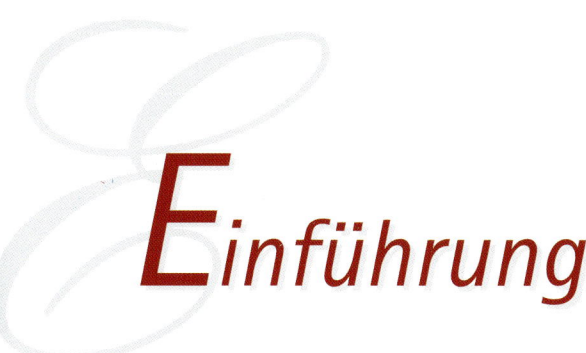

*E*inführung

WIE ALLES BEGANN

Ein neugieriger Blick in Vaters Bücherschrank – und das Porträt eines tibetischen Mönches faszinierte mich minutenlang so intensiv wie der Griff in eine 220-Volt-Steckdose. Dieses Erlebnis hat sich mir stärker eingeprägt, als ich damals ahnen konnte, und bestimmt bis heute maßgeblich alle meine Lebensaktivitäten.

Auf Fragen an meinen Konfirmationspfarrer nach christlichen Erklärungen für die soziale Ungerechtigkeit in der Welt bot er mir aus unserem eigenen Kulturkreis nur unzulängliche Antworten.

Die Suche nach logisch nachvollziehbaren Lebensphilosophien außerhalb des christlichen Modells von Gott, dem Teufel und der Gnade trieb mich 14 Jahre später nach Osten, in den Himalaja. Nach drei Monaten in Indien zwang mich eine hartnäckige Darmerkrankung während meiner ersten Sturm-und-Drang-Phase zu einer unbefriedigenden Entscheidung: zur Heimreise.

Aber an einem meiner letzten Tage im Gebirge verfolgte mich stundenlang ein Sikh. Ich wurde immer neugieriger auf ihn und ließ mich schließlich auf ein Gespräch ein. Während unserer spannenden Unterhaltung über Astrologie meinte er, ich könne getrost nach Europa fliegen, denn ich würde noch sehr oft in diesem Leben hierher zurückkehren. Eine für meinen damaligen Zustand ganz unvorstellbare, aber insgeheim sehr beruhigende und motivierende Perspektive!

Nach einer längeren Pause folgten bis zum heutigen Tag tatsächlich mehrere Dutzend Reisen in den Himalaja. Und die ersehnte Begegnung mit dem alten tibetischen Wissen vertieft sich immer mehr. Längere Aufenthalte in verschiedenen tibetischen Exilklöstern stärkten die Freundschaft zum tibetischen Volk sowie zu zahlreichen Tibetern. So entstand 1990 die Vision eines Brückenbaus zwischen Ost und West. Ich gründete 1991 in meiner Heimatstadt Ulm den „Tibetischen Förderkreis" mit der Absicht, den Transfer tibetischen Kulturguts in den Westen mit zu unterstützen und als Gegenleistung für die Exiltibeter materielle Unterstützungsmöglichkeiten zu schaffen und humanitäre Projekte aufzubauen.
Mein erster Einblick in den Umfang und die Bedeutung der tibetischen Weisheit bewirkte einen solchen Wissensdurst, daß ich mich immer intensiver mit der buddhistischen Sichtweise von der tantrischen Vernetzung aller Phänomene in unserem Universum beschäftigte.

Für einen biologisch und ökologisch denkenden Menschen liegt die praktische Umsetzbarkeit dieses Weltbildes und dessen Qualität auf der Hand. Daher möchte ich mir, dem Tempo meiner persönlichen Entwicklungsmöglichkeiten angemessen, einen Lebenskreis schaffen, der ein Zentrum für tibetisches Heilen zum Ziel hat. Die Kraft des Berges Kailash brachte mich auf den Namen für dieses zukünftige Projekt in Freiburg: „Kailash-Institut für Tibetisches Heilen". Hier soll das Ganzheitliche tibetische Wissen in Zusammenarbeit mit tibetischen Ärzten, Lamas und Astrologen praktisch angewendet werden.

Die nach dem Wesentlichen Suchenden Tibets kann man auch als „bewußte Abenteurer der inneren, psychischen Welten" bezeichnen. Das tibetische Äquivalent zu unseren modernen Astronauten könnte man mit dem Begriff „Psychonauten" bezeichnen. So wie die modernen Astronauten die materielle Dimension des äußeren Raumes eroberten, so sind die tibetischen Psychonauten mehr auf die mentale Eroberung des inneren Universums unseres persönlichen Energiesystems konzentriert. Auf diese Weise fanden die tibetischen Yogis die Existenz, den Verlauf und die Funktionen der Meridiane für die Medizin – ohne Mikroskop und Skalpell.

Das tibetische Weltbild betont, daß das Bewußtsein die stärkste Kraft ist, während die westliche Sichtweise darauf besteht, daß die materielle Ebene (z.B. chemische Substanzen) die stärkste Kraft in unserem Leben ist. In der tibetischen Kultur richtet sich der Blick nach innen. Diese introspektive Haltung ist der geistigen Haltung der westlichen Wissenschaft entgegengesetzt, und gerade deshalb vielleicht eine sinnvolle Ergänzung.

So wie der Westen und zunehmend auch fast alle östlichen Staaten bestrebt sind, das materielle Brutto-Sozialprodukt grenzenlos anzuheben, war in Tibet mit seinen vielen Klosteruniversitäten in den vergangenen

ca. 1300 Jahren die Entwicklung des „geistigen Brutto-Sozialprodukts" oberstes Ziel.

Unter den vielen Menschen, die sich für den Buddhismus interessieren, sind auch immer mehr westliche Wissenschaftler, die erkennen, daß der Buddhismus nicht nur eine Religion ist, sondern praktische Methoden kennt, Emotionen und Bewußtheit als Heilmittel einzusetzen. Seit 1987 trifft sich der 14. Dalai Lama als Vertreter des Buddhismus jedes Jahr mit Wissenschaftlern aus aller Welt – Physikern, Biologen, Neurologen, Psychologen und Medizinern – zu einem interdisziplinären Wissensaustausch. Das große persönliche Interesse des 14. Dalai Lama an den Erkenntnissen der Wissenschaft ist bekannt. Schon als Junge in Lhasa rief man nach ihm, wenn im Potala-Palast ein defektes Gerät – eine Uhr, ein Filmapparat oder auch ein Auto – zu reparieren war.

Ich sehe im Buddhismus zusätzliche wissenschaftliche, medizinische und ökologische Möglichkeiten, wertvolle Sichtweisen und Kenntnisse, die uns helfen können, unsere aktuellen Probleme durch erweiterte Perspektiven besser in den Griff zu bekommen. Nur ein Beispiel aus der modernen Naturwissenschaft: Es gibt geistige Vorgänge, die sich mit wissenschaftlichen Mitteln noch nicht auf die Aktivitäten des Gehirns zurückführen lassen.

Der Dalai Lama entgegnet, daß außerordentlich differenzierte Bewußtseinsschichten, die im Westen erst noch zu entdecken sein werden, fortgeschrittenen Meditationspraktikern in Wachträumen und beim bewußten Träumen und Sterben zugänglich sind.

Sollten sich diese Beobachtungen wissenschaftlich erhärten lassen, wäre eine Richtungsänderung in der Forschung der westlichen Neurologie die Folge.

Für die Zukunft stellt sich die Frage, ob ein neues Wissenschaftsverständnis über die Verknüpfung von Geist,

Gehirn und Gesundheit eines Tages zu einer Ethik beitragen könnte, in der die Werte der großen Weltreligionen wissenschaftliche Geltung bekommen.

1988 begegnete ich in Dharamsala zum ersten Mal dem vierjährigen Ling Rinpoche. In seiner vorherigen Inkarnation war er der persönliche Tutor und Lehrer des jetzigen, 14. Dalai Lama, sowohl in Lhasa wie auch in Dharamsala, bis zu seinem Tod im Jahre 1983.

Ling Rinpoche und der wiedergeborene kleine Ling Rinpoche

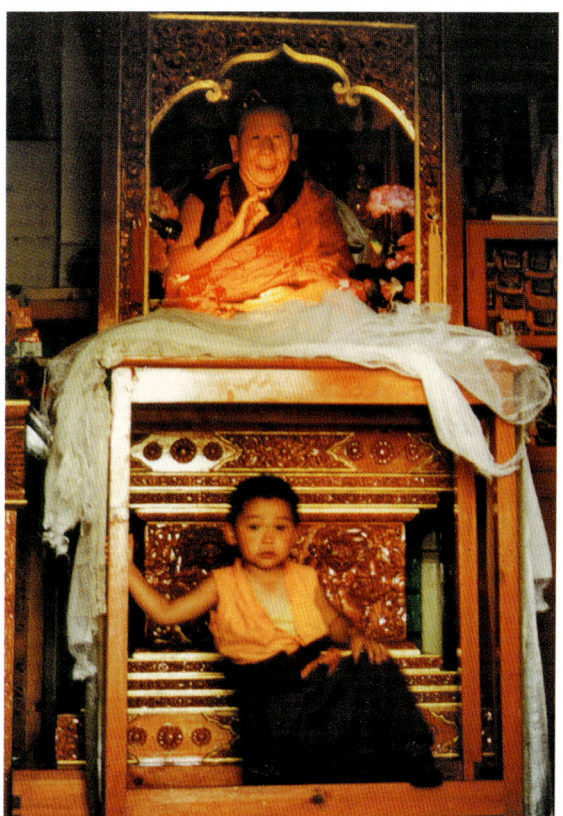

Nach seinem Herzstillstand blieb sein Körper noch tagelang warm, er starb in Meditationshaltung (siehe Photo), und nichts veränderte sich an seinem äußeren Erscheinungsbild bis heute.

Traditionsgemäß gilt dies in Tibet als Zeichen für eine hohe geistige Verwirklichung und wird mit großem Respekt wahrgenommen, aber nicht als ein Wunder angesehen.

Diese Art des Sterbens gab es in Tibet häufiger. Einige alte Stupas in Tibet beinhalten auch heute noch solche Körper, die über Jahrhunderte hinweg nicht verwest sind. So blieb der Körper des 1419 verstorbenen Tsongkhapa (Begründer des Gelbmützen-Ordens) 540 Jahre vollständig im Stupa des Klosters Ganden erhalten, bis dieser dann von der Roten Armee 1959 gesprengt wurde.

Manche tibetischen Meister benutzen diese Art zu sterben, um ihren Schülern zu demonstrieren, daß es tatsächlich jenseits der materiellen Ebene noch andere Kräfte gibt. Ein guter Lehrer arbeitet mit vielseitigen Methoden, je nach Verständnisebene seines Gegenübers.

Der in Meditationshaltung verweilende Körper von Ling Rinpoche wurde später zur weiteren Konservierung in ein Salzbad gesetzt, das zur Entwässerung seiner Haut diente. Das Ergebnis dieser einfachen Konservierungsmethode ist auf dem Photo zu erkennen. Der Körper sitzt heute noch in dieser Haltung in Dharamsala – trotz feuchten Klimas ohne Hilfsmittel und ohne zu verwesen.

Als ein Jahr später die Wiedergeburt des Ling Rinpoche nahe bei Dharamsala in einer kinderreichen tibetischen Familie gefunden und vom Dalai Lama wiedererkannt wurde, brachte man den Körper seines Vorgängers in

DER 14. DALAI LAMA

das Geburtshaus des kleinen Ling Rinpoche. Man stellte den konservierten Leichnam im Kinderzimmer neben dem Altar und dem Bett auf.
In dieser Gemeinschaft verbrachte Ling Rinpoche zusammen mit fünf älteren Geschwistern seine ersten vier Lebensjahre.

Als ich ihn Jahre später nach seinem Gefühl über die Anwesenheit seines früheren Körpers fragte, antwortete er schlicht: „Ich habe großen Respekt."

Ich hatte in diesen Jahren mehrmals die Möglichkeit, in seinem Kinderzimmer oder auf der Terrasse mit ihm zu sein. Erwartete ich ein besonderes Verhalten von dem kleinen Rinpoche, so war er entweder ganz verschlossen und tat gar nichts oder er benahm sich besonders auffällig und ungezogen. War ich ganz bei mir und wirklich offen und ohne Erwartung, dann tat er etwas, das mir völlig den Atem verschlug. Er schien alles, was geschah, völlig unter Kontrolle zu haben.

Seit Jahren hält er sich hauptsächlich in Südindien auf, wo er für seine zukünftigen Aufgaben als Tutor und Lehrer des möglichen 15. Dalai Lama in einem tibetischen Exilkloster seine Ausbildung erfährt. Die meisten seiner Studienkollegen sind wesentlich älter als er.

Regelmäßig verweilt er für einige Wochen in Dharamsala und hält einen lebendigen Kontakt zu seinen Eltern und Geschwistern.

Der Körper seiner vorherigen Inkarnation befindet sich mittlerweile in einem Privatraum des 14. Dalai Lama in Dharamsala.

Für die sechs Millionen Tibeter ist er – mit nur ganz wenigen Ausnahmen – das unangefochtene spirituelle und weltliche Oberhaupt ihres Landes. Er wird von rund 14 Millionen Buddhisten auf der Welt als ein lebender Buddha betrachtet, als die Verkörperung von Chenrezig, als aktives, grenzenloses Mitgefühl in menschlicher Gestalt. Er ist eines dieser seltenen Wesen, bei denen es fast nicht möglich ist, sie nicht zu mögen. Er strahlt eine unglaubliche Wärme aus, als würde man einem wunderbaren Freund begegnen, bei dem man sich völlig

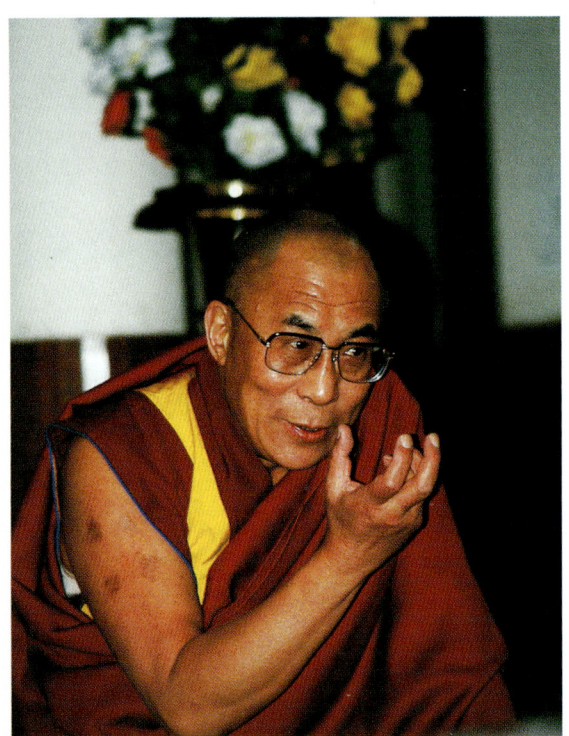

sicher und entspannt fühlt und dem man alles sagen kann.

Dieser etwas nach vorne gebeugte Mann, mit seinem stets freudigen Strahlen und seinem Humor in den Augen, strahlt eine Menschlichkeit aus, die alle berührt. In Berlin lief er spontan auf eine Gruppe Skinheads zu und begrüßte einen mit einem kraftvollen Schulterschlag, worauf der Skinhead seine Hände, ganz ehrfurchtsvoll vor der Brust gefaltet, zum Gruß erhob. Es war ein bewegender Moment für alle Beteiligten.

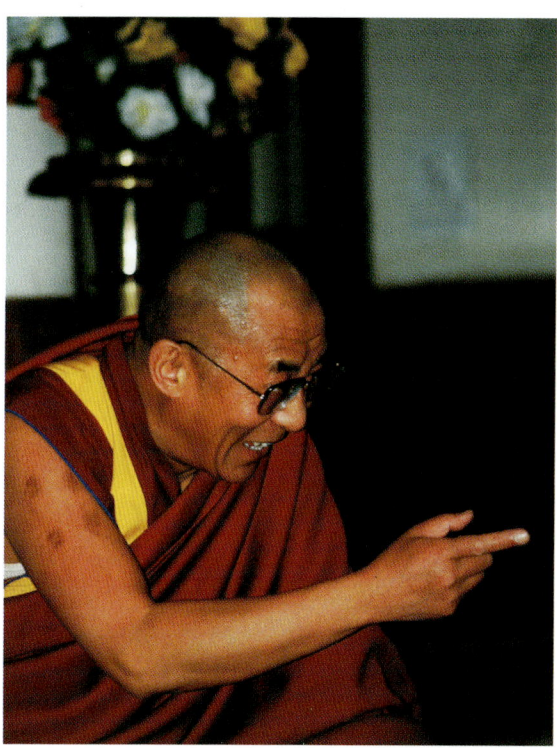

Jedesmal, wenn ich in seiner Exilresidenz in Dharamsala ein Gespräch mit ihm führe, herrscht eine ungezwungene, aber äußerst konzentrierte Atmosphäre. Er begrüßt mich mit ausgestreckten Armen, er besteht darauf, daß ich meine Schuhe anbehalte, und wenn wir auf unseren Stühlen beisammensitzen, dann trennt uns kein Schreibtisch, wie das bei hohen Amtsinhabern häufig der Fall ist, die darauf bedacht sind, eine Schranke zwischen sich und dem Besucher zu errichten.

Wie zwei alte Freunde sitzen wir da, die sich zu einem Schwatz getroffen haben. Er ist die beeindruckendste Persönlichkeit, der ich je begegnet bin. Er scheint über unbegrenzte Klarheit und Kraft zu verfügen.

Bei einem meiner ersten Interviews mit ihm fühlte ich mich persönlich besonders ertappt. Ich stellte eine klare Fachfrage zum Buddhismus, und der Dalai Lama wandte sich mir mit seiner ganzen Körperhaltung und konzentrierten Aufmerksamkeit zu.
Während meiner sachlichen Fragestellung lief aber in meinem Kopf gleichzeitig ein aggressiver Film gegen die chinesischen Besetzer in Tibet ab. Im selben Augenblick wandte er sich fast erschrocken mit seinem ganzen Körper von mir ab und hörte mir aus dieser Distanz weiterhin aufmerksam zu. In meiner Betroffenheit wurde mir bewußt, mit welcher Geistesgegenwärtigkeit er alles wahrnimmt.

Hinter dem ungezwungenen Charme, dem konzentrierten Analysieren, dem spontanen Lachen und dem schlichten Verhalten ist eine Energie zu spüren, die mich immer tief berührt.

EINE HOCHKULTUR IM EXIL

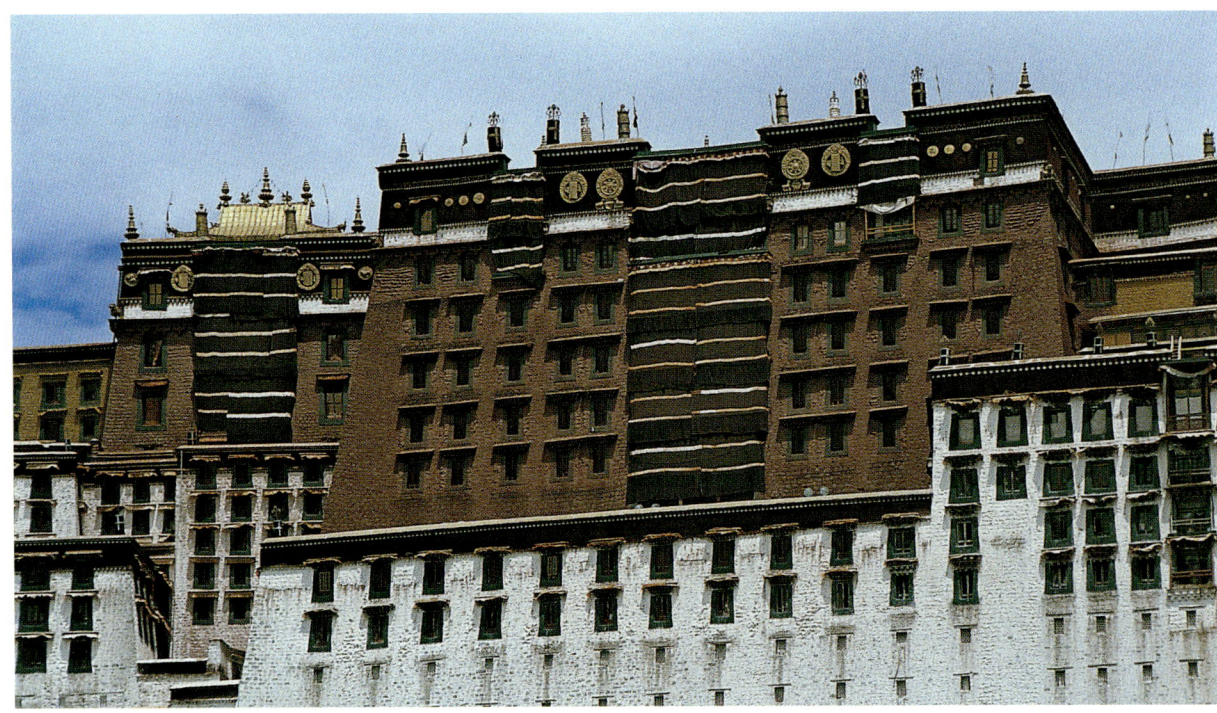

*Potala:
Sitz der
Dalai Lamas
in Lhasa*

Eine mehr als tausend Jahre alte Prophezeiung des tantrischen Gurus Padmasambhava lautet: „Wenn der Eisenvogel (das Flugzeug) fliegt und die Pferde auf Rädern laufen (Autos), wird Tibet untergehen. Der Dharma (die Lehre des Buddha) wird erst nach Süden und dann nach Westen gehen. Und wenn viele tibetische Klöster um den Stupa von Bodnath in Kathmandu in Nepal gebaut werden, wird der tibetische Buddhismus überleben und zum Wohl der ganzen Welt wirken." Die Prophezeiung erfüllt sich: Am 1.10.1949 übernimmt Mao in Peking die Macht über China.

Am 7.10.1950 greift ein ca. 40 000 Mann starkes Heer der chinesischen „Volksbefreiungsarmee" das technologisch und militärisch hoffnungslos unterlegene Tibet an und deklariert einen angeblich von alters her verbürgten Herrschaftsanspruch, der jedoch durch keine geschichtlichen Fakten gestützt werden kann. Bis 1959 versucht Tibet auf diplomatischem Wege und in geringem Maß auch mit militärischen Mitteln, seine endgültige Besetzung zu verhindern – fast ohne Einspruch der internationalen Völkergemeinschaft, nur der Kleinstaat El Salvador verurteilt die kommunistische

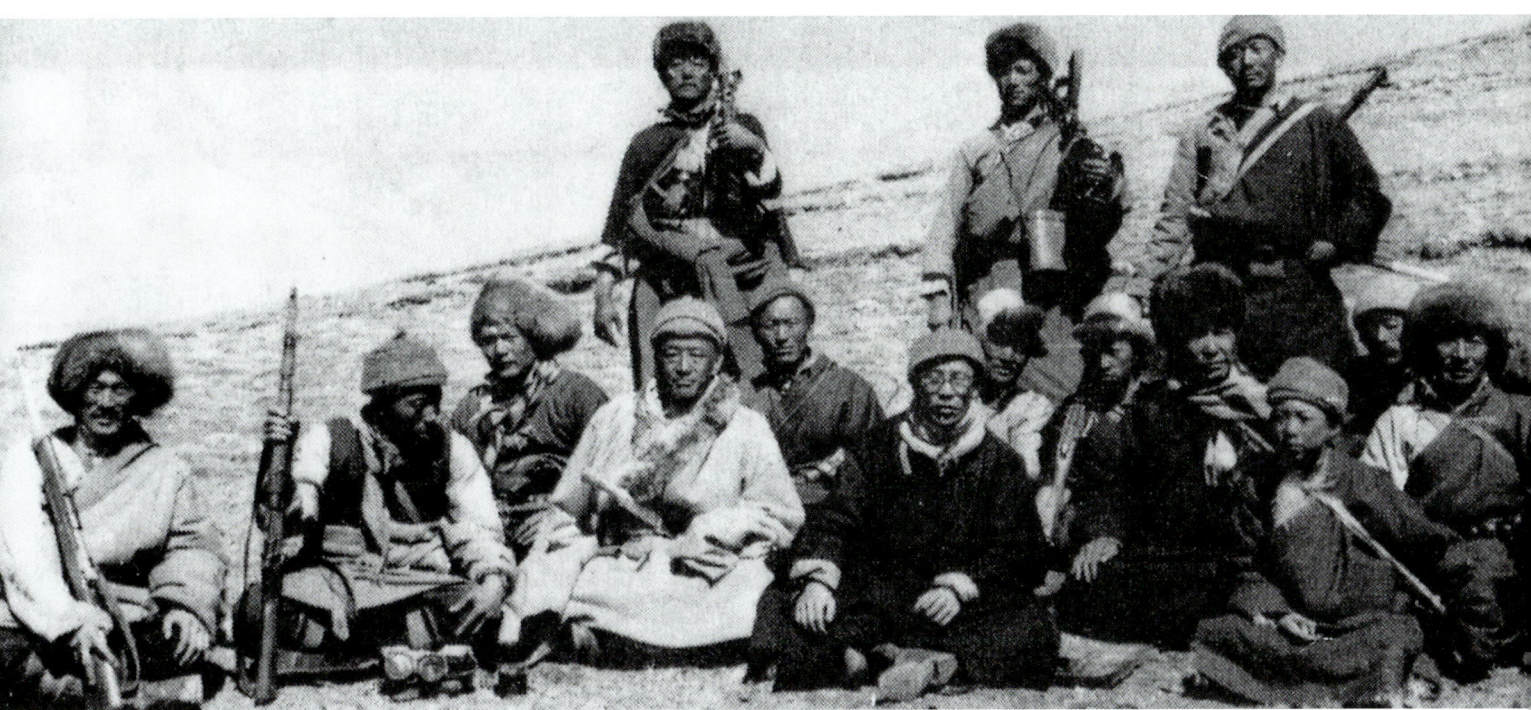

Invasion. China erklärt das völkerrechtlich unabhängige Tibet zu einem Teil „der Mutternation". (Das wäre vergleichbar mit einem weltweit akzeptierten Anspruch des Irak auf Kuwait. Doch Tibet besitzt kein Öl – aber, wie sich inzwischen herausgestellt hat, sehr viel Uran.) Seither wurden von den chinesischen Kommunisten ca. 1,2 Millionen Tibeter ermordet.

Mehr als 100 000 Tibeterinnen und Tibeter, darunter viele Äbte, Lamas, Mönche und Yogis, flohen über die eisigen Pässe des Himalaja. Wer dieses lebensgefährliche Unterfangen überlebte und weder an der Grenze erschossen wurde noch in Schnee und Eis erfror, fand Asyl in den Nachbarländern Nepal, Bhutan, Sikkim oder in Indien. In Dharamsala im weiten nordindischen Himalaja ist heute der Sitz der tibetischen Exilregierung und des Dalai Lama. Im Exil wurden Klöster gegründet, ohne deren Existenz die tibetische Kultur nicht überlebt hätte. Der Weg der meisten großen verwirklichten Meister des tibetischen Buddhismus begann und beginnt im Kloster. Heute sehen sich die Klöster im Exil mit gewaltigen Aufgaben konfrontiert.

GRUNDGEDANKEN
DER TIBETISCHEN KULTUR

Sie organisieren sich wie kleine selbständige Unternehmen, um Wohnraum, Nahrungsmittel, Ausbildungsmaterial und Lehrpersonal für Mönche und Nonnen bereitstellen zu können. Die Exilregierung verfügt nur über geringe finanzielle Mittel zum Unterhalt dieser Einrichtungen.

Die Klöster im Exil bemühen sich nach Kräften, die kulturelle Identität Tibets zu erhalten. Sie wollen die Tradition der korrekten Vermittlung der tibetisch-buddhistischen Lehren bewahren, indem sie gute Lehrer ausbilden und Bibliotheken einrichten.

Dazu gehört natürlich auch die Pflege der eigenen Sprache und die Erhaltung und Weitergabe der hochentwickelten Tibetischen Medizin und Astrologie.

Sie machen große Anstrengungen, alle Künste zu pflegen, die sakralen und weltlichen Traditionen von Musik und Tanz aufrechtzuerhalten, die tibetische Oper, die Kunst, ein Mandala zu streuen, verschiedene Formen des Kunsthandwerks sowie Malerei und Skulptur zu tradieren. Die tibetische Kultur hat bislang mehr als eine Generation im Exil überdauert.

Dies wurde hauptsächlich durch die Integrationsgestalt des 14. Dalai Lama und die Arbeit der Mönche in den Exilklöstern möglich.

Der tibetische Buddhismus hat sich in einem Land entwickelt, das ungefähr siebenmal so groß ist wie Deutschland, und die Entwicklung der tibetischen Kultur wurde über einen Zeitraum von mehr als 3 000 Jahren auch von seinen Nachbarländern Nepal, Kaschmir, Pakistan, Afghanistan, Iran, Indien, Bhutan, Sikkim, Birma, Turkestan, China, der Mongolei und der Mandschurei beeinflußt. Und bis heute trägt der tibetische Buddhismus teilweise Züge der Bön-Religion, die nach eigenen Angaben seit mehr als 17 000 Jahren in Zentralasien existiert.

Vor Beginn der 127 v. Chr. in Südtibet entstandenen Yarlung-Dynastie, die im 7. Jahrhundert schließlich ganz Tibet beherrschte, lag in Westtibet das Zentrum des großen tibetischen Bön-Königreichs Shang Shung.

Jede Kultur bezieht ihr Selbstverständnis aus bestimmten, oft ganz eigenen Grundannahmen über das Wesen der Welt, des Menschen und des Göttlichen. Für einen Griechen der Antike war es zum Beispiel wahrscheinlich selbstverständlich, vermutlich sogar Ehrensache, daß ein richtiger Gott wie Zeus oder Apollo viele sexuelle Abenteuer mit Göttinnen, Nymphen und menschlichen Frauen hat. Für einen Christen wäre diese Vorstellung in bezug auf seinen Gott selbstverständlich völlig undenkbar. Diese unterschiedlichen Grundannahmen werden innerhalb einer Kultur derartig tief verinnerlicht, daß man darüber gar nicht mehr zu reden braucht, gerade weil sie ja schließlich selbstverständlich sind.

Für Außenstehende bilden genau diese unausgesprochenen Selbstverständlichkeiten das eigentliche Verständnisproblem. Obwohl man zu lernen versucht, kann man nach Jahren immer noch das merkwürdige Gefühl haben, daß sich einem das Wesentliche nach wie vor entzieht, und unser Gegenüber wundert sich vielleicht seinerseits, warum wir anscheinend nach vielen Jahren immer noch nicht begriffen haben, was ihm als unmittelbar einleuchtend, ja als die einfachste Sache der Welt erscheint. Zum Beispiel sind sich viele nicht sicher, ob der Buddhismus eine Religion oder eine Philosophie ist. Der Buddhismus ist tatsächlich beides. Er ist eine Religion, denn er umfaßt religiöse Zeremonien und Riten. Er ist aber auch eine Lebensphilosophie, die zu mehr Selbstbeherrschung und geistiger Disziplin verhilft.

Der Buddhismus umfaßt die Wissenschaften Medizin, Astrologie, Kosmologie und Bewußtseinslehre. Seine Anschauungen sind realistisch – nicht, wie im Westen so oft geglaubt wird, pessimistisch oder etwa nihilistisch. Er lehrt den Menschen, das Positive und das Negative in sich selbst zu erkennen und damit Eigenverantwortung für sein Handeln zu übernehmen. Jeder ist seines Glückes Schmied und nicht abhängig von der Gnade eines allmächtigen Wesens. Aus buddhistischer Perspektive gibt es keinen Richter außerhalb von uns und keinen Zufall, sondern lediglich eine logische Verkettung von Ursachen und Wirkungen. Jedes Lebewesen ist imstande, sich Schritt für Schritt weiterzuentwickeln, jedes in seinem Tempo und entsprechend seinen Fähigkeiten.
Die buddhistische Lehre erweist sich als ausgesprochen pragmatisch, tolerant und offen. Sie weist niemanden zurück, sie kennt keine Verachtung. Für den Buddhisten gibt es keine unterschiedlich wertvolle Wesen, sondern Wesen mit individuellen Unterschieden, und jedes hat ein Recht auf seine Eigenheit.

Der buddhistische Begriff „Dharma" meint zum einen die Lehre des Buddha und zum anderen die persönliche Verwirklichung des einzelnen, d. h. die durch das Praktizieren der Lehre erzielten positiven Ergebnisse. Diese sind buddhistisch gesehen nicht die Folge göttlicher Gnade, sondern immer das Resultat eigenen Handelns. Der Buddhismus geht in seinen Schulungswegen bei aller Logik im Ansatz jedoch weit über nur intellektuelle Entwicklungsmöglichkeiten hinaus.
Ein Universitätsprofessor kann beispielsweise sehr gelehrt und scharfsinnig sein, ohne daß sein Geist bewußt mit der ihm innewohnenden Weisheit des universellen Bewußtseins verbunden ist. Diesen Zustand nennen die Buddhisten „Unwissenheit".

Das intellektuelle Denken wird im Buddhismus zwar durch das Studium von Logik, Rhetorik, Philosophie, Metaphysik und durch Diskussionswettbewerbe trainiert, gilt aber nicht als das einzige Erkenntnismittel. Andere latente Bewußtseinspotentiale, die über intellektuelle Schulung nicht aktiviert werden können, werden durch verschiedenste Methoden der Meditation entfaltet.
Wenn wir uns der Wirklichkeit ausschließlich über den Intellekt annähern, bleiben wir einer begrenzten Sicht der Dinge verhaftet und müssen womöglich sogar feststellen, daß unsere „Lösungen" von heute die gravierendsten Probleme von morgen sind.
Zum Beispiel ist die industrielle Nutzung von Kernenergie einerseits eine wissenschaftlich-technische, kurz eine intellektuelle Höchstleistung. Andererseits haben sich die Ängste derer, die vor 20 Jahren von den Experten der Atomlobby noch belächelt und als unwissend und „emotional" abqualifiziert wurden, seit Tschernobyl als völlig angemessen erwiesen. Die damaligen Gegner der Atomindustrie haben mit ihrer gefühlsmäßigen Einschätzung der Sachlage recht behalten.

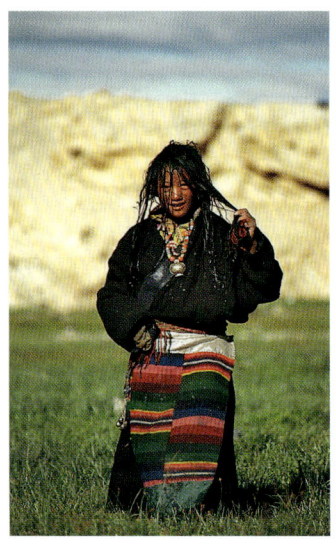 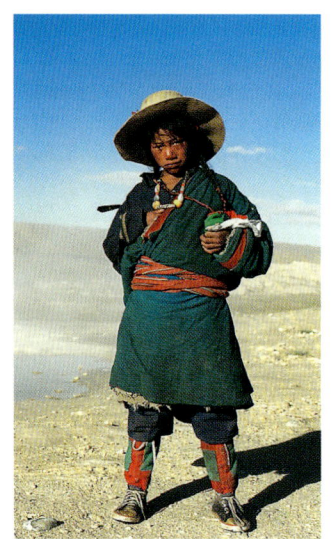 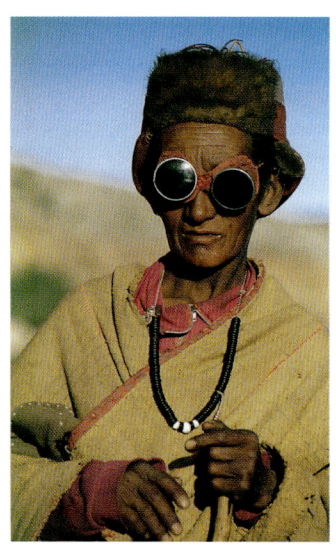

Der Buddhismus hat sich eingehend mit der Frage beschäftigt, wie das menschliche Wesen sein Bewußtsein über eine beschränkte, nur an eigenen Interessen orientierte Position weiterentwickeln kann. Aus buddhistischer Sicht ist es kein moralischer Makel, an eigene Interessen zu denken, schließlich gilt das Prinzip der Selbstverantwortung. Ausschließlich und womöglich mit aggressiven Mitteln immer nur die eigenen Interessen durchzusetzen ist jedoch etwas anderes. Der Schwerpunkt buddhistischer Kritik liegt jedoch auch in diesem Fall nicht so sehr auf dem moralischen Aspekt der Sache. Für buddhistische Augen ist diese Art des Handelns eher das Zeichen einer Art geistiger Fehlfunktion. Ethisches Verhalten gilt als Folge von Einsicht in die Tatsache, daß sich alles gegenseitig beeinflußt, daß kein einziges Lebewesen unabhängig existiert. Ethisches Verhalten ist somit die einzige intelligente Praxis des Egoismus. Als ethisch gilt, was allen unmittelbar Beteiligten nützt. Liebe und Mitgefühl sind so gesehen Methoden zur Erweiterung des eigenen Seins und Bewußtseins.

„Ob man Buddhist ist oder nicht, ob man an den Kreislauf der Wiedergeburten glaubt oder nicht, wichtig ist allein, einen zufriedenen Geist zu haben, ein freundliches Herz zu kultivieren und negativen Gedanken anderen gegenüber nicht nachzugehen oder sie gar zu nähren. Das ist gut für einen selbst und für die ganze Welt", so der 14. Dalai Lama.

Einige Menschen schlagen sich am liebsten, nur mit einer Wasserflasche und einer Machete ausgerüstet, durch den Dschungel, andere finden es gut, eine Landkarte bei sich zu haben. Für diese zweite Gruppe wurde die folgende Passage geschrieben, die einige der unausgesprochenen Selbstverständlichkeiten der asiatischen Kulturen und einige zentrale Begriffe so klar als möglich darstellt.

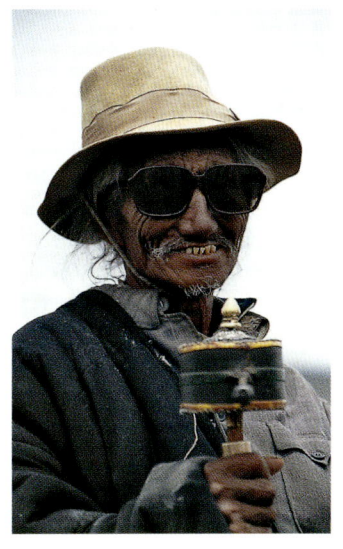 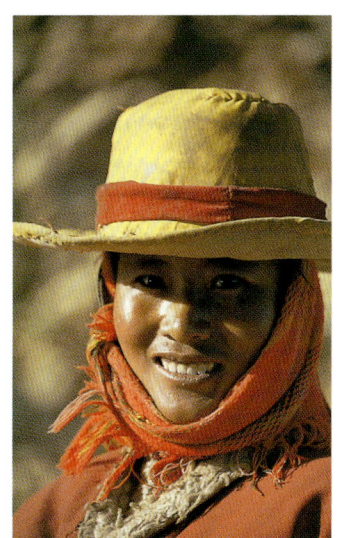 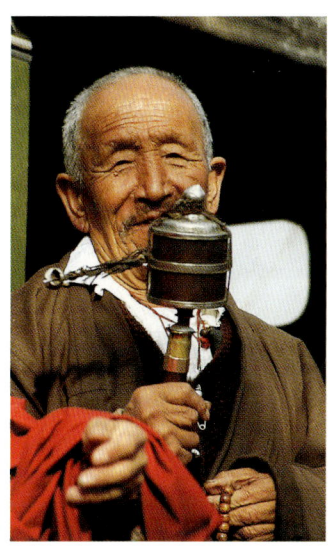

Zunächst werden unter *„Menschenbild"*, *„Weltbild"* und *„Gottesbild"* sehr knapp einige essentielle östliche Ideen dargestellt, dann folgt in alphabetischer Reihenfolge die Definition einiger zentraler buddhistischer Begriffe.

MENSCHENBILD: Der Mensch existiert nach östlicher Anschauung auf mehreren Ebenen zugleich. Jenseits des materiellen Körpers gibt es einen oder mehrere feinstoffliche, unsichtbare Energiekörper, die teilweise auch nach dem physischen Tod noch weiter existieren. Jenseits davon gibt es weitere Dimensionen und schließlich eine allerhöchste absolute Ebene, die mit sprachlichen Mitteln und intellektuellen Konzepten nicht beschrieben oder erfaßt werden kann. Das eigentliche religiöse Ziel besteht darin, mit dieser absoluten Ebene vollkommen identisch zu werden bzw. zu erkennen, daß diese Identität immer schon bestanden hat. Das Absolute gilt als allgegenwärtig, das Erlebnis

der Trennung davon als vorübergehende Wahrnehmungsstörung. Der Weise Laotse soll sinngemäß gesagt haben: Alles, wovon man sich trennen kann, ist nicht das Tao (das Absolute), das Tao ist das, wovon man sich nicht trennen kann.

Trotzdem wird eingeräumt, daß die erwähnte Störung der Wahrnehmung ohne weiteres Tausende, ja viele Millionen Jahre dauern kann und daß das menschliche Wesen unzählige Male wiederverkörpert wurde und wird. Da die absolute Ebene zwar alle zeitlichen Abläufe durchdringt, ihrem eigentlichen Wesen nach jedoch die Grenzen von Raum und Zeit überschreitet, sind genaue historische Angaben leider nicht so oft zu haben, wie man sich das wünscht. Da das Ziel des Ostens, der eigentliche Bezugspunkt, eine Wirklichkeitsebene ist, die durch den Intellekt und seine sprachlichen Mittel ohnehin nicht beschrieben werden kann, haben der Intellekt und die Sprache im Osten eine völlig andere Wertigkeit und Bedeutung als für den modernen westlichen Menschen. Natürlich gibt es auch im Osten brillante Denker, Redner und Autoren, die große Wertschätzung genießen, aber letztlich gelten die intellektuellen Mittel als uneigentlich und sprachliche Beschreibungen der Wirklichkeit als relativ, als bloße „Fingerzeige zum Mond". Ein östlicher Meister des 20. Jahrhunderts beschwerte sich dementsprechend mehrfach bei seinen westlichen Schülern, sie sollten doch bitte endlich damit aufhören, ständig in seinen Finger zu beißen und statt dessen den Mond anschauen. Bis zum Zeitpunkt der Heimkehr in das Absolute gilt das Leben als eine Art Reise in einem Traum. Das zum Menschen gewordene Absolute vergißt seine eigentliche Identität und macht eine Traumreise innerhalb seiner eigenen Schöpfung. Da diese Reise auch zu einem Alptraum werden kann, gibt es die Institution des „Weckers". Diese Institution schreitet ein, wenn der Träumer bereit ist aufzuwachen. Dieser allgegenwärtige Wecker wird im tibetischen Buddhismus als der „universale Guru" oder als „Guruprinzip" bezeichnet. Aus östlicher Sicht kann dieser zahllose Formen annehmen und als sinnvoller Zufall, als Christus, Heraklit, Laotse oder Buddha, als Traum im Traum oder als Vision, als spirituelle Schrift oder auch als Kunstwerk in Erscheinung treten. Für besonders Eilige gibt es Methoden, die innerhalb eines einzigen Lebens zum völligen Erwachen führen, für die Geduldigen gibt es Methoden, mit denen das Erwachen etwas länger, z.B. lächerliche 300 Leben, dauert. Der tibetische Buddhismus enthält nach eigener Ansicht Methoden beider Kategorien.

WELTBILD: Nach östlichen Anschauungen ist die materielle Welt die Erscheinungsform einer höheren Wirklichkeit und als solche weder absolut wirklich noch absolut unwirklich. Auf moderne Verhältnisse übertragen, ließe sich sagen, daß ein Kinofilm, der über die Leinwand flimmert, zwar tatsächlich erscheint, aber weniger wirklich ist als die Filmrollen, der Projektor und der Filmvorführer im Vorführraum des Kinos. Der laufende Film wäre damit die relative Ebene und was im Vorführraum passiert ein Teilaspekt der absoluten Ebene. Die vollständige Identifikation mit dem jeweiligen Film wird im Hinduismus als „Maya" und im Buddhismus als „karmische Vision" bezeichnet. Maya ist also nicht einfach pure Illusion, sondern eher ein Zustand besonderer Konzentration auf zweitrangige Aspekte der Wirklichkeit, mit der Folge, daß wir vergessen, daß wir im Kino sind. Immerhin läßt der jeweils laufende Film darauf schließen, daß irgendwo ein Projektor laufen muß. Aus östlicher Sicht besteht sowohl die Möglichkeit zu lernen, wie man selbst die Filme mitgestaltet, die man sehen möchte – dazu dienen die magischen Methoden –, als auch die Möglichkeit, das Kino zu verlassen, um einen wesentlich größeren Überblick zu gewinnen und andere Aspekte der Wirklichkeit kennenzulernen – dazu dienen die mystischen Methoden. Insofern gelten magische Praktiken als relative Methoden und die mystischen Lehren und deren Erkenntnismethoden wie Visualisation, Meditation und Kontemplation als absolute. Der tibetische Buddhismus enthält Methoden beider Kategorien.

Ähnlich wie moderne westliche Bewußtseinsforschung und Psychologie sind die östlichen Systeme bereits seit Tausenden von Jahren der Meinung, daß die Wahrnehmung jeweils von der subjektiven Verfassung abhängig ist. Diese Systeme enthalten aber, anders als die westlichen, zusätzlich eine ganze Reihe von Methoden, mit deren Hilfe man die subjektive Bewußtseinsverfassung gezielt verändern kann, um neue Erkenntnismöglichkeiten zu gewinnen. Vermutlich sind die inzwischen auch im Westen sehr geschätzten und anerkannten Heilmethoden fast ausschließlich aus solchen Erkenntniswegen hervorgegangen. Dabei dürfte ein Denkmodell, das früher auch im Westen Gültigkeit besaß, eine ganz zentrale Rolle gespielt haben. Nach diesem stellt der Mensch ein mikrokosmisches Abbild des gesamten Universums dar. Nehmen wir einmal an, dieses Modell „Mikrokosmos entspricht Makrokosmos" wäre eine moderne wissenschaftliche Arbeitshypothese. Dann würden unsere Wissenschaftler experimentelle Selbstbetrachtung betreiben, um das Wesen von Mensch und Universum zu erforschen. Sie würden zu diesem Zweck unterschiedliche Methoden entwickeln, sich mit Kollegen austauschen, sich untereinander streiten, Ergebnisse vergleichen und deren Haltbarkeit überprüfen, öffentliche Diskussionsrunden abhalten, Forschungsinstitute gründen, Lehrveranstaltungen abhalten und Fachbücher publizieren.

Genau das haben asiatische Yogis und Bewußtseinsforscher seit ein paar Tausend Jahren gemacht. Insofern sind diese Kenntnisse und auch deren Qualität kein Wunder oder besonders geheimnisvoll, sondern ganz einfach die Folge von konsequentem menschlichem Engagement. Und genauso sollten diese Forschungsergebnisse auch betrachtet und angewendet werden. Zum Beispiel ist nicht jede Methode für jede Situation brauchbar, keiner würde einen elektrischen Rasierapparat benutzen, um den Rasen zu mähen. Und wer naiv genug ist, an fernöstliche „Allheilmittel" zu glauben, sich selbst für besonders mutig hält und dann versucht, sich mit dem Rasenmäher zu rasieren, wird feststellen, daß er vielleicht besser die Gebrauchsanweisung gelesen hätte. Seriöse östliche Schulen bestehen also völlig zu Recht darauf, daß bestimmte Methoden „geheim" bleiben und nur unter persönlicher Anleitung qualifizierter Lehrer praktiziert werden.

GOTTESBILD: Während Christen, Moslems und Juden letztlich an einen einzigen Schöpfergott glauben und deshalb einheitlich als „Monotheisten" bezeichnet werden können, gibt es im ferneren Osten die unterschiedlichsten Vorstellungen, teilweise sogar unter einem einzigen Dach.

Im Hinduismus gilt einigen die Dreieinigkeit von Brahma dem Schöpfer, Vishnu dem Erhalter und Shiva dem Zerstörer oder Verwandler als die höchste Realität; andere sind Monotheisten und verehren nur einen der drei. Es gibt Perspektiven, die jedes intellektuelle und dualistische Konzept für die Quelle von Irrtümern halten, inklusive aller Gottesbilder. Einige sehen Christus als Inkarnation von Vishnu an, andere halten den Buddha für einen hinduistischen Weisen, der nur den Fehler hatte, die absolute Ebene nicht als göttliche Person erkennen zu können. Es gibt atheistische Hindus und entsprechend den hinduistischen Götterwelten, die viele Tausende von Göttern enthalten, natürlich auch Polytheisten.

Im Taoismus, heißt es bei Laotse über die absolute Realität: „Unveränderlich, als eines feststehend, unaufhörlich, immer kreisend, vermag es die Mutter der Welt zu sein. Ich kenne seinen Namen nicht, benenne es mit Tao." Der Legende nach mußte Laotse regelrecht überredet werden, sich überhaupt schriftlich zu äußern, und sagt an anderer Stelle sinngemäß: Das Tao, das man benennen kann, ist nicht das Tao. Er ähnelt darin dem Buddha, der immer wieder feststellte, daß sich die absolute Ebene allen intellektuellen Konzepten entzieht.
Der Taoismus enthält sowohl abstrakte Sichtweisen als auch ein Pantheon göttlicher Wesen, zu denen unter anderem auch die buddhistischen Bodhisattvas gehören, Erleuchtungswesen, die aus Barmherzigkeit geschworen haben, allen Wesen zur Seite zu stehen.
Im Bön bedient man sich verschiedener Rituale, um „unten die Dämonen zu zähmen" und „oben den Göttern zu opfern". Ähnlich wie in einer anderen schamanistischen Tradition, der Kultur der australischen

Ureinwohner mit ihrem Konzept von der „Traumzeit", aus der alles hervorgegangen ist, glauben die Bön-Anhänger an das mythische Land Olmo Lungrig, in dem ca. 15 000 v. Chr. der Begründer des heutigen Bön, Shenrab Miwo, gelebt haben soll. Der Bön enthält die Idee einer allgegenwärtigen Energie in Mensch und Universum und verblüffenderweise sogar eine eigene Dzogchen-Tradition – eine Sichtweise, die jedes intellektuelle Konzept transzendiert.

Im tibetischen Buddhismus schließlich finden sich Elemente aller zuvor erwähnten Traditionen, was die Sache so reichhaltig wie fast unüberschaubar macht. Eine vollständige Beschreibung aller nicht menschlichen geistbegabten Wesen würde mehrere Bücher füllen. Auf das Wesentlichste vereinfacht, kann folgendes gesagt werden:

• Selbst die Götter der allerhöchsten Ebenen sind nicht vollkommen identisch mit der absoluten Wirklichkeit, auch ihre Wahrnehmung der Realität trägt noch feinste Züge von Verblendung und Irrtum. Ihr Leben mag Millionen von Menschenleben dauern, aber wenn sie in dieser Zeit nicht zur vollständigen Erleuchtung gelangen, trifft sie das unvermeidliche Schicksal aller Lebewesen. Wenn ihr positives Karma aufgebraucht ist, sterben sie und werden in einer anderen Lebensform wiedergeboren.

• Es gibt keinen alleinigen Schöpfer dieses Universums, sondern alle geistbegabten und fühlenden Wesen erschaffen dieses Universum gemeinsam als einen kollektiven Traum.

• Die monotheistische Vorstellung von einem Gott, der alles wahrnimmt und schließlich für gerechte Belohnung und Bestrafung sorgt, gibt es im Buddhismus nicht. Statt dessen kennt er das Gesetz des Karma, nach dem schließlich jeder früher oder später – manchmal erst nach vielen Leben – erntet, was er gesät hat.

• Das eigentliche Absolute, die Buddhanatur, ist allgegenwärtig und in jedem Lebewesen als Potential zur vollständigen Erleuchtung enthalten.

• Dieses allumfassende Bewußtseinspotential wird im Tantra symbolisch in Form von tantrischen Gottheiten dargestellt. Sie repräsentieren unterschiedliche Aspekte des Bewußtseins in seiner erleuchteten Form und gelten als latente psychologische Kräfte eines jeden Menschen.

• Die Bodhisattvas repräsentieren ebenfalls spezifische Aspekte der Erleuchtung, wie Mitgefühl, Tatkraft oder Weisheit. Sie gelten jedoch als tatsächlich existierende, transzendente, erleuchtete Lebewesen, die sich zum Wohl aller Lebewesen in allen Dimensionen dieses Universums verkörpern und z.B. problemlos in mehreren Sonnensystemen zugleich aktiv sein können. Dazu gehört die Fähigkeit, menschliche Form anzunehmen. Hohe Würdenträger des tibetischen Buddhismus gelten oft als Verkörperungen von Bodhisattvas. Jedes Lebewesen kann ein Bodhisattva werden. Der Einstieg in diesen Entwicklungsweg entsteht durch den Wunsch, erleuchtet zu werden, um anderen Lebewesen besser helfen zu können.

• Die Schutzgottheiten des tibetischen Buddhismus sind ehemalige Gottheiten der Bön-Religion, die durch magische Praktiken von Padmasambhava, dem Begründer des tibetischen Buddhismus, unterworfen und gezähmt wurden. Einige von ihnen sind auf dem Weg zur Erleuchtung und inzwischen selbst zu hochentwickelten Bodhisattvas geworden.

Um als westlicher Mensch den Osten zu verstehen, ist es vor allem wichtig zu erinnern, daß sich nach östlicher Sicht das letzte Geheimnis der Wirklichkeit generell den Mitteln des Intellekts entzieht und in allem und jedem von uns jederzeit gegenwärtig ist. Und auch der Intellekt gilt als eine Erscheinungsform des Absoluten, er tendiert nur dazu, sich selbst ein kleines bißchen zu wichtig zu nehmen.

Manjushri: Buddha des Wissens

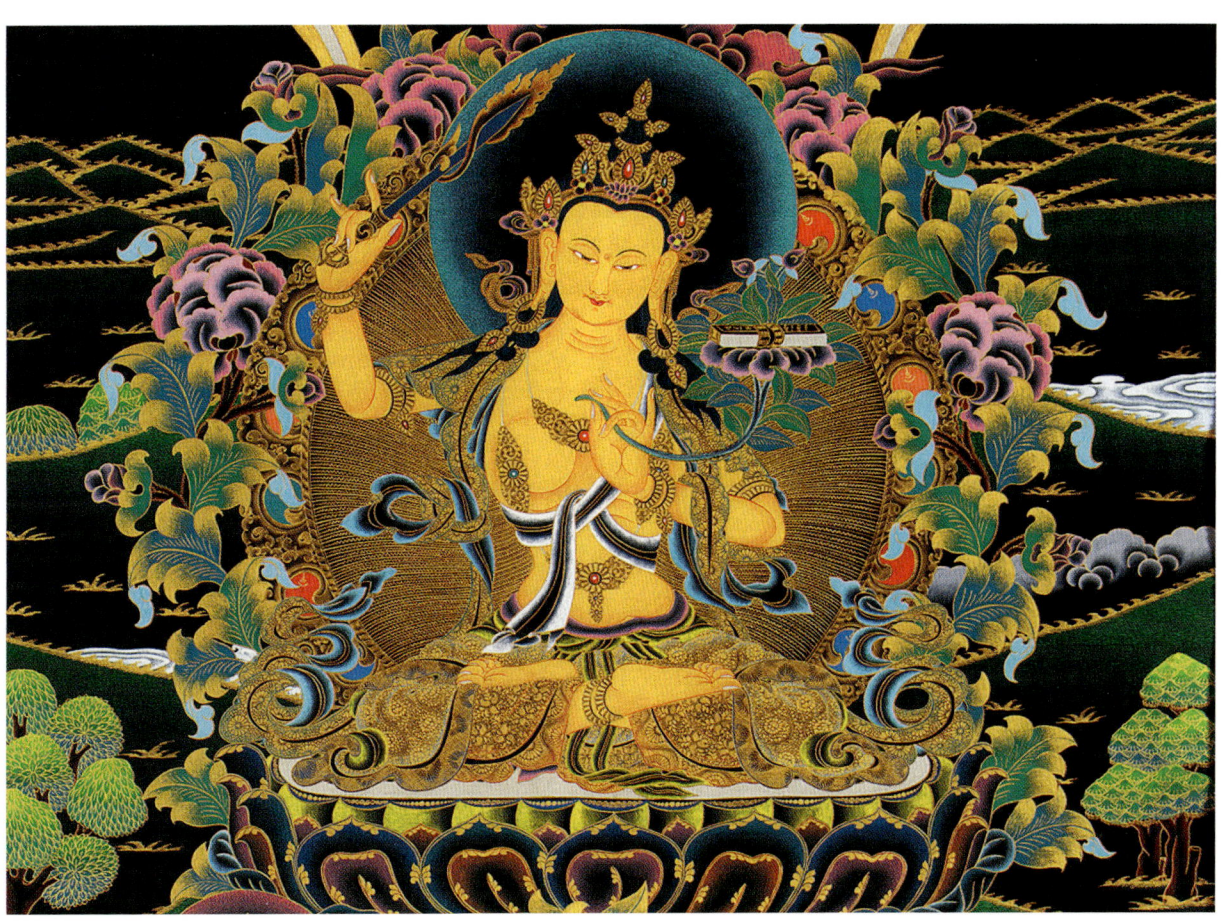

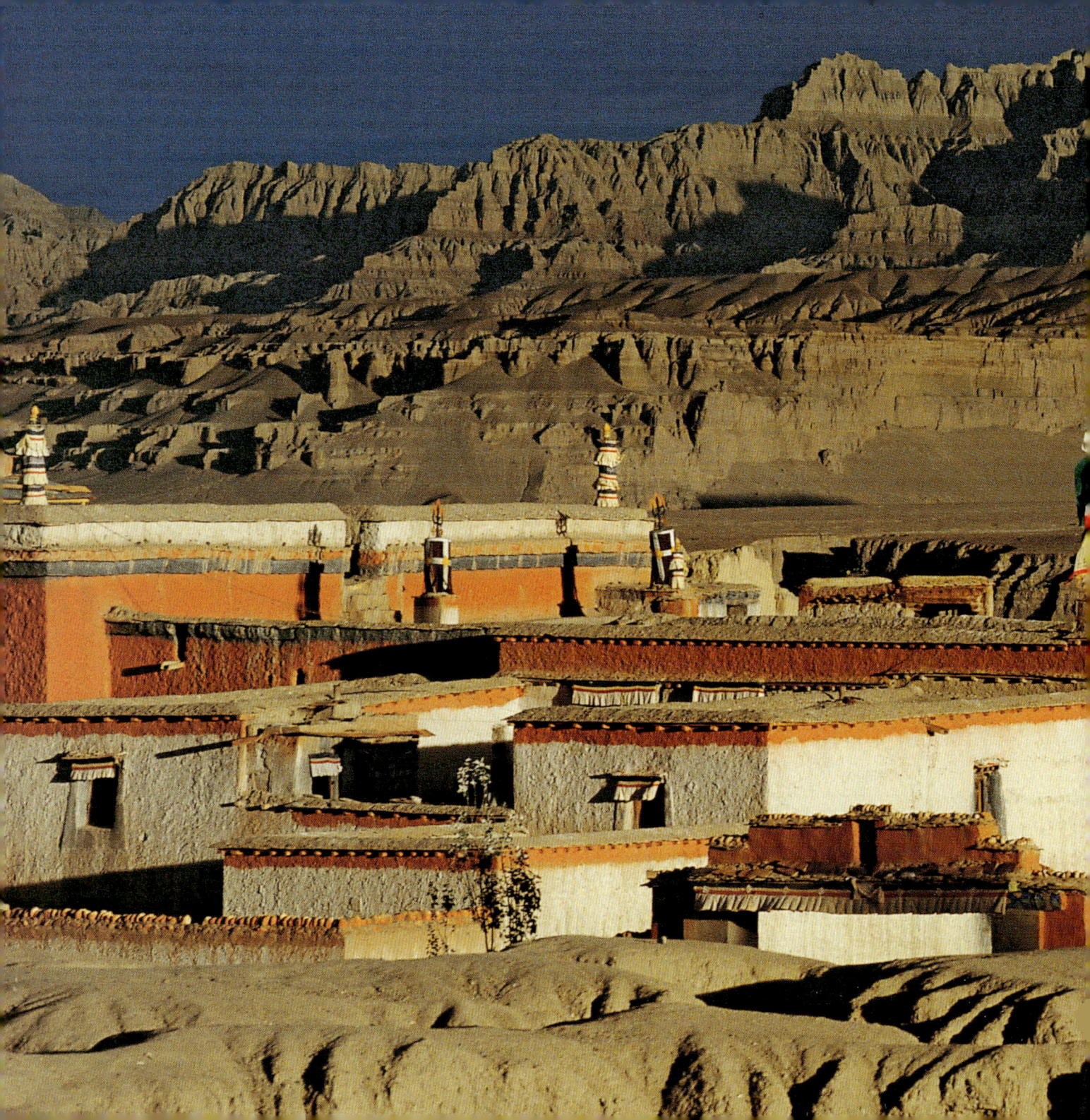

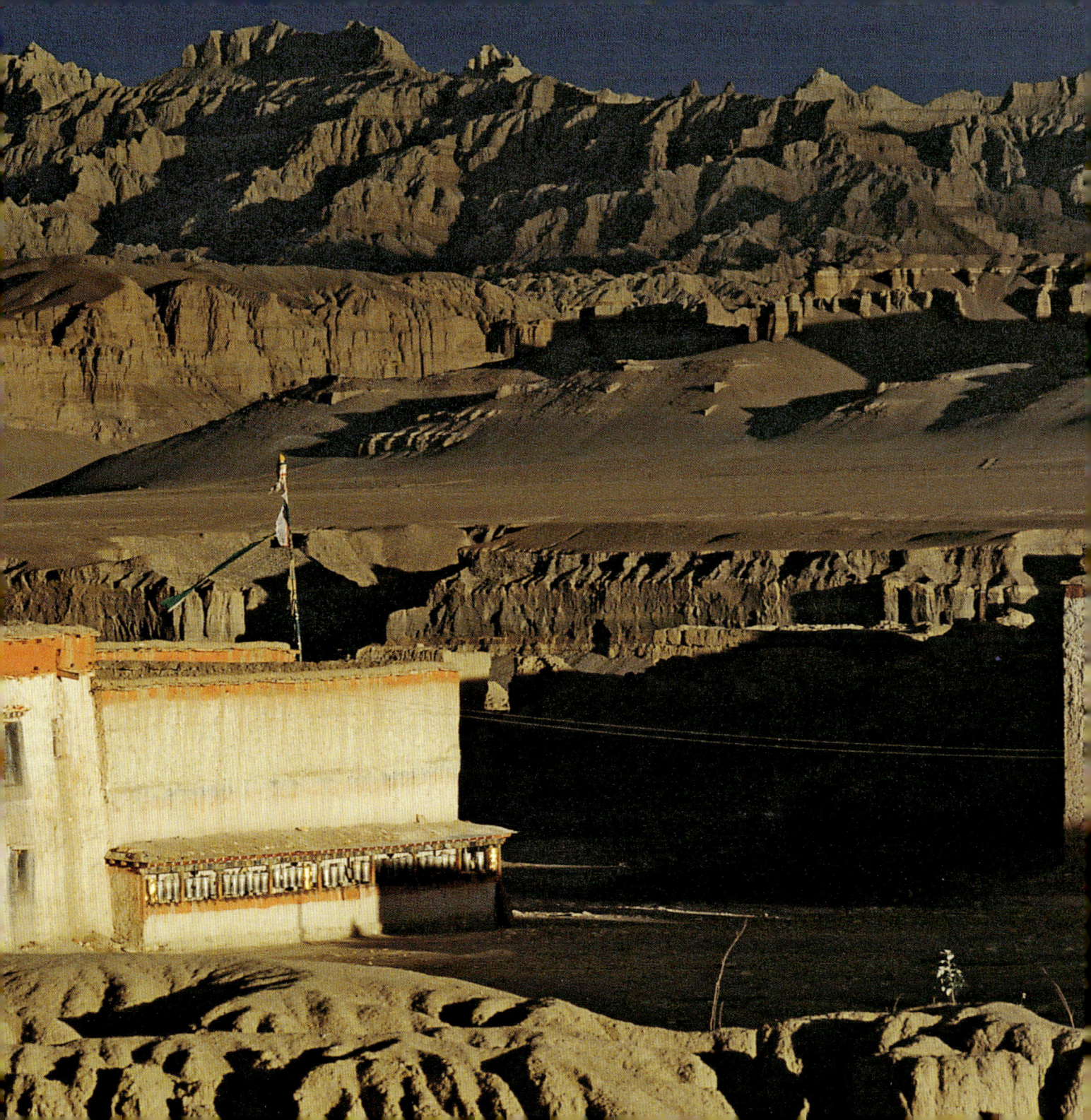

Wichtige Begriffe

ABSOLUTE UND RELATIVE EBENE

Die Aufmerksamkeit, innerhalb derer der Inhalt dieser Zeilen auftaucht, Ihre eigene Bewußtheit, jetzt und hier, das ist die absolute Ebene Ihres Geistes – reine Präsenz oder „Wachheit pur", wenn Sie so wollen. Alle Gedanken, Gefühle und sonstigen Wahrnehmungen, die Sie in diesem Moment erleben, auch diese Zeilen, gehören zur relativen Ebene. Vereinfacht gesagt sind alle Erfahrungen relativ, und nur der Erfahrende, der Zeuge dieser Erfahrungen, ist absolut. Sämtliche Ideen und Konzepte, die sich der Zeuge über sich selbst zurechtlegt, sind übrigens relativ.

BARDO

In erster Linie ist damit der Zwischenzustand nach dem Tod vor der nächsten Wiederverkörperung gemeint. In zweiter Linie gilt jeder Zustand – das Leben, der Zustand nach dem Tod, der Traumzustand, der Zustand der Meditation etc. – als Bardo, als Zwischenzustand, weil er jeweils *zwischen* zwei anderen Zuständen liegt. Bei noch genauerer Betrachtung wird deutlich, daß zwischen zwei Zuständen, z.B. zwischen Traum und Erwachen, eine schwer zu definierende Übergangsphase liegt, eine Art Lücke. Wir träumen nicht mehr, sind aber auch noch nicht im Wachzustand, ebenfalls eine Art Bardo.

BARDOWESEN

sind nicht verkörperte Bewußtseinsformen.

BEWUSSTSEINSKONTINUUM

Mit diesem Begriff ist der sprichwörtliche rote Faden gemeint, der durch alles hindurchgeht, unser Geist, der sich immer wieder neu verkörpert und alle wesentlichen Inhalte unserer Vergangenheit als karmische Information in sich trägt.

BÖN

Die alte schamanistische Naturreligion Tibets existiert nach Aussagen ihrer Anhänger, den Bönpos, seit mehr als 17 000 Jahren in den Himalajaländern. Bön bedeutet „anrufen, beschwören" und umfaßt eine eigene Schrift, Mythologie, Astrologie, Medizin, verschiedenste Rituale und eine eigene Variante des Dzogchen. Mit der Ankunft von Padmasambhava, dem Begründer der ersten buddhistischen Schule in Tibet, 747 n. Chr., beginnt die Durchdringung von tantrischem Buddhismus und Bön.

BUDDHA

Der innerste Kern des Buddhismus ist eine Erfahrung, die Erleuchtung des Prinzen Siddharta. Als Siddharta die Erleuchtung erfahren hatte und zum Buddha geworden war – so erzählt eine indische Legende –,

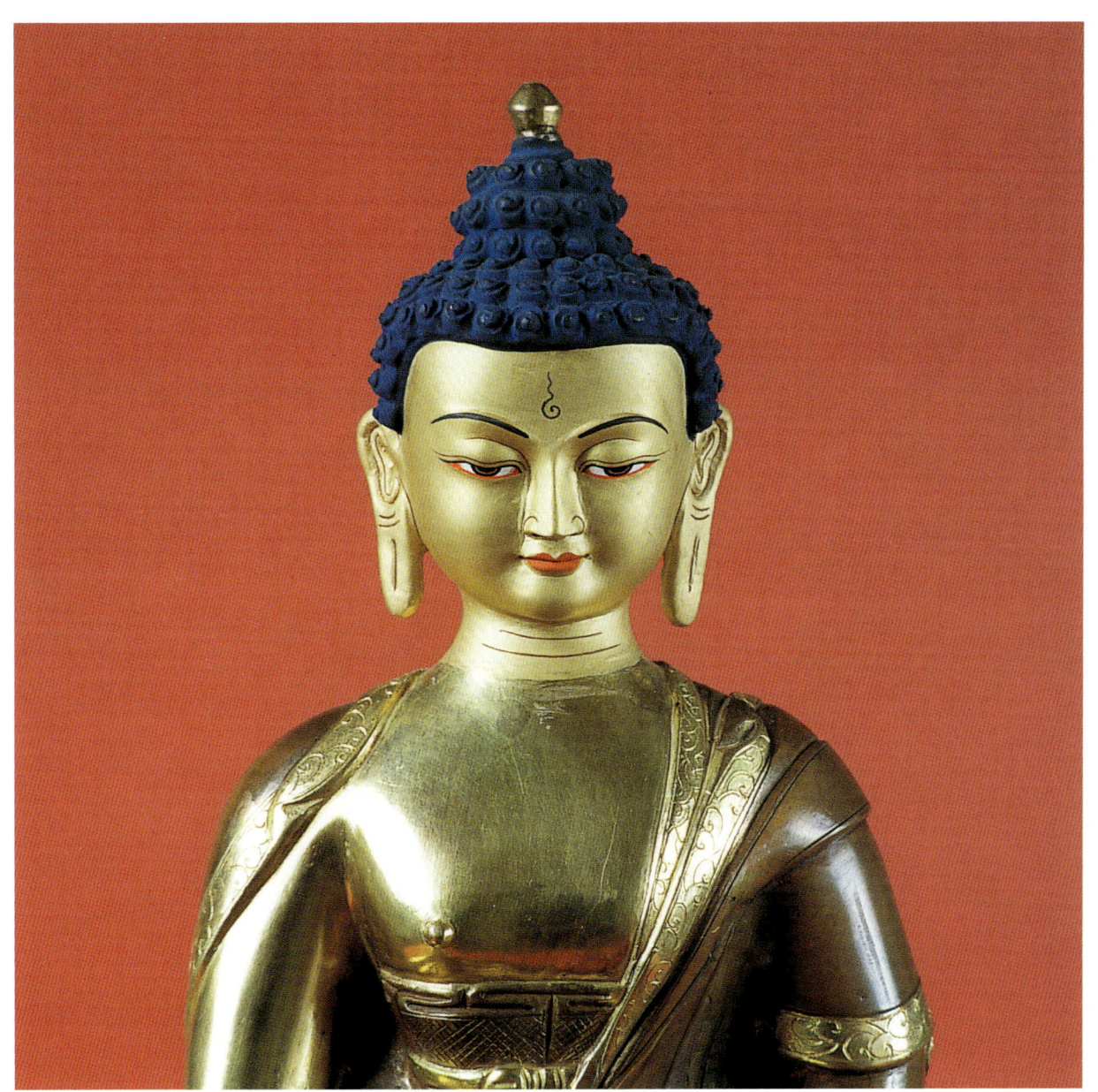

kam ein Bauer vorbei und blieb stehen, überwältigt von Buddhas Ausstrahlung. Er trat an Buddha heran und fragte: „Wer bist du? Bist du ein Yogi mit mächtigen Zauberkräften?" „Nein", sagte der Buddha. „Bist du ein Geist oder ein Engel?" Der Buddha verneinte nochmals. „Dann mußt du ein Gott sein", schloß der Bauer. Der Buddha verneinte erneut. „Aber was bist du dann?" Buddha antwortete: „Ich bin wache Bewußtheit!"

Buddha heißt schlicht und einfach: „der Erwachte", und alle buddhistischen Schulen trainieren die Fähigkeit wacher Bewußtheit. Erleuchtet ist man, wenn die Aufmerksamkeit dauerhaft geworden ist, wenn man auch im Traum und im Tiefschlaf ohne Traum mühelos bewußt bleibt.

BUDDHAFAMILIEN

Nach tibetischer Anschauung gibt es fünf Grundtypen des Bewußtseins. Diese Typenlehre erinnert stark an die westliche Typenlehre analog zu den Elementen: Sanguiniker/Luft, Choleriker/Feuer, Melancholiker/Wasser und Phlegmatiker/Erde, enthält aber auch eine ganze Reihe von Unterschieden. Zum Beispiel beschreibt die tibetische Typen- und Elementenlehre einen fünften Typus, der dem Element Raum zugeordnet wird.

BUDDHANATUR

Jeder von uns trägt das Potential zur vollständigen Erleuchtung, die Natur des Buddha, „Wachheit pur", in sich, und außerdem erkannte der Buddha, daß die gesamte Erfahrungswelt letztendlich auf Bewußtheit beruht. Insofern wird gesagt, daß jedes Atom Millionen von Buddhas enthält.

CHAKRA

Sanskrit für „Rad" sowie die Bezeichnung für feinstoffliche Wahrnehmungsorgane. Je nach System handelt es sich dabei um fünf, sieben oder noch mehr solche Zentren, die entlang der Wirbelsäule liegen.

DAKINI

Übersetzt heißt das Wort ungefähr „die über den Raum geht" oder „Himmelsgängerin", bezeichnet werden damit weibliche Gottheiten der Inspiration, psychologisch gesprochen, die positive, spirituelle Funktion der Anima, des weiblichen Anteils in der männlichen Psyche, oder die innere Stimme. Als göttliche Wesen ähneln sie den griechischen Musen.

DHARMA

Dieser Sanskritbegriff hat je nach Zusammenhang unterschiedliche Bedeutungen.
Buddhisten bezeichnen die Lehre des Buddha als „Dharma" oder „Buddhadharma".

Individuelles Dharma
nennt man die Repräsentation der universellen Gesetze innerhalb der einzelnen Lebewesen. Das individuelle Dharma eines Löwen besteht darin, ein Löwe zu sein, das eines Musikers darin, ein Musiker zu sein. Für menschliche Wesen ist das individuelle Dharma außerdem die individuelle spirituelle Entwicklungsfähigkeit und Aufgabe, der individuelle Beitrag zum Ganzen. Der Musiker könnte z. B. entdecken, daß er mit seiner Musik zur Völkerverständigung beitragen kann.

Universelles Dharma
nennt man die Gesamtheit aller spirituellen und kosmischen Gesetzmäßigkeiten im Universum, die Wahrheit als Ganzes.

DHARMA-NAMEN

werden von spirituellen Lehrern an ihre Schüler vergeben. Sie enthalten üblicherweise deutliche Hinweise auf das individuelle Dharma des Schülers, z.B. Tsering Dölma: geistige Befreierin mit einem langen Leben.

DHARMAKAYA

ist die Dimension des grenzenlosen Bewußtseins, die „Geburtsstätte aller Buddhas". Alle erleuchteten Wesen, die es jemals gegeben hat, derzeit gibt und jemals geben wird, gelten als eine Ausdrucksform des Dharmakaya. Außerdem ist der Dharmakaya der Urzustand all dessen, was jemals existiert hat, derzeit existiert und existieren wird. Gemeint sind die Millionen von Buddhas in jedem Atom. Der Dharmakaya ist also die absolute Ebene, und da er völlig unbegrenzt ist, muß er überall gegenwärtig und zugänglich sein, und das ist er auch. Er ist nichts anderes als Ihre persönliche „Wachheit pur", die grenzenlos ist. Der Dharmakaya ist einfach nur ein kleines bißchen grenzenloser.

DHARMAS

bedeutet sowohl „Wahrnehmungen" als auch „Lehren". Demnach entspräche jede Wahrnehmung, die wir machen, einer Lehre, die wir erhalten.

DZOGCHEN

„die Lehre vom ursprünglichen Zustand", und *Mahamudra*, „das große Siegel", arbeiten direkt mit der verborgenen beziehungsweise offensichtlichen Identität von absoluter und relativer Ebene. Dzogchen-Lehrer demonstrieren dem Schüler zunächst den Urzustand von Individuum und Universum.

Der Schüler erkennt den eigenen Geist als den Buddha und nutzt später Methoden aller bekannten Schulen, um den Urzustand immer wieder freizulegen. Die absolute Ebene wird hier als unsere wahre Natur gesehen, die weder erzeugt noch zerstört, weder verbessert noch verfälscht werden kann. Der Schwerpunkt liegt im Vertrauen in die eigene ursprüngliche Natur. Alle Phänomene der relativen Ebene werden als natürliche Ausdrucksformen des zuvor erkannten Urzustandes erlebt, als dessen Tanz und dynamische Strahlung. Deshalb werden sie sich ganz von selbst befreien, so wie eine Welle in den Ozean zurücksinkt, aus dem sie sich erhob. Welle und Ozean sind ein und dasselbe. Es besteht kein Grund, irgend etwas zu verwandeln. Absolute und relative Ebene werden als unterschiedliche Aspekte ein und derselben Wirklichkeit gesehen.

EGO

Nach buddhistischer Anschauung gibt es in Wirklichkeit kein statisches „Ich", sondern einen permanenten Strom aus Gefühlen, Gedanken, sinnlichen Wahrnehmungen, Willensimpulsen usw. – die genau wie der physische Körper entstehen, sich verdichten und wieder vergehen und als „Aggregate" bezeichnet werden – sowie „Wachheit pur", den Zeugen als einzig dauerhaftes Element. Sobald der Zeuge unaufmerksam wird, tendiert er dazu, sich mit diesen Aggregaten innerhalb seiner Wahrnehmung zu identifizieren und etwa zu sagen: „Ich bin ein sportlicher Typ" oder „Ich bin eine gefühlvolle Frau". Der Zeuge wird sich dabei seiner eigenen Dauerhaftigkeit vorübergehend unbewußt. Dieses inzwischen unbewußte Element der Dauer wird dann auf „sportlicher Typ" oder „gefühlvolle Frau" projiziert, und damit gewinnt das nach wie vor dynamische Spiel von Wahrnehmungen, Gedanken, Gefühlen, Willensimpulsen usw. scheinbar eine feste Substanz und Form. Aus buddhistischer Sicht handelt es sich dabei um ein Konzept, eine mehr oder weniger bewußte Schöpfung, die wie alles, was entsteht, früher oder später wieder zerfällt. Wenn die emotionale Frau z.B. plötzlich entdeckt, daß ihre intellektuellen Begabungen viel wichtiger sind als ihre Emotionen. Dann entsteht ein Bruch im Selbstbild, eine Identitätskrise. „Wachheit pur" entscheidet sich, sich von „gefühlvolle Frau" zu lösen und sich statt dessen mit „intellektuell begabt" zu verbinden. So gesehen ist jede Identifikation, jede Definition von „Ich bin ..." nur vorübergehender und damit relativer Natur.

Interessanterweise sind die Verblendung des Ego und die Erleuchtung, der Moment, wo „Wachheit pur" sich selbst *wieder*erkennt und heimkehrt, unterschiedliche Aspekte ein und derselben Wirklichkeit.

Im Buddhismus wird empfohlen, die Dynamik aller inneren Vorgänge sorgfältig zu beobachten, ohne sich damit zu identifizieren, und immer wieder neu zu „erwachen", um sich selbst als „Wachheit pur" zu erkennen. Bei dem indischen Meister Buddhapalita heißt es: „Das Selbst ist weder dasselbe wie die Aggregate noch ist es etwas anderes als diese Aggregate."

EMANATION
bedeutet das Hervorgehen aus einer höheren Ebene, im Rahmen des tibetischen Buddhismus die vollkommen freiwillige, gezielte und absichtliche Wiedergeburt von erleuchteten Wesen im Gegensatz zur gewöhnlichen Wiedergeburt, die als „Reinkarnation" bezeichnet wird.
Es gibt *lineare* Emanationen, z.B. ist der jetzige Dalai Lama der 14. in Folge, und *geteilte* Emanationen, wo etwa die Intelligenz, die Liebesfähigkeit und die Tatkraft eines Erleuchteten als drei verschiedene Individuen wiedergeboren werden.

GEIST
bedeutet in tibetischen Texten nicht die intellektuellen Fähigkeiten allein, sondern alle nicht materiellen Elemente im menschlichen Wesen.
Das Unterbewußtsein, Herzensgüte, Zorn oder Intelligenz z.B. fallen alle in die Kategorie „Geist".

GEISTESGIFTE
Unter diesem Begriff werden negative Tendenzen innerhalb unseres Bewußtseins verstanden, die dessen Funktionsweise stören. Als die drei wichtigsten Störungen gelten Haß, Gier und Verblendung.

GURU
Sanskrit für „Lehrer"; auch Eltern, Handwerksmeister und Professoren werden in Indien als Gurus gesehen, das Wort wird jedoch in erster Linie für spirituelle Lehrer gebraucht. Der Guru hat traditionell gesehen zweierlei Aufgaben: Er macht den Schüler mit dem universellen Guruprinzip vertraut und mit dem Guruprinzip im Selbst des Schülers, danach ist der Schüler wieder vollkommen selbständig.

Auf das Christentum übertragen, würde das bedeuten, den Schüler sowohl mit Christus als kosmischer Wirklichkeit vertraut zu machen als auch eine Verbindung zum Christusimpuls, der innerhalb des Geistes des Schülers existiert, herzustellen.

HINAYANA
Die Lehre des Buddha gliedert sich in drei „Fahrzeuge" zur Erleuchtung. *Hina* heißt „klein", *yana* heißt „Fahrzeug". Hinayana ist für Mönche und Nonnen gedacht.

Der Schwerpunkt liegt auf dem Studium buddhistischer Schriften, Konzentration, Meditation und Disziplin. Ziel ist die Befreiung des einzelnen Menschen aus allen Verstrickungen.

HUMOR
Obwohl man auch in Asien im religiösen Kontext gelegentlich auf Personen trifft, für die Humor eher eine Art Fremdwort ist, scheint sich dieser geistige Aspekt gerade bei höher entwickelten Yogis parallel zur geistigen Praxis besonders intensiv zu entfalten, geradezu ein Kennzeichen spiritueller Verwirklichung zu sein.

KARMA
bedeutet in erster Linie „Handlung" oder „Aktion" und in zweiter Linie „Aktion und Reaktion" bzw. „Ursache

und Wirkung". Bis 1979 haben z.B. die Chinesen am Oberlauf des Yangtsekiang in osttibetischen Wäldern Holz im Wert von vielen Milliarden US-Dollar geschlagen und nach China gebracht. Weil deswegen die Berghänge abgerutscht sind und somit kein Wasser mehr speichern können, kommt es, während diese Zeilen geschrieben werden, am 22. August 1998, am Unterlauf des Yangtsekiang in China zur siebten Flutwelle innerhalb weniger Wochen.

Die Lehre vom Karma bezieht das Prinzip von Ursache und Wirkung nicht nur auf die materielle Ebene, sondern auch auf die seelische, mentale und spirituelle Dimension und macht innerhalb der Grundannahme, daß wir ernten, was wir gesät haben, eine ganze Reihe feinerer Unterscheidungen.

Es gibt etwa mehr oder weniger sensible Zonen, deren Kraft dann über die Intensität einer Wirkung entscheidet. Wäre dieselbe Menge Holz am Unterlauf des Yangtsekiang geschlagen worden, wäre die negative Wirkung geringer gewesen. Ganz ähnlich wird eine Idee oder eine Entscheidung, die im Zustand von „Wachheit pur" entsteht, also am „Oberlauf des Bewußtseinsstroms" mit voller Absicht und ohne jeden Zweifel in Gang kommt, besonders wirkungsvoll. Komplizierter wird die Angelegenheit dadurch, daß es lange Zeit dauern kann, bis ein Ursache-Wirkungs-Zyklus zum Abschluß kommt, unter Umständen mehrere Leben. Wir erfahren dann die Spätfolgen von Ursachen, an die wir uns gar nicht erinnern.

Das Gesetz des Karma funktioniert natürlich auch im positiven Sinne: Alles Glück, das wir erfahren, ist die Folge positiver Gedanken und Taten, selbst was als „unverdientes Glück" erscheint. Trotzdem – oder besser: gerade deshalb – gilt Dankbarkeit als besonders erstrebenswerte geistige Haltung.

KARMISCHE VISION

Dieser Begriff bedeutet „relative oder beschränkte Wahrnehmung". Ein Hund nimmt die Welt auf andere Art wahr als ein Mikroorganismus, ein Mensch oder ein Insekt; und natürlich hat jeder Mensch nochmals seine individuelle Wahrnehmung der Wirklichkeit.

KARUNA

bedeutet „Mitgefühl" und gilt als Teil unserer eigentlichen Natur. Absichtliche liebevolle Handlungen sind nicht nur deshalb angenehmer und nützlicher für uns selbst und andere als liebloses Verhalten, weil sie positives Karma erzeugen, sondern weil sie uns letztlich zur Entdeckung unserer eigentlichen Natur führen.

KONZEPTE

Sowohl aus der Sicht moderner westlicher Schulen als auch aus buddhistischer Sicht sind Konzepte Methoden, um unsere Wahrnehmungen zu ordnen und zu organisieren, und insofern sehr nützlich. Sie haben jedoch, auf Dauer gesehen, oft den Nachteil, daß unsere Wahrnehmungsfähigkeit erstarrt und viele Aspekte der Wirklichkeit gar nicht mehr erfaßt.

Deshalb enthält der Buddhismus praktische Methoden, um die Identifikationsbereitschaft des Geistes mit seinen Konzepten zu unterlaufen. Sämtliche Theorien, auch die des Buddhismus, gelten als Konzepte. Der Buddha selbst soll sinngemäß gesagt haben, daß seine Lehren wie ein Floß sind, das man, wenn man am anderen Ufer angekommen ist, hinter sich lassen soll.

LAMA

Tibetisch, wörtlich „Höherstehender" oder „spiritueller Freund", zunächst eine Bezeichnung für religiöse Meister, später eine höfliche Anrede für alle tibetischen Mönche.

MAHAYANA

Das „große Fahrzeug" basiert auf der Motivation, Erleuchtung zu erlangen, um anderen helfen zu können. Der Schwerpunkt liegt auf Mitgefühl und Meditation. Die Haltung ähnelt der der Barmherzigkeit im Christentum. „Wachheit pur", die grenzenlose Dimension des Geistes, wird hier als identisch mit grenzenlosem Mitgefühl (Karuna) gesehen.

Es entsteht eine offene Haltung vorurteilsloser Liebe gegenüber allem, was lebt, die ähnlich wie der Raum allem, was existiert, ermöglicht dazusein.

MANDALA

Dieser Sanskritbegriff bedeutet schlicht und einfach „Kreis", das tibetische Wort dafür heißt *kilkhor* und bedeutet „Zentrum" und „Umkreis". Normalerweise werden darunter konzentrisch geordnete Zeichnungen, Gemälde, Skulpturen und Gebäude verstanden. Grundsätzlich handelt es sich um eine Methode, die verschiedensten Elemente und Zusammenhänge zu ordnen und darzustellen.

Nehmen wir z. B. Ihren persönlichen Freundes- und Bekanntenkreis. Die für unsere Kultur typische Darstellungsform dieses Zusammenhangs ist Ihr persönliches Adreßbuch. Sie können denselben Zusammenhang auch als Mandala darstellen.

Setzen Sie Ihren Namen in den Mittelpunkt eines kreisförmigen Diagramms, und zeichnen Sie die wichtigsten Personen in der Nähe des Zentrums ein, weniger wichtige weiter am Rand usw.

Aus diesem Experiment können Sie einige Zusammenhänge erkennen, die bei anderen Darstellungsformen verborgen bleiben, und Sie gewinnen einen unmittelbaren Eindruck davon, wie dieses für den tibetischen Buddhismus so typische Denkmodell funktioniert.

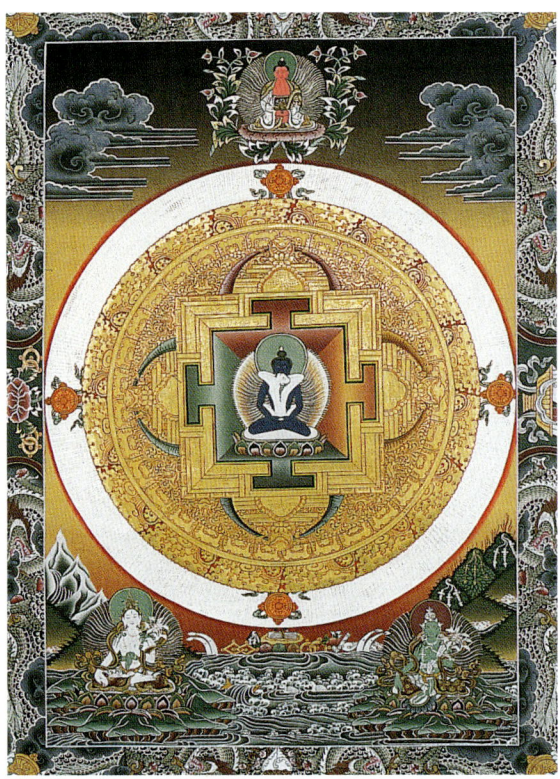

MANTRA

Mantras sind Silbenfolgen, mit deren Hilfe innere Zustände und spirituelle Wesen in unserer näheren oder weiteren Umgebung aktiviert werden.

MANTRAYANA

Das „Mantrafahrzeug", siehe *Vajrayana*.

MUDRA

Unter Mudras werden symbolische Gesten verstanden. Jede Handhaltung der tantrischen Gottheiten hat ihre spezielle Bedeutung.

Der tantrische Praktiker führt sie aus, um sich mit der von ihm gewählten Gottheit zu identifizieren und um innere Sammlung zu erzeugen.

NATUR DES GEISTES

ist eine andere Bezeichnung für die „Buddhanatur", unser Erleuchtungspotential. Da „Wachheit pur" der Ort ist, in dem alle unsere Erfahrungen stattfinden, wird gesagt, die Natur des Geistes ist grenzenlos wie der Raum. Da der Raum die Existenz von allem erst möglich macht, gilt die Natur von „Wachheit pur" als unbegrenzt schöpferisch. Da der Raum alle Dinge und Wesen in sich beherbergt und untereinander verbindet, ist die Natur unseres Geistes identisch mit mühelosem, spontanem und umfassendem Mitgefühl.

NIRMANAKAYA

ist die Dimension der materiellen Erscheinungen. Der physische Körper des historischen Buddha entspricht z.B. dem Nirmanakaya, sein erleuchteter Geist dem Dharmakaya.

NIRVANA

Das Ziel aller buddhistischen Schulen, ein Zustand, der durch Worte und intellektuelle Konzepte nicht angemessen erfaßt und dargestellt werden kann.
Das Problem, transzendente Inhalte, die naturgemäß die Grenzen der Sprache überschreiten, in Worte zu fassen, wurde von verschiedenen Mystikern auf unterschiedliche Weise gelöst. Während der Hinduismus zu Buddhas Zeiten vom „Atman" als einem ewigen, transzendenten Kern der menschlichen Persönlichkeit sprach, der als identisch mit dem Absoluten gesehen wurde, sprach der Buddha damals vom „Anatman" oder Nicht-Selbst. Ähnlich äußert sich der christliche Mystiker Meister Eckhart: „Alle Kreaturen sind ein reines Nichts: ich sage nicht, daß sie etwas Geringes oder (überhaupt) etwas sind, sondern daß sie ein reines Nichts sind."

Der Versuch, das Transzendente in Worte zu fassen, führte in der Geistesgeschichte also manchmal zu absolut positiven, manchmal zu absolut negativen Begriffen. Andere versuchten es mit „Weder-noch"- oder „Sowohl-als-auch"-Erklärungen und paradoxen Formulierungen, und schließlich gab es Mystiker, die es vorgezogen haben zu schweigen. Entscheidend ist, daß alle Mystiker behaupten, daß eine Dimension existiert, die jenseits aller sprachlichen Vermittlungsmöglichkeiten liegt.

Der historische Buddha benutzte mehrfach negative Begriffe: Nirvana bedeutet im Sanskrit „verlöschen". Der Überlieferung nach hat er sich geweigert, die Natur von Nirvana näher zu erklären. Die frühen buddhistischen Schulen interpretierten Nirvana als das absolute Ende der leidvollen Existenz auf der relativen Ebene, die späteren als vollkommene Identität mit der absoluten Ebene.

REINKARNATION

Auch im Christentum gab es bis zum Konzil von Konstantinopel im Jahr 553 die Idee, daß der Mensch sich mehrfach wiederverkörpert, im Buddhismus ist sie bis heute von wesentlicher Bedeutung und integraler Bestandteil der Lehre vom Karma. Die Art unseres Karmas entscheidet über die Umstände unserer zukünftigen Lebensform. Padmasambhava soll einmal sinngemäß gesagt haben:

„Wenn du wissen willst, wie dein vorheriges Leben war, betrachte deine heutigen Lebensumstände. Wenn du wissen willst, wie dein zukünftiges Leben aussehen wird, betrachte deine heutigen Taten."

RINPOCHE

Tibetisch für „Kostbares Juwel", Ehrentitel für besonders befähigte Lehrer.

SAMBHOGAKAYA

Diese Ebene der Wirklichkeit ist das Verbindungsglied zwischen Dharmakaya und Nirmanakaya, zwischen konventioneller Realität und Transzendenz, zwischen absolut und relativ. Der Sambhogakaya gilt als schöpferische, formgebende Dimension subtiler Energie. Da auch die Kunst oft als Vermittler zwischen konventioneller und transzendenter Wirklichkeit angesehen wird, nimmt sie nach dieser Sicht im Sambhogakaya ihren Ursprung. Innerhalb des menschlichen Körpers manifestiert sich diese Ebene in den feinstofflichen Energiekanälen und den Chakras, den übersinnlichen Wahrnehmungsorganen.

Nach buddhistischer Sicht existieren die tantrischen Gottheiten auf der Ebene des Sambhogakaya und gleichzeitig als Mikrokosmos im feinstofflichen Körper des Menschen in den Chakras. Als Theorie ähnelt das Modell des Sambhogakaya westlichen Modellen wie der Astrologie, den Urbildern des Platon, den jungschen Archetypen und den morphogenetischen Feldern von Rupert Sheldrake. Die meisten tantrischen Methoden arbeiten mit den schöpferischen Energien des Sambhogakaya und benutzen diese als Sprungbett in den Dharmakaya.

SAMSARA

die völlige Verstrickung in die Erscheinungen der relativen Ebene und das daraus resultierende Leid. Obwohl dies auf den ersten Blick wie eine asiatische Variante der mittelalterlich-christlichen Vorstellung vom irdischen Jammertal erscheinen mag, zeigt sich bei näherer Untersuchung ein gravierender Unterschied.

Die Grundlage für Samsara und dessen Gegenpol Nirvana bildet der menschliche Geist, in dem beide als Erfahrungsmöglichkeiten enthalten sind. Es ist keine „geographische Frage", Samsara ist nicht eine Folge oder Eigenschaft der Erscheinungs-welt, sondern eine Folge der geistigen Ausrichtung.

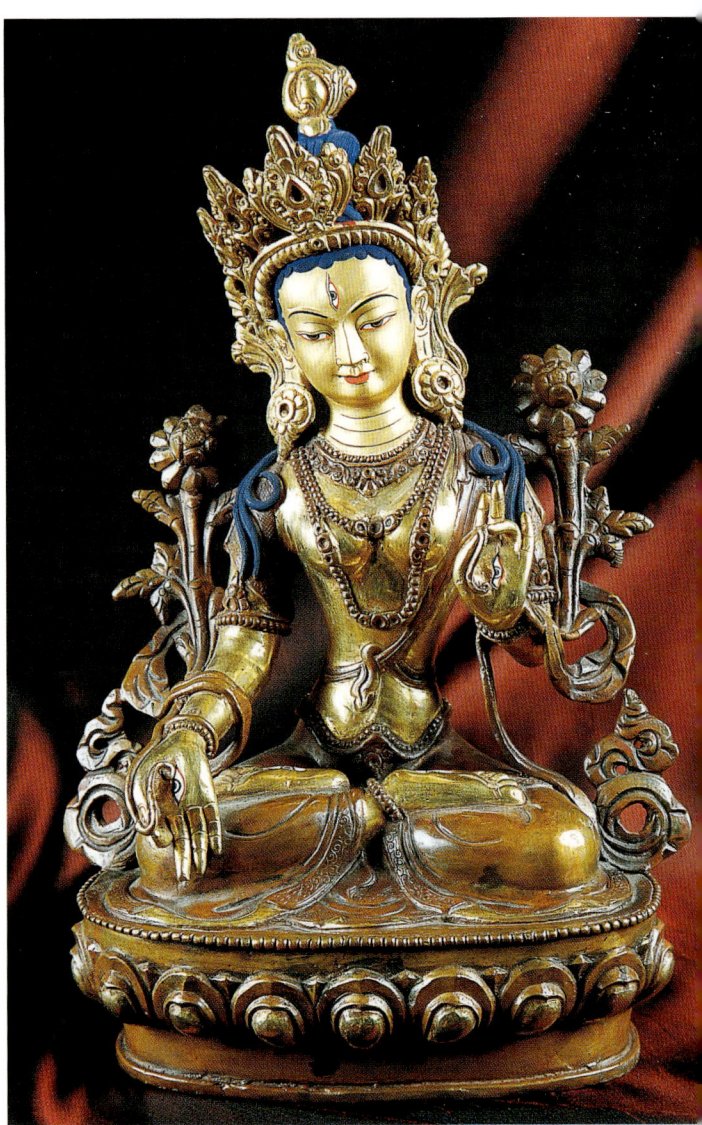

Weiße Tara

SHUNYATA

aus *shunya*, Sanskrit für „Null", wird oft als „Nichts", „leer", „Leere" oder „Leerheit" übersetzt und bedeutet die unmittelbare Erfahrung der Wirklichkeit.

„Ich weiß, daß ich nichts weiß", sagt Sokrates.

Dieser Geisteszustand, völlig frei, also „leer" von Vorurteilen und Konzepten, ist die Voraussetzung für die Erfahrung von Shunyata. Aus diesem offenen Geisteszustand erscheint die Wirklichkeit nicht als eine Reihe von Objekten mit harten Grenzen, sondern als Strom von sich gegenseitig beeinflussenden Ereignissen. „Alles fließt!" sagt Heraklit – das ist Shunyata als Erfahrung. Aus dieser Perspektive erscheinen alle Dinge und Wesen als zutiefst voneinander abhängig. Der 14. Dalai Lama formuliert: „Shunya oder Leerheit ist nicht einfach nichts. Die Münze hat zwei Seiten, Entstehung in Abhängigkeit und Leerheit. Leerheit meint die Abwesenheit unabhängiger Existenz. Nicht leer von Existenz, sondern die Abwesenheit unabhängiger Existenz." Um dies ganz einfach darzustellen: Regen ohne Regenschirm ist etwas völlig anderes als Regen mit Regenschirm. Da sich alles gegenseitig beeinflußt, ist nichts für immer festgelegt und die Dinge sind „leer" von absolut dauerhaften Eigenschaften. Als absolut „leer" im Sinne von „völlig unbegrenzt und offen", als „frei von allen Verblendungen und Blockaden" gilt unsere eigentliche Natur, „Wachheit pur". Shunyata bedeutet also nicht „nichts", sondern: unbegrenzte Möglichkeiten, die offene Dimension der Wirklichkeit auf allen Ebenen.

SPEICHERBEWUSSTSEIN

Dabei handelt es sich exakt um dieselbe innere Dimension, die auch von Sigmund Freud, C. G. Jung und anderen westlichen Psychologen erforscht wurde. Nach Ansicht der tantrischen Psychologie enthält das Speicherbewußtsein aber auch die Gesamtheit aller Erinnerungen an frühere Existenzen. Ein Großteil der tantrischen Methoden zielt auf Transformationsvorgänge im Speicherbewußtsein. Nach modernen westlichen Erkenntnissen wird diese Tiefenstruktur unseres Geistes mit abstrakten Gedankengängen und trockenen philosophischen Ergüssen nur sehr schwer erreicht. (Haben Sie sich während Ihrer Schulzeit manchmal gelangweilt?) Die Aufmerksamkeit des Speicherbewußtseins wird jedoch durch sinnliche Erfahrungen, Musik, Gerüche, Speisen und Getränke, Düfte, Berührungen, Bilder, funkelnde Gegenstände, Geschichten und Metaphern, Rituale und Symbole direkt und sofort aktiviert. Die tantrischen Methoden entsprechen schon seit mehr als tausend Jahren dieser tiefenpsychologischen Tatsache.

TANTRA

Durch christliche Missionare früherer Jahrhunderte und durch zeitgenössische Seminarleiter und Journalisten ist im Westen die Idee entstanden, „Tantra heißt Sex". Das ist ungefähr so richtig wie zu sagen: „Westliche Kochkunst heißt Sauerkraut." Natürlich wird kein Westler die Existenz von Sauerkraut leugnen oder Sauerkraut gar verdammen. Schließlich sind in Wirklichkeit alle Probleme durch einen Apfel entstanden. Aber ein bißchen komplizierter ist die Sache schon. Tantra hat mehrere Bedeutungen, zum einen die Lehrtexte des tantrischen Buddhismus, zweitens bedeutet das Sanskritwort Tantra sowohl „Kontinuum" oder „Kontinuität" als auch „Faden". Das Verb *tantori* bedeutet „weben". Im indischen Denken gilt ein Phänomen als um so wirklicher, je dauerhafter es ist. Insofern bedeutet Kontinuität auch das „Wesentliche" oder „Essentielle". Der tantrische Buddhismus wird auch als Vajrayana, als das „Diamantfahrzeug" bezeichnet. Vajra heißt Diamant und wird mit Unzerstörbarkeit schlechthin und alchemistischen Ideen, wie dem Stein der Weisen, verbunden. Nach tantrischer Sicht ist die Wirklichkeit wie ein Gewebe, in dem alles von allem beeinflußt wird. Die tantrische Theorie entspricht also einer Art spirituell-ökologischen Ideenwelt. Sie umfaßt Vergangenheit, Gegenwart und Zukunft ebenso wie alle materiellen, geistigen, seelischen und transzendenten Dimensionen der Wirklichkeit. Wer tantrische Methoden übt, beeinflußt nach dieser Sicht damit sowohl verschiedene Aspekte seines Geistes als auch seiner Umwelt. Die tantrische Tradition ist außerordentlich reich. Da jedes Individuum als potentieller Buddha gilt, werden bis heute seit vielen Jahrhunderten immer wieder neue Methoden entwickelt, um verschiedenen Menschen gerecht zu werden. Aus tantrischer Sicht existieren drei Wirklichkeitsebenen oder Dimensionen:

- MATERIE, der *NIRMANAKAYA*, die Welt materieller Erscheinungen,

- ENERGIE, der *SAMBHOGAKAYA*, die dahinterliegende schöpferische Dimension, und

- RAUM/INTELLIGENZ, der *DHARMAKAYA*, der vollkommen einfache und grenzenlose Raum der Urintelligenz.

Das Ziel ist die Integration der drei Ebenen im Vajrakaya, dem „Diamantkörper". Materie als Erscheinungsform von Energie im Raum zu sehen entspricht auch der Sichtweise der modernen Physik. Die tantrische Tradition glaubt jedoch nicht, daß das Bewußtsein an einen materiellen biologischen Organismus gebunden sein muß, um existieren zu können.

Für den Tantriker existiert die Erscheinungswelt als schöpferischer Tanz eines grenzenlosen Bewußtseins innerhalb dieses unendlichen Bewußtseinsraums. Für den Wissenschaftler existiert dagegen das Bewußtsein an einen biologischen Körper gebunden in der materiellen Welt.

Von der Dharmakaya-Ebene aus betrachtet, die jenseits aller Konzepte liegt, handelt es sich dabei einfach um zwei unterschiedliche Konzepte, die zu unterschiedlichen Erfahrungen führen. Die naturwissenschaftliche Weltsicht begünstigt die Erforschung und Veränderung der äußeren Realität, das tantrische Modell die Erforschung und Verwandlung des Bewußtseins.

Das Diamantfahrzeug enthält Transformationsmethoden, um die neurotischen Aspekte des Ego in erleuchtete Weisheitsenergien zurückzuverwandeln. Die Geistesgifte werden zum Rohstoff für die Erleuchtung. Die Energie und Offenheit von „Wachheit pur" werden hier als Urzustand der Wirklichkeit und als in jeder Erfahrung gegenwärtig gesehen. Mit allen Aspekten des Lebens kann deshalb direkt gearbeitet werden, alle enthalten die Chance zur Verwandlung.

TANTRAYANA
Das tantrische „Fahrzeug", ein anderes Wort für Vajrayana.

TIGLE
ist ein feinstoffliches Objekt von der Größe eines Spatzeneies, das die Polaritäten des Geistes in sich vereinigt. Sein Sitz ist im Herzzentrum, und es gilt als Träger des Bewußtseins.

URBUDDHA
Als „Urbuddha" oder „Adibuddha" werden symbolische Gestalten bezeichnet, die üblicherweise in der Farbe des Himmels, nackt und schmucklos dargestellt werden. Sie repräsentieren die allen Lebewesen innewohnende Buddhanatur, den Dharmakaya.

VAJRAYANA
Das „Diamantfahrzeug", Theorie und Praxis des tantrischen Buddhismus.

WINDE (LUNG)

Im Gegensatz zu anderen Naturerscheinungen, wie etwa Blitz, Feuer oder Strömungen im Wasser, ist Wind an und für sich unsichtbar und nur durch seine Wirkungen erkennbar. Er wird deshalb auch sonst als Bild für unsichtbare Kräfte benutzt, z. B. für das Wirken des Seelenlichtes sowie des Heiligen Geistes im Juden- und Christentum. Im tibetischen Weltbild steht dieser Begriff für die feinstoffliche Energie, die in anderen Kulturen als Mana, Chi, Prana, Orgon, Äther etc. bezeichnet wird. Dieses lichtenergetische Medium transportiert und speichert alle Bewusstseinsinformationen in uns - auch Karma genannt.

YANA

Alle buddhistischen Wege zur Erleuchtung werden als Yanas, als „Fahrzeuge", bezeichnet und unter dem Begriff *ekayana*, was „Ein Fahrzeug" bedeutet, letztlich als eine einzige Lehre verstanden.
Die unterschiedlichen Yanas wurden entwickelt, um unterschiedlichen Menschen mit verschiedener Veranlagung jeweils einen angemessenen Ansatz anzubieten.

YANTRA

Yantras sind zunächst abstrakte geometrische Figuren, deren mathematische Struktur dem Wesen bestimmter Gottheiten entspricht. Eine Variante dieser Geometrie ist die Ikonometrie, ein System von Maßverhältnissen, das als Kompositionsraster dient und die Darstellung jeder Figur exakt bestimmt und so über Jahrhunderte konstant erhält.

YIDAM

Tibetisch für „fester Geist", gemeint ist diejenige tantrische Gottheit, die zu einer bestimmten Übung gehört. Sie wird entsprechend der Psyche des Übenden ausgewählt, als ein persönlicher Archetyp.

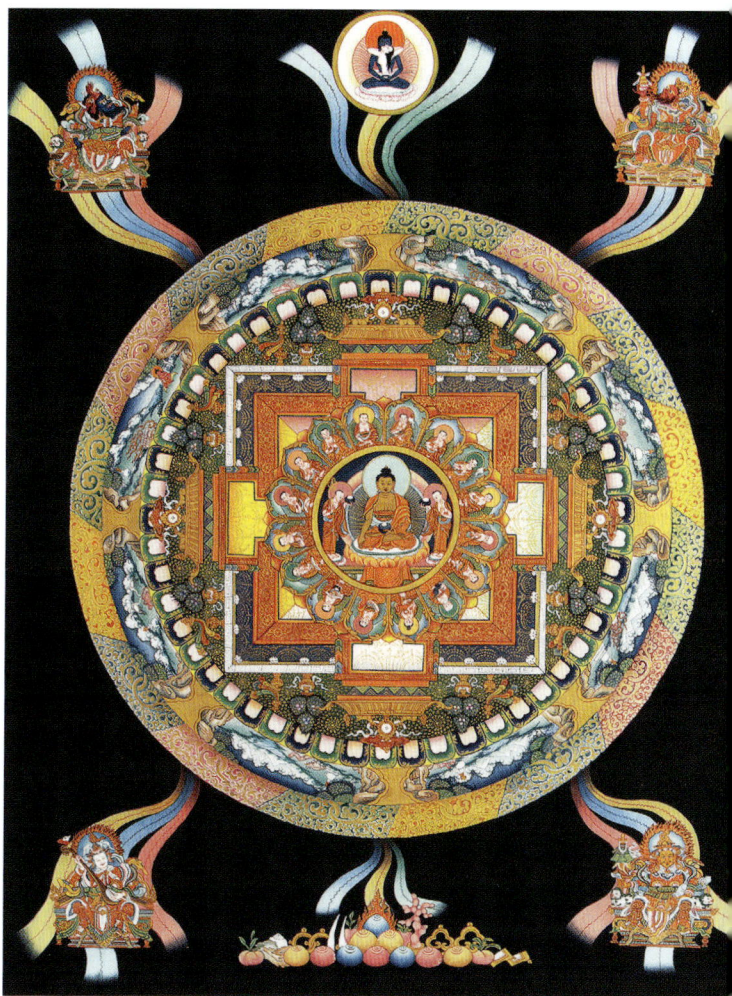

Mandala: Buddha Shakyamuni

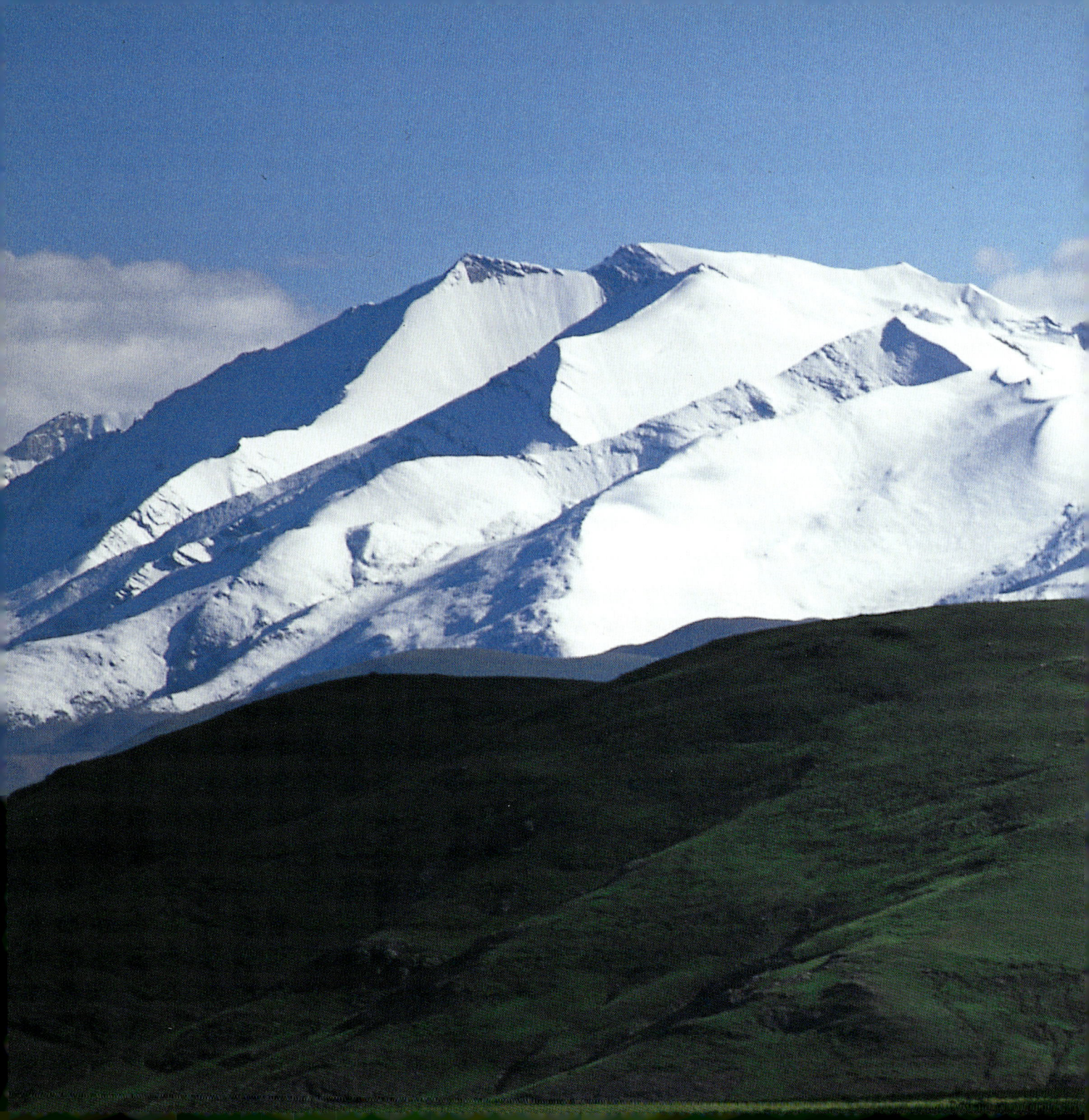

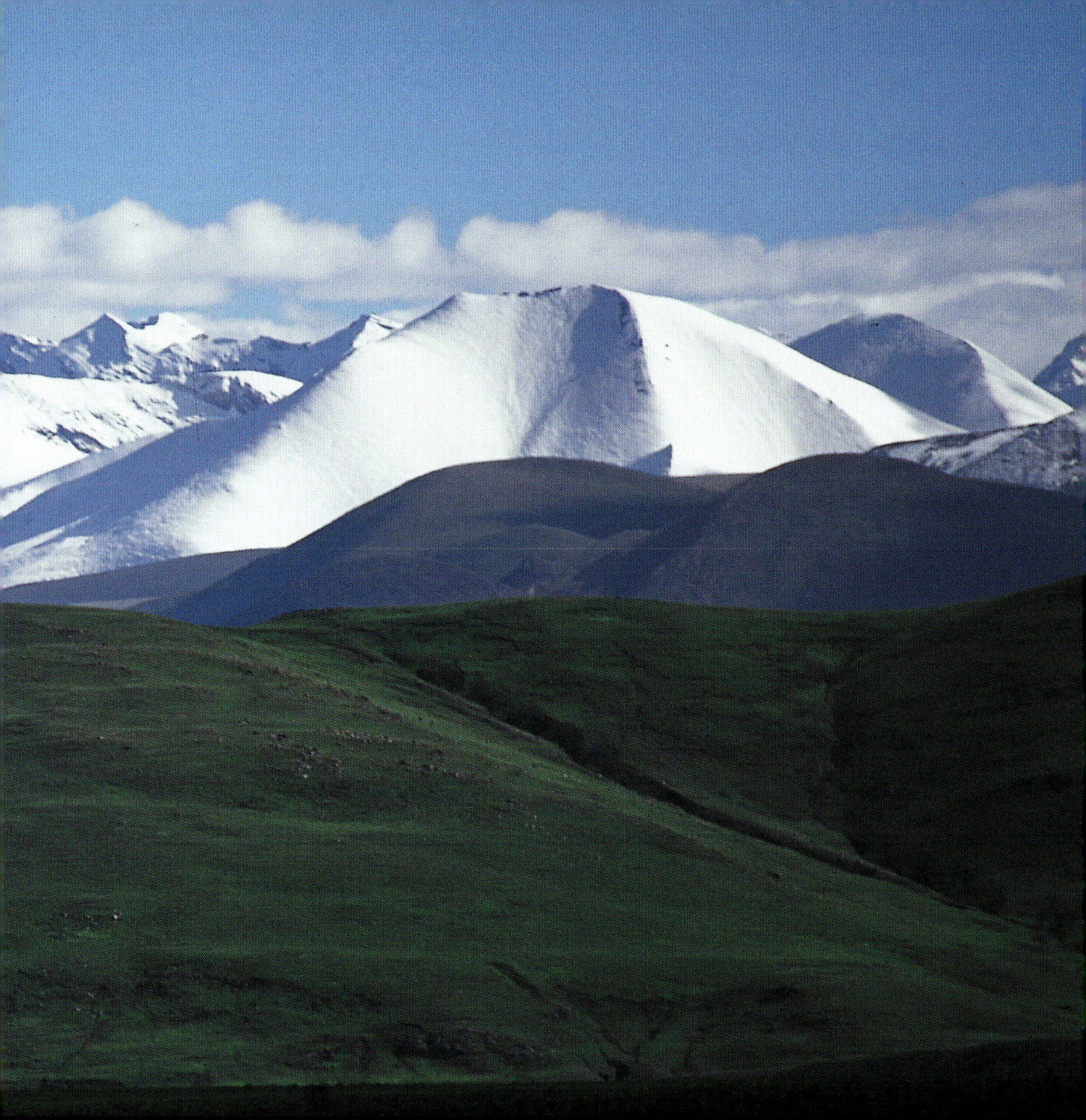

*T*ibetisches Weltbild

REINKARNATION
UND DER FEINSTOFFLICHE KÖRPER

Nach buddhistischer Sichtweise ist die biologische Empfängnis eines Menschen die Verbindung von zwei Ereignissen, nämlich der Verschmelzung von einer intakten Eizelle mit einer aktiven Samenzelle in Verbindung mit dem Eintritt eines subtilen, unverkörperten Bewußtseins in diese Verschmelzung des Erbguts der Eltern. Dieses subtile Bewußtsein besteht aus einem Speicherbewußtsein, das alle wesentlichen Erfahrungsmuster der früheren Inkarnationen beinhaltet, und dem transzendenten Aspekt, der Buddhanatur. Falls die Inhalte des Speicherbewußtseins und das Karma der Eltern nicht zusammenpassen, kommt keine Empfängnis zustande. Dieses auf einer wissenschaftlich noch nicht nachweisbaren Lichtebene existierende Speicherbewußtsein bestimmt das Geschlecht und beeinflußt entsprechend seines individuell geprägten Potentials das Grundmuster der neuen Persönlichkeit. Dieses Speicherbewußtsein ist nichts anderes als diejenigen seelischen Aspekte, die man in der westlichen Psychologie insgesamt als das „Unterbewußtsein" bezeichnet, es umfaßt aber nach tibetischer Ansicht eben auch die Prägungen aus früheren Leben. Einigkeit

herrscht zwischen tantrischer Sicht und westlicher Psychosomatik darüber, daß diese unterbewußte Intelligenz unsere biochemischen Prozesse, d.h. unsere Stoffwechselphysiologie, inklusive unserer Neurophysiologie, steuert. Deshalb gibt es zwischen Tibetischer Medizin und tibetischer Psychologie keine Trennung. Unsere somatischen, psychischen und mentalen Funktionen basieren aus tibetischer Sicht durchweg auf den Qualitäten der Fünf Elemente. Dies bedeutet, daß auch die Aktivierungen bzw. Inaktivierungen unserer genetischen Potentiale in direkter Abhängigkeit zu unserem Bewußtsein stehen.

Der Informationsfluß von einer Inkarnation zur nächsten ist im buddhistischem Verständnis kein Mysterium, sondern die Folge des Kontinuums von Ursache und Wirkung. Das ganze kosmische Geschehen basiert danach auf ein und derselben Kommunikationsform, der Interaktion der Fünf Elemente mit ihren drei differenzierten Aggregatzuständen: grobstofflich, feinstofflich und nichtstofflich. Jede dieser drei Energieebenen entspricht einer Teilpersönlichkeit von uns. Jeder Mensch ist die Summe dieser drei Teilpersönlichkeiten.

Das Unterbewußtsein ist somit das Potential, welches alle Erfahrungen in uns speichert und als Trägerfunktion der Lebenserfahrungen dient, von Inkarnation zu Inkarnation. Im Tibetischen gibt es dafür das Bild vom Pferd und dem Reiter, dem Windpferd. Das Pferd entspricht mit seiner Kraft und Geschwindigkeit dem Luftelement in seiner dynamischen Form, dem Wind. Der Reiter repräsentiert als Lenker und Richtungsgeber unser Bewußtsein.

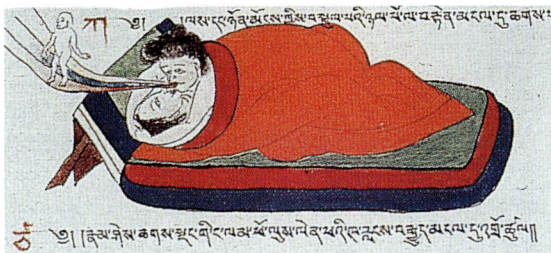

EMPFÄNGNIS

Unsere atmosphärische Umgebung ist permanent mit inkarnationsbereiten Bewußtseinspotentialen angefüllt. Diese Zwischenzustandsformen verstorbener Personen werden „Bardowesen" oder „-formen" genannt. Die Bardoformen besitzen eine energetische Eigendynamik und gelangen nach ihrem vorangegangenen Tode wieder in erotische Erregung. Wenn sich das Bardowesen mit seinem Windpotential der energetischen Ausstrahlungsqualität eines sich gerade liebenden Paares nähert, bewegt sich das entstehende Kind auf die zukünftigen Eltern zu. Dies geschieht allerdings nicht zufällig, sondern bei diesem Annäherungsprozeß werden karmische Deckungsgleichheiten überprüft, um z.B. festzustellen, ob Kind und Eltern kreative Reibungsflächen, sprich: gemeinsame Lernthemen, haben, bei denen eine wechselseitige „Meister-Schüler-Rolle" gelebt werden kann. Auch Kinder können für die Eltern

in bestimmten Lebensphasen zu Lehrmeistern werden. Unser Geist ist recht kreativ im Erstellen von Lernsituationen während unserer zahlreichen Inkarnationen.

Ist trotz biologischer Befruchtung kein Bardowesen im Raum, folgt dieser Befruchtung keine Zellteilung und die befruchtete Eizelle stirbt nach wenigen Tagen ab. Hat das Bardopotential im Augenblick der Annäherung eine stärkere Affinität zum Mann, ergibt sich eine chromosomale XX-Kombination, und das Kind wird ein Mädchen. Erlebt das Bardowesen eine stärkere Anziehung an die zukünftige Mutter, wird es ein Junge. Die Vorliebe für den gegengeschlechtlichen Elternteil, die Sigmund Freud als ödipale Neigung beschreibt, wird nach tantrischer Sicht also bereits während der Zeugung aktiviert. Diese spezifische Sympathie dauert aber nicht für immer, sondern unterliegt der Veränderlichkeit, wie alle emotionalen Phänomene. In ähnlicher Weise beeinflußt das Bardopotential aus unseren vorherigen Inkarnationen, das als Windenergie in uns wirkt, während des ganzen Lebens viele unserer Erfahrungen, Begegnungen, Gewohnheiten, Krankheiten und Freuden und auf physiologischer Ebene alle inneren Prozesse bis zur genetischen Ebene.

Im Sperma des Vaters ist „weiße Tropfenenergie", im Ei der Mutter „rote Tropfenenergie". Diese Energien werden auch als „Essenzen" bezeichnet. Wenn diese beiden Essenzen zusammenkommen, bilden sie eine Kapsel, deren oberer Teil weiß und deren unterer Teil rot ist. Unser Speicherbewußtsein, das zum Zeitpunkt der Empfängnis in den Mutterleib eintritt, befindet sich während dieser Phase auf der subtilsten Ebene der Windenergie. Dieser subtilste Wind und das Speicherbewußtsein in seiner subtilsten Form treten in die elterlichen Keimzellen ein. Dann wird unser Speicherbewußtsein, das auf dieser subtilsten Ebene als „Zustand des Klaren Lichts" bezeichnet wird, langsam immer gröber. Damit dehnt sich der Geist in seiner Lichtnatur über die befruchtete Eizelle aus und wird durch den Kontakt mit den chemischen und biologischen Substanzen im Mutterleib zu einer etwas gröberen Form von Windenergie. Das ist der sogenannte „Lebenserhaltende Wind", die erste Art der eigentlichen fünf Winde. Mit dieser Vergröberung des Geistes beginnt die embryonale Entwicklung und die Entstehung des Zentralkanals. Nach westlicher Embryologie entwickeln sich bereits in einem sehr frühen Stadium die zwei wesentlichen Nervenzentren, Gehirn und Solarplexus. Aus tibetischer Sicht wird das Gehirn durch die weiße Essenz, der Solarplexus durch die rote Essenz entwickelt. Die weiße Energie wird dem Mond zugeordnet, und die rote Energie gilt als Entsprechung zur Sonne, ganz passend zum Begriff „Sonnengeflecht". Während des gesamten embryonalen Entwicklungsvorgangs und auch im späteren Leben bleibt übrigens ein Teil der weißen und der roten Essenz als völlig integrierte Synthese erhalten, als „unzerstörbarer Tropfen" im Zentrum unseres Herzchakras.

Mit der Vergröberung des Windes und unseres Bewußtseins beginnen die Entwicklung des Zentralkanals und dessen Ausdehnung im embryonalen Zellkomplex, die Bildung der Chakras und der 72 000 feineren Kanäle. Dieses subtile Netzwerk ist dann die Basis für die biochemisch-organische Lokalisierung und Reifung aller materiellen Organsysteme, das energetische Raster für die anatomische und morphologische Entwicklung des Embryos. Die Ursache für dieses ganze vorgeburtliche biologische Geschehen ist das Heranreifen von karmischen Eindrücken im Bewußtseinsstrom. Wir werden zu dem Körper, der dem Bewußtseinszustand des vorherigen Lebens entspricht, mit all dessen traumatischen, freudigen, optimistischen und vitalen Inhalten. Wenn man die buddhistischen Texte, die im 4. oder 5. Jahrhundert in Indien verfaßt wurden, mit den wissenschaftlichen Ergebnissen von heute vergleicht, stimmen sie, was die Entwicklungsstufen des Embryos betrifft, fast hundertprozentig überein. Aus buddhistischer Sicht ist das Wunder, daß aus dem Häufchen Zellen ein komplexer und individuell gestalteter menschlicher Körper entstehen kann, aus der Dynamik des sich wiederverkörpernden Bewußtseins zu erklären, speziell durch die Eigendynamik karmischer Eindrücke im Bewußtseinskontinuum. Das Heranreifen von Karma beeinflußt das Bewußtsein, wodurch wiederum die Windenergien gesteuert werden. Die Winde dehnen sich immer weiter im Körper aus und übernehmen die gesamte notwendige Organisations- und Entwicklungsarbeit, um aus dem Embryo einen vollständigen menschlichen Fötus und einen selbständig lebensfähigen Menschen heranzubilden. Die Windenergien könnten sich für die modernen Wissenschaften als ein lang gesuchtes fehlendes Glied in einer Kette von Funktionen erweisen, mit dessen Hilfe der funktionale Zusammenhang von Unterbewußtsein, Bewußtsein, Genen und allen physiologischen Funktionen logisch zu erklären wäre.

KANÄLE UND CHAKRAS

Die Kanäle oder Meridiane, in denen die Winde fließen, sind als hohle Lichtröhren vorzustellen.
Der Zentralkanal verläuft von dem Punkt zwischen den Augenbrauen zuerst innerhalb des Schädels aufwärts bis zur Schädelkrone und dann vor der Wirbelsäule hinunter, durch den ganzen Körper bis zum Sexualorgan. Dieser Zentralkanal ist substanzlos und hat bei jedem Menschen den Durchmesser des kleinen Fingers. Dann gibt es zwei Seitenkanäle, die an der Spitze der Nasenflügel beginnen und sich genau wie der zentrale Kanal zunächst nach oben ziehen und dann parallel zum Zentralkanal nach unten verlaufen. Vier Finger breit unterhalb des Nabels münden beide in den Zentralkanal. Entlang des Zentralkanals gibt es Stellen, an denen andere Kanäle wie die Speichen eines Rades

abzweigen. Das Wort für Rad lautet im Sanskrit „Chakra". Die wichtigste Stelle dieser speichenartigen Verzweigungen befindet sich auf der Höhe der Brust, dort liegt das *Herzchakra.* Es ist nicht identisch mit dem körperlichen Herzorgan. Ein Meditierender stellt sich dieses Herzchakra als Zentrum vor, von dem acht Kanäle ausgehen, die in einem leichten Bogen nach unten verlaufen – etwa wie die Stäbe eines Regenschirms. Diese 8 gabeln sich in 16 und diese wiederum in 32 Kanäle. Sie verzweigen sich immer mehr, werden immer feiner und durchziehen den ganzen Körper. Die Kanäle, die von den einzelnen Zentren ausgehen, verbinden sich innerhalb des gesamten Körpers und ergeben ein großes Netz.

Das *Nabelchakra* befindet sich ungefähr auf Höhe des Nabels. Seine Verzweigungen sind mehr nach oben gebogen.

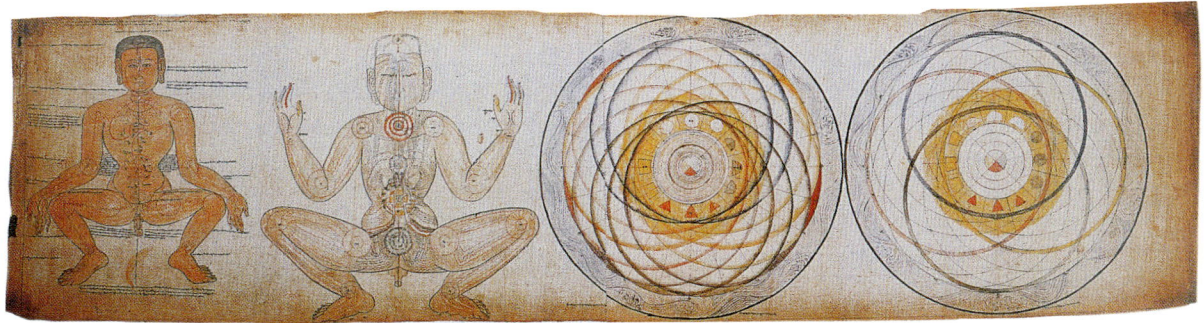

Mikro- und Makrokosmos: energetische Wechselwirkungen der kosmischen Planetenbahnen zu inneren Kanälen und Chakras (tibetisches Thanka, 7. Jahrhundert)

Das *Geheime Chakra* befindet sich am Ende der Wirbelsäule genau an dem Punkt, wo der Zentralkanal nach vorne kommt, um in das Sexualorgan einzumünden. Dessen Verzweigungen biegen sich nach unten.
An der Kehle befindet sich das *Kehlchakra.* Seine zahlreichen Speichen sind nach oben gebogen.
Über die exakte Lage des noch weiter oben liegenden *Schädelchakras* gibt es verschiedene Beschreibungen, aber es liegt knapp über dem Gehirn, in der Mitte des Kopfes und besitzt 32 nach unten gebogene Verzweigungen. (Es gibt innerhalb der östlichen Traditionen verschiedene Chakrasysteme, mit unterschiedlichen Schwerpunkten. Deren Differenzen sind ähnlich zu verstehen wie die von verschiedenen Landkarten, die zwar dasselbe Gebiet darstellen, aber jeweils unterschiedliche Aspekte des Terrains, wie Flußläufe, Straßen oder Aussichtspunkte, besonders hervorheben. Je nach dem Zweck der Reise werden unterschiedliche Karten benutzt.) Betrachten wir einmal das gesamte System: den Zentralkanal mit seinen beiden Seitenkanälen rechts und links; die Chakras, von denen zahlreiche Verzweigungen abgehen, und schließlich das Netz aus 72 000 feinsten Kanälen, das unseren gesamten Körper durchzieht, analog zu den Kapillaren des

Blutgefäßsystems und den feinsten Verzweigungen aller Nervenfasern.

Wir finden ein vollständig vernetztes und weit verzweigtes Kommunikationssystem auf unterschiedlich differenzierten Ebenen:

Materiell:	Blutkreislauf
Elektrisch/chemisch:	Nervensystem
Lichtartig/geistig:	Kanäle, Chakras, Winde

In den Kanälen bewegen sich die Energien in Form von Tropfen und Winden. Diese Tropfen kann man sich etwa so vorstellen: Wenn man etwas Kaltes aus dem Kühlschrank holt und eine Zeitlang stehen läßt, so kondensiert Wasser auf der Oberfläche. Ähnlich wie diese kondensierten Tröpfchen auf einem kalten Objekt reihen sich die Tropfen auf den Innenseiten der Kanäle an. Die Tropfen werden in zwei Farben unterschieden: Tropfen in weißer Erscheinung, die man vom Vater erhalten hat, und rote Tropfen, die von der Mutter stammen.

Obwohl die weißen und die roten Tropfen den ganzen Körper beeinflussen, befindet sich die weiße Tropfenenergie hauptsächlich im Schädelchakra und die rote Tropfenenergie mehr im Geheimen und teilweise im Nabelchakra. Sie stellen unsere Polarität dar, die Ursache für unsere dualistischen Wahrnehmungen.

Die zweite Art subtiler Energie in den Kanälen ist die Windenergie, tibetisch *lung*. Winde sind die subtilen Energien, die innerhalb dieser Kanäle wehen und fließen. Es gibt fünf Windqualitäten:

Lebenserhaltender Wind	im Scheitelchakra
Aufsteigender Wind	im Kehlchakra
Durchdringender Wind	im Herzchakra
Wärmender Wind	im Solarplexus/Nabelchakra
Absteigender Wind	im Geheimen Chakra

Viele Krankheiten wie diffuse Kopfschmerzen, Depressionen, Angstzustände etc., deren Ursachen durch die westliche Schulmedizin manchmal schwer zu diagnostizieren sind, haben ihre Ursachen in Störungen dieser Winde. Diese Windenergien sind nämlich genauso an der Steuerung unserer physiologischen Funktionen beteiligt wie das Nervensystem.

Die Windenergien unseres Bewußtseins sind die direkten Auftraggeber an unser Gehirn und Nervensystem. Im täglichen Leben können wir die Wirkung gestörter Winde unmittelbar beobachten.

Wenn uns z. B. die Angst die Kehle zuschnürt, dann hat das Bewußtsein einen störenden Einfluß auf die korrekte Funktion des Windes im Herzchakra. Versagt während eines öffentlichen Vortrages aus Angst die Stimme, sie flattert plötzlich, klingt kratzend und man verspürt ein Flattern in der Kehle, so ist das ein Problem des nach oben gerichteten Windes im Kehlchakra.

Natürlich erleben wir auch die ungestörte normale Funktionsweise der Winde ganz direkt. Wenn wir uns glücklich fühlen, dann haben wir eine kräftigere und angenehmere Stimme und fangen vielleicht sogar an zu singen. Möglicherweise haben wir gleichzeitig eine ganz andere, überzeugendere Ausstrahlung.

Der aktuelle Zustand unseres Seins und Bewußtseins ist sofort an der Funktionsweise unserer Winde erkennbar, die sich in positiven wie negativen psychischen und organischen Symptomen offenbaren.

Der feinstoffliche Körper unterliegt auch dem Einfluß der Planeten. Er pulsiert im Tages- und Monatsrhythmus. Anteile der roten und weißen Tropfen vermischen sich zu einer einheitlichen Qualität, die sich mit der Windenergie und dem Blut durch den ganzen Körper bewegt, ohne sich mit letzterem zu verbinden. Sie bewegt sich punktförmig mit jedem Atemzug fort. Sie bewegt sich und verharrt wieder, sie pulsiert durch unseren Körper.

Der tibetische Astrologe kann feststellen, wo sie sich aufhält und wohin sie sich in einem gegebenen Zeitraum bewegt.

Die Inhalte unseres Speicherbewußtseins und dessen Energien bestimmen also die Qualität und Gestalt unseres Lebens wesentlich mit. Westliche Psychologen, die das Unterbewußtsein erforscht haben, werden dem zustimmen. Hier muß natürlich daran erinnert werden, daß wir die Inhalte unseres Speicherbewußtseins selber gestalten. Sogar schwierige Erfahrungen können je nach Einstellung, Interpretation und Verarbeitung letztlich sehr positive Wirkungen haben.

Wir haben aus tibetischer Sicht selbst die Ursachen dafür geschaffen, in welchem politischen System, welcher Klimazone, welchem Elternhaus und sozialem Umfeld wir inkarniert sind. Die Ursachen dafür haben bereits im Zwischenzustand, im Bardo, existiert. Erst aus diesem Zwischenzustand heraus sind wir in den Mutterleib eingegangen. Unsere Bardonatur bewegt sich im Nachtodzustand auf der subtilsten Windenergie und kann somit buchstäblich in „Windeseile" den Kontinent zur nächsten Inkarnation verlassen, in einem ganz anderen Kulturkreis und natürlich auch im anderen Geschlecht inkarnieren.

Denn die Buddhanatur ist weder männlich noch weiblich, sie hat beide Polaritäten integriert, und wir können letztendlich selbst bestimmen – wenn wir unser Bewußtsein darin üben –, in welcher geschlechtlichen Polarität wir das nächste Leben erfahren wollen.

Als ich 1995 dem Dalai Lama die Frage stellte, ob er sich vorstellen könne, auch als Frau zu inkarnieren, war seine schlichte Antwort: „Why not?!" (Warum nicht?)

Als Lama Yeshe Rinpoche sich 1984 während eines Spanienaufenthaltes von seiner Gastgeberfamilie mit dem Satz verabschiedete: „Wir werden uns bald wiedersehen", verstanden alle Anwesenden dies als eine Zusage für einen weiteren Besuch im nächsten Jahr. Lama Yeshe verstarb jedoch wenige Monate später.

Die Frau der spanischen Gastgeberfamilie, Maria Torres (sie und ihr Mann waren schon seit Jahren überzeugte Buddhisten), wurde schwanger und gebar in Granada 1985, elf Monate nach Rinpoches Tod, einen Sohn.

Als der Vater Paco den ersten Blick auf seinen Sohn warf, sagte er voller Ehrfurcht: „Er ist so gelassen, sein Gesicht strahlt so hell."

Er gab ihm spontan den Namen Ösel, was auf Tibetisch „Klares Licht" heißt.

Ein Jahr später wurde dieses spanische Kind vom 14. Dalai Lama persönlich als die bewußte Wiedergeburt des verstorbenen Lama Yeshe Rinpoche erkannt.

Während sich im Augenblick der Empfängnis alles gegenseitig durchdringt und verbindet, um das Leben zu erschaffen, so beginnt der Sterbeprozeß damit, daß das Bewußtsein der fünf Sinne schwindet, weil sich die ihm zugrundeliegenden Fünf Elemente sukzessive voneinander trennen. Ihre Integrationskräfte verlieren an Wirkung, und somit halten die Moleküle auf der materiellen Ebene nicht mehr zusammen.

Aus der Sicht der Lehre der Fünf Elemente bedeutet dies: Wenn die Kraft der Erde sich vom Wasser trennt, werden die Erscheinungsformen nicht mehr klar wahrgenommen. Aufgrund der Auflösung des Wassers im Feuer werden die neun Körperöffnungen trocken, und durch die Trennung des Feuers von der Luft geht die Körperwärme zurück. Mit der Auflösung der Luft im Raumelement hört schließlich die Atmung auf. Aufgrund der schwächer werdenden Sehkraft werden

Formen nicht mehr klar wahrgenommen. Sie münden in den Gehörsinn ein, der seinerseits aufgrund der Verschlechterung des Gehörs im Geruch aufgeht. Dieser löst sich im Geschmack auf, der sich letztendlich im Tastsinn auflöst.

Zum Schluß spürt man gar nichts mehr.

Der Körper zerfällt und verwest. Lediglich das Speicherbewußtsein und der dazugehörige lebenserhaltende Wind verbleiben. Nachdem sich alles im Raum aufgelöst hat, verläßt das Bewußtsein den Körper, um an einem anderen Ort wiedergeboren zu werden. Die über das ganze Leben hinweg angesammelten Erfahrungswerte wurden energetisch bzw. materiell/molekular in allen Körperzellen abgelagert.

Die Lichtnatur des roten und des weißen Lichttropfens hat all diese Lebensinformationen gespeichert und zieht sich, völlig sublim geworden, mit ihrer gespeicherten Essenz, der Quintessenz der individuell gestalteten Fünf-Elemente-Natur, über den Zentralkanal wieder ins Herzzentrum zurück.

Während das weiße Licht vom Scheitel ins Herzzentrum hinuntergeht, erlebt der Sterbende ein fahles Licht wie das des aufgehenden Mondes. Danach zeigt sich dem Sterbenden eine rötliche Erscheinung, resultierend aus dem Emporsteigen des roten Tropfens vom Nabel ins Herzchakra. Nun umschließen der weiße und rote Tropfen das unzerstörbare Tigle (feinstofflicher Energietropfen) im Herzen vollständig, der Sterbende erlebt dies als völlige Dunkelheit.

Sobald die Integration dieser Lichtverschmelzung nach wenigen Minuten abgeschlossen ist, folgt dieser Dunkelheit ein leuchtendes, strahlend klares Licht, das Klare Licht des Todes.

Der Sterbende kann es sowohl angenehm als auch wegen seiner gleißenden Strahlkraft als störend empfinden und den Wunsch entwickeln, sich davon abzuwenden.

Die wichtigste Aufgabe für die intensiv praktizierte Sterbebegleitung in der tibetischen Gesellschaft besteht in der Beobachtung und mentalen Begleitung dieser Vorgänge durch sehende und geschulte Lamas, häufig unter Zuhilfenahme des Tibetischen Totenbuches.

Nach dem Aufscheinen des Klaren Lichts des Todes, das noch nicht identisch ist mit dem Effektiven Klaren Licht der Erleuchtung, verlassen das Speicherbewußtsein und der ihm als Träger dienende subtile Wind des Verstorbenen den Körper durch eine der Körperöffnungen und gelangen in den Zwischenzustand, den Bardo, zwischen vergangener und zukünftiger Inkarnation.

Eine für Sterbebegleitung geschulte Person hat gelernt, diesen sublimen Wind wahrzunehmen und zu begleiten. Die jeweilige Austrittsstelle des subtilen Windes hat eine wesentliche Wirkung auf die Qualität der Nachtoderfahrung.

Im Moment des Todes befindet sich jedes Individuum, unabhängig vom Kulturkreis, in dem es gelebt hat, für kurze Zeit im Zustand des Klaren Lichts, wird jedoch vom eigenen Karma unter Umständen gezwungen, diesen Zustand wieder zu verlassen und nach einer neuen Existenz zu suchen.

Nach buddhistischer Auffassung erfolgen die Nachtoderfahrung und die Wiedergeburt unter dem Einfluß aller in früheren und im letzten Leben angesammelten Erfahrungen oder „Impulse", die als der „Wind des Karmas" umschrieben werden.

Gemeint ist die wirksame Gesamtheit aller karmischen Kräfte und Informationen. Dieser Wind des Karmas bringt nach Eintritt des Todes die nächste Wiedergeburt in Gang. Ein Zyklus, der erst dann aufhört, wenn alle inneren Winde durch tiefgründiges Erkennen zur Ruhe gekommen sind.

Die eigentliche Natur unseres Bewußtseins ist klar, ruhig und unbewegt wie ein Glas Wasser. Das Wasser fängt nur dann an, sich zu bewegen, wenn die äußeren Umstände dafür sorgen, daß das Wasser in Bewegung gerät; von seiner eigenen Natur her bliebe es unbewegt. In ähnlicher Weise ist die Natur unseres Bewußtseins klar und ruhig, aber momentan ist es von den störenden Einflüssen von Unbewußtheit, Gier und Haß stark geprägt.
Es ist eines der Hauptziele tantrischer Meditationen, das Bewußtsein und die Winde im Zentralkanal zu sammeln und dann dort bewußt zu „reisen", um die Tropfenenergien an den Innenseiten der Kanalwände zu lockern. Dadurch erfährt man im gesamten Körper ein angehobenes Gefühl von Entspanntheit, Leichtigkeit, Freude und intensivstem Glück. Eine Übersetzung des Begriffs Nirvana lautet:

„das Erlöschen der Winde".

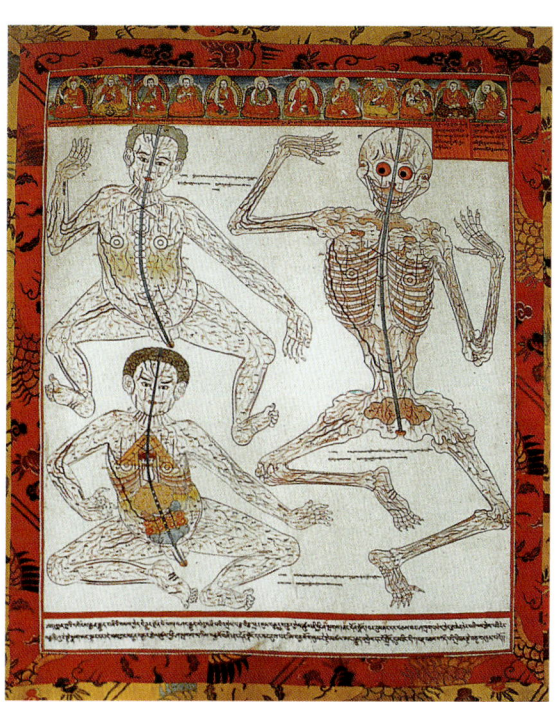

Medizinthanka: innere Energiekanäle

DIE FÜNF ELEMENTE UND DAS BEWUSSTSEIN

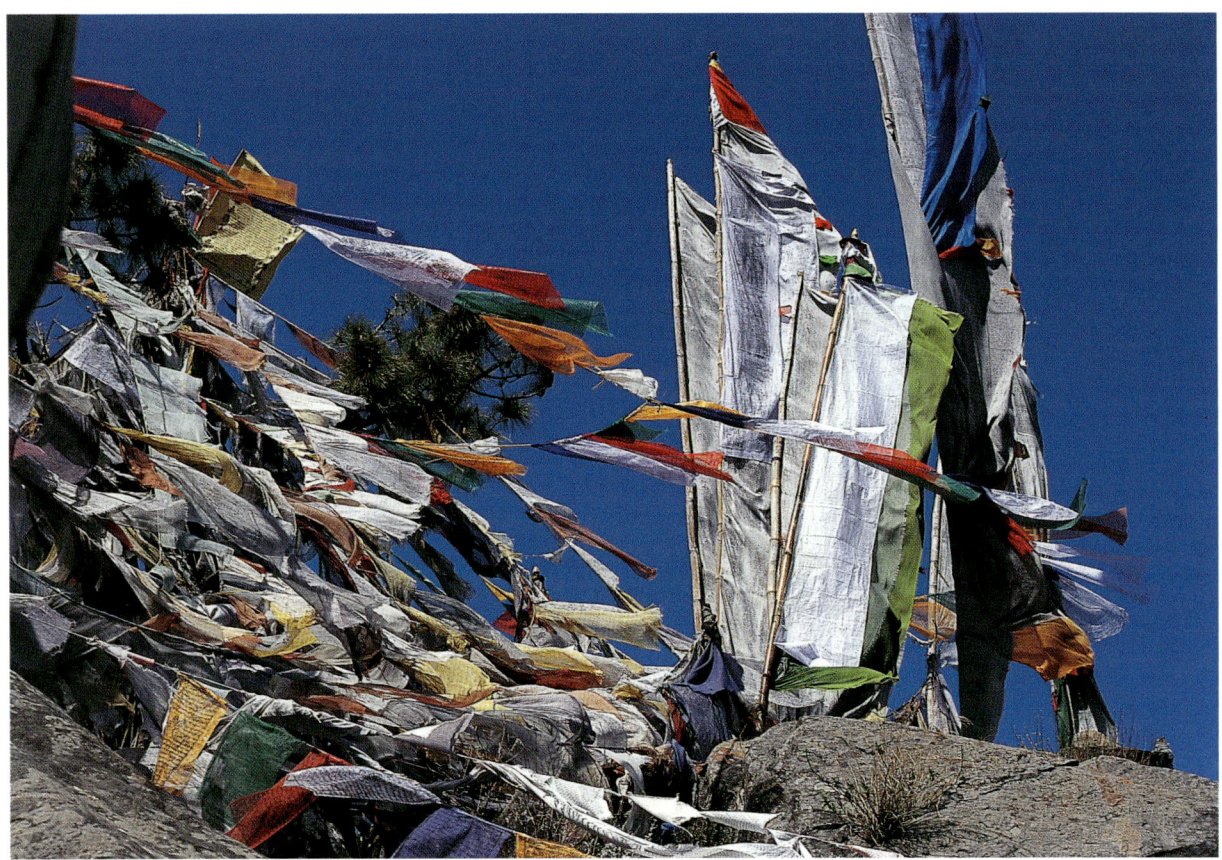

Weiß, Blau, Rot, Grün und Gelb. Überall, wo Tibeter auf der Welt leben, sehen wir ihre Wohnungen in diesen fünf Farben gestaltet. Teppiche, Möbel, Wände, Fassaden und Innenausstattung der Klöster und Tempel weisen diese leuchtenden Regenbogenfarben auf. An den Hauseingängen bilden häufig handgenähte Türbehänge die traditionellen Glückssymbole wie Lotus und Endlosknoten in den fünf Regenbogenfarben ab. In hochgelegenen Bergregionen und auf Paßhöhen flattern oft meterlange, farbige Gebetsfahnen, die mit Mantren und anderen tibetischen Texten bedruckt sind. Sie rufen zur gewaltfreien Kommunikation innerhalb der Weltgemeinschaft auf und richten sich an alle fühlenden Wesen in allen Daseinsbereichen im Kosmos. Nach der symbolischen Kosmologie des Kalachakra-Tantra, das durch den Inder Kalachakrapada, den „Meister des Zeitenrades", 1027 n. Chr. nach Tibet gebracht wurde, sind unser Universum und unser Sonnensystem aus dem „Licht" und dem „Wind" von Lebewesen entstanden, die vorher bereits ein anderes, älteres Universum bewohnt haben, das vor vielen Milliarden Jahren verschwunden ist. „Licht" ist eine weltweit verbreitete Metapher für das Bewußtsein, „Wind" wird selbst von modernen Hypnosetherapeuten als Symbol für unsichtbare Kraft verwendet. Danach ist unser Universum eine Schöpfung der unsichtbaren Bewußtseinskräfte uralter Lebewesen. Aus deren Licht und Wind also entstand eine kosmische Wolke, aus der unser jetziges Universum geboren wurde.

Für jeden erkennbar, besteht das gesamte materielle Universum aus festen, flüssigen, gasförmigen und energetischen Erscheinungen, und so entwickelte sich in allen frühen Kulturen ein Weltmodell, nach dem die materielle Wirklichkeit aus den Elementen Erde, Wasser, Luft und Feuer besteht, in einigen Kulturen kam ein fünftes Element hinzu, das im tibetischen Buddhismus als „Raum" bezeichnet wird.Eine gemeinsame Grundannahme der frühen Weltbilder lautet, daß diese vier bzw. fünf Elemente in Form von kosmischen Energieprinzipien Mikro- und Makrokosmos verbinden.

Die traditionellen Weisheitslehren stimmen also deshalb weltweit überein, weil alle frühen Naturforscher dieselben Beobachtungen zur Grundlage ihrer Systeme gemacht haben.

Der Unterschied zur Moderne liegt darin, daß damals auch Intuitionen, Träume und Visionen noch als legitime Mittel der Erkenntnis gegolten haben und dadurch auch „innere" und „unsichtbare Gesetze" wahrgenommen wurden, die das Leben der Menschen und aller anderen Lebewesen bestimmen. Da frühere Kulturen auch das Subjektive als etwas Wirkliches erlebten, erkannten sie das Subjektive als Teil der Wirklichkeit. Die für die wissenschaftliche Moderne typische Trennung zwischen subjektiv und objektiv, die im naturwissenschaftlichen Forschungsbereich als notwendige Erkenntnisvoraussetzung gilt, war nicht üblich. Immerhin formulierten bereits die indischen Rishis, daß das gesamte Universum aus winzigen Energiepartikeln besteht, die bewußtseinsfähig sind.

Die frühen Gelehrten drückten ihre Erkenntnisse durch Symbole aus. Symbolsprachen machen sich die Kraft und die Tiefenwirkung von Bildern zunutze.
Sie überschreiten die konventionellen Grenzen der Wortsprache und richten sich gleichzeitig an unsere rationalen und emotionalen Erkenntnismöglichkeiten.

Vor über 4 000 Jahren stellte das tibetische Volk die Fünf Elemente durch die Symboltiere Tiger, Löwe, Adler, Drache und Pferd dar.

Die tibetische Philosophie der Fünf Elemente ist ein Denksystem, das aus Analogien besteht, und erklärt alle makrokosmischen und mikrokosmischen Phänomene nach demselben Entstehungsprinzip.
Alle anorganischen wie organischen Erscheinungen im Sonnensystem und im ganzen Universum entstehen durch die energetischen Impulse der Fünf Elemente Raum, Wasser, Feuer, Luft und Erde. Diese Fünf Elemente darf man sich aber nicht nur als die sichtbaren Naturphänomene Erde, Wasser etc. vorstellen und auch nicht nur als die Aggregatzustände fest, flüssig, gasförmig und energetisch, sondern als die grundlegenden Impulsenergien für alle physikalischen, chemischen, biologischen, geistigen und seelischen Prozesse im Universum.

Wenn wir z.B. vom Element Erde sprechen, ist damit nicht nur ein Planet oder eine Handvoll Blumenerde gemeint. Vielmehr geht es darum, sich in den feucht-warmen, fruchtbaren, nährenden Humus einzufühlen, in dem der Same keimt, wächst und gedeiht; in den Uterus, in dem der Fötus sich entwickelt; in die Organe und das Zellplasma, in denen die Nahrungsmittel und Getränke chemisch umgewandelt und zu nährender Energie werden. Auch in der lateinischen Sprache findet sich in der Sprachwurzel von Materie, nämlich in *mater*, deutsch „Mutter", ein Hinweis auf diesen archetypischen Zusammenhang, und viele Kulturen sprechen von „Mutter Erde". In allem, was in gewisser Weise an eine Mutter erinnert, in allem, was andere schützt, ernährt und bedingungslos liebt, läßt sich nach tibetischer Elementenlehre das Erdelement erkennen.

ERDE	liefert die zum Werden notwendige Substanz.
WASSER	bewirkt Zusammenhalt und Austausch.
FEUER	sorgt mit seiner Hitzequalität für alle Reifungsvorgänge.
LUFT	fördert Beweglichkeit und Umwandlungsprozesse.
RAUM	stellt das für die Entwicklung jeder Materie erforderliche offene Feld zur Verfügung.

All dies ist symbolisch, aber auch ganz praktisch zu verstehen. Das Wasser z.B. bewirkt Kohäsion, d.h., es hält die Verbindung mehrerer Materialien zusammen: Mehl wird durch Wasser zu Teig. Unser Körper besteht zu knapp 70 Prozent aus Wasser, es ist in allen Gewebs- und Zellstrukturen vorhanden und stellt einen gewissen Zusammenhalt sicher. Auf seelischer und geistiger Ebene sorgt das Wasser, das die Qualitäten dicht, weich, schwer und kühl besitzt, für einen ausgeglichenen und ruhigen Geist, folgerichtige Ideen und friedvolle, gutmütige, gelassene Gefühle.

Zuviel Wasser kann zu körperlicher und geistiger Trägheit und über Abgestumpftheit bis zur Depression führen.

Die Wirkungsweise dieser Fünf Elemente ist immer ganzheitlich integrativ, nicht trennend oder ausschließend zu denken. In jedem Element sind auch die anderen mit enthalten. Konkret: Wasser beinhaltet, wenn auch in geringeren Anteilen, gleichzeitig die anderen Elemente. Auch das klarste Wasser weist noch mikroskopisch kleine Spuren von Erde, also das Erdelement auf, die unterschiedlichen Temperaturen von Wasser ergeben sich durch die spezifischen Feueranteile. Die entsprechenden Luft- und Raumanteile in einem Glas Wasser sind in den Gasanteilen des jeweiligen Wassers enthalten.

Außerdem arbeiten alle Fünf Elemente trotz ihrer unterschiedlichen und gegensätzlichen Qualitäten aufgrund von Kombinationen und Wandlungen zusammen. Wasser ist im festen Zustand Eis und gilt als Manifestation des Prinzips Erde. Das Element Feuer bringt das Eis zum Schmelzen, so daß es erneut in seinem ursprünglichen Zustand Wasser erscheint. Dieses kann sich in Dampf verwandeln, wodurch das Wirkungsprinzip des Luftelements aktiv wird. Der Dampf verteilt sich im Raum, von wo er durch Abkühlung und Kondensation als Wasser wieder auf die Erde zurückfällt. Im Verlauf aufeinanderfolgender Wandlungen äußern sich so alle Fünf Elemente durch die Veränderungen innerhalb von einer Substanz.

DIE FUNKTIONEN DER FÜNF ELEMENTE

	Qualitäten	Wirkung
ERDE	schwer, fest, beständig, stumpf, süß, zufriedenstellend, trocken	hart, kompakt, harmonisiert Luft
WASSER	flüssig, kalt, schwer, feucht, beweglich, anpassungsfähig, zufriedenstellend, lindernd	kompakt, homogen, harmonisiert Feuer
FEUER	heiß, scharf, trocken, hell, rauh, beweglich	wärmt, fördert Reifung, harmonisiert Erde und Wasser
LUFT	beweglich, leicht, hell, kalt, trocken	durchdringend, verteilend harmonisiert Erde, Wasser und Feuer
RAUM	hat keine eigenen Eigenschaften, da er zu allen Elementen gehört. Alle genannten Eigenschaften treffen auf ihn zu. Er ist offen und leer und somit die Bühne für die Entwicklung aller Formen des Lebens.	

Die sehr differenziert wirkenden Qualitäten der Fünf Elemente bringen komplexe Organsysteme wie das Nervensystem, den Blutkreislauf, das Gehirn und die Sinnesorgane hervor und steuern diese auch. Die Fünf Elemente stellen keine Unterteilung der chemischen Materie dar, wie z.B. Sauerstoff, Fette, Proteine, Vitamine oder Hormone. Vielmehr sind sie in allen Stoffen oder besser, in allen Molekülen, enthalten, aus denen sich die sichtbare und die unsichtbare Welt zusammensetzt. Die Elementenlehre wird auch auf andere Ebenen übertragen.

So wird auch die Natur unserer Persönlichkeit als eine dynamische Ausdrucksform dieser Fünf Elemente verstanden. Dabei gilt, daß wo immer etwas geschieht, alle Fünf Elemente beteiligt sind; nie ist ein Element oder sind gar mehrere ausgeschlossen.

Eine Pflanze besteht aus nichtpflanzlichen Teilen. Diese sind Sonnenlicht, Erde, Wasser, Zeit und Raum; alles im Kosmos wirkt zusammen, um eine Pflanze hervorzubringen. Diese unbegrenzten Bedingungen könnte man als die Nicht-Pflanze-Elemente der Pflanze bezeichnen. Die Natur der Dinge nur aus dem Blickwinkel der Biochemie als Kombination von Molekularstrukturen zu betrachten mag in sich konsequent und stimmig sein, bedeutet aber auch, die übrigen Aspekte, Werte und Möglichkeiten außer acht zu lassen.

Die konsequent strengen fachwissenschaftlichen Sichtweisen erweisen sich im Detail ihres Fachbereichs zumeist als richtig.

Nur bestehen Naturvorgänge und auch der Mensch nicht nur aus den Aspekten, die von einer einzelnen Fachwissenschaft untersucht werden.

Zum Beispiel muß man, um einen einzelnen Knochen auch nur auf der materiellen Ebene vollständig zu beschreiben, Kenntnisse aus Biologie, Chemie und Physik kombinieren. Die tibetische Elementenlehre wird wissenschaftliche Kenntnisse sicherlich nicht ersetzen können. Aber sie demonstriert erstens, daß ganzheitliche Denkmodelle bereits möglich waren, bevor es die Wissenschaften modernen Maßstabs gab, warum also nicht auch heute? (Die heutigen Wissenschaftler werden vermutlich kaum behaupten wollen, sie wären unfähig, in größeren Zusammenhängen zu denken.)
Zweitens demonstriert dieses „vertikale" Weltbild, das aus Entsprechungen auf mehreren Ebenen besteht, in Bereichen, wo mehrere Ebenen interagieren, also z. B. bei psychosomatischen Störungen, besondere Stärken und empirisch überprüfbare Erfolge. Die ganzheitlichen Modelle auch anderer Kulturen setzen natürlich voraus, daß die Dinge auch im Zusammenhang betrachtet werden.

Stellen Sie sich einmal vor, Sie hätten all ihre sinnliche Wahrnehmungsfähigkeit und die Fähigkeit zu denken, aber keinerlei Wissen, keinerlei Information oder Kenntnisse.
(Vielleicht anfangs nicht ganz leicht und fast eine Art Zen-Rätsel: „Denken Sie das Undenkbare.")

Notfalls tun Sie einfach so, als ob. Wenn Sie in diesem Zustand die Natur betrachten und einfach nur hinschauen, werden Sie unmittelbar feststellen, daß Zeit, Licht, Raum, Luft, Wasser, Erde und Pflanze ein einziger Zusammenhang sind. Natürlich läßt sich dieser Zusammenhang dann auch im einzelnen wissenschaftlich überprüfen und nachweisen.

Die Aktivität der Pflanzen (Photosynthese) verwandeln Kohlendioxid und Wasser mittels Sonnenlicht und Chlorophyll zu Sauerstoff und Kohlehydraten.
Damit wird ein atmosphärisches Gleichgewicht aufrechterhalten, das folgendes gewährleistet:

• das für tierische Organismen überlebensnotwendige Gasgemisch,
• die Versorgung mit „eßbarem biologischen Treibstoff",
• ein reibungslos funktionierendes Austausch- und Schutzorgan zwischen Planet Erde und Weltraum, die Atmosphäre.

Wo die Pflanzenwelt gestört oder zerstört wird, werden alle genannten Abläufe und Funktionen gestört oder zerstört.

Die Qualität von Luft, Klima, Boden, Sonnenlicht und Wasserkreislauf, selbst unsere Beziehung zum Weltraum (Treibhauseffekt, verstärkte UV-Strahlung) verändert sich.

Pflanzen dokumentieren die Zeitqualität. Denken Sie an die Jahresringe, die die Klimaschwankungen von Jahrzehnten und Jahrhunderten nachzeichnen. Boden- und Wasserqualität und Pflanzenwachstum beeinflussen sich permanent gegenseitig etc.

Wenn wir meditieren, können wir das Sonnenlicht und die Zeit in der Pflanze erkennen.
Was wir auch betrachten, letztendlich werden wir überall die absolute Verbundenheit aller Dinge erkennen.

Man könnte zum Spaß folgende Formel aufstellen:

wache Aufmerksamkeit
plus sinnliche Erfahrung
minus „Wissen"
gleich meditative Betrachtung.

Natürlich muß man das Wissen eigentlich nicht wirklich beiseite lassen, schwierig wird es erst dann, wenn man glaubt, auf Bewußtheit und unmittelbare Wahrnehmung verzichten zu können, weil man ja schließlich „schon weiß". Hier liegt der wesentliche Unterschied zwischen ganzheitlicher und linearer Denkweise. Es gibt erfreulicherweise auch Wissenschaftler mit ganzheitlicher Sichtweise, wie Fritjof Capra, der einen indischen Tantriker zitiert, der bereits vor vielen Jahrhunderten formulierte:
„Dinge leiten ihre Natur und ihr Sein von gegenseitiger Abhängigkeit her und sind nichts in sich selbst." Oder B. Nicolescu, der sinngemäß schreibt:
Ein Teilchen (Elektron oder Quark) existiert, weil alle anderen Teilchen des gesamten Universums gleichzeitig existieren.

Leider neigen immer noch zu viele Wissenschaftler dazu, sich am überholten Newtonschen Weltbild zu orientieren, das alle Vorgänge als lineare, monokausale Prozesse versteht. Das ist eine der Gründe, weshalb die westliche Wissenschaft oft vor so vielen selbsterschaffenen und unlösbaren Problemen steht.

Unsere moderne (vermutlich vollkommen veraltete) Technologie beruht nämlich nicht auf der Kenntnis komplexer Systeme, aber, und das ist der entscheidende Punkt: Sie wirkt auf komplexe Systeme, und zwar machtvoll, plump und zerstörerisch. Und leider, so scheint es, machen uns erst die Störung und Zerstörung der ganzheitlichen Systeme deren vitale Bedeutung

auch für unser Überleben auf breiter Ebene schmerzhaft bewußt.
Dies betrifft immer komplexere Umweltprobleme genauso wie das Artensterben oder auch schwierig zu behandelnde Zivilisationskrankheiten mit komplexen Ursachen, wie Krebs, MS, Allergien, Asthma und Rheuma.

Der wissenschaftlich-technische Zugriff auf eines der wichtigsten Systeme, nämlich die Gentechnologie und deren mögliche Fehlentwicklungen, löst verständlicherweise Angst aus. Der wissenschaftlich-technische Materialismus zeigt sich nämlich unfähig, die negativen Folgen seiner eigenen Aktivitäten zu beseitigen. Die Opfer von Tschernobyl und anderen atomaren Verstrahlungen sind, soweit noch am Leben, unheilbar krank. Atommüll gibt seine gefährliche Strahlung noch Zehntausende von Jahren ab.

Nach Meinung des Evolutionsbiologen Edward O. Wilson führt die westliche Zivilisation dazu, daß täglich 72 biologische Arten aussterben. Die Löcher in der Ozonschicht sind seit ihrer Entdeckung, soweit bekannt, auch nicht kleiner geworden. Sowohl die Atomstruktur als auch die Erdatmosphäre sind Ganzheitsstrukturen von absoluter Bedeutung, tantrisch gesehen also Mandalas von unersetzbarem Wert. Die Doppelhelix des genetischen Codes, die in einer doppelten Spirale geordnete Erbinformation, ist selbstverständlich ebenfalls ein Mandala, wobei die Spiralform den evolutionären Charakter dieses Mandalas erkennen läßt.

Es wäre also eigentlich zu erwarten, daß der genetische Code über eigene Potentiale zur Weiterentwicklung verfügt, die vermutlich über weit mehr Intelligenz verfügen, als wir uns überhaupt vorstellen können; vorausgesetzt natürlich, wir nehmen an, daß Intelligenz etwas mit Lebenserfahrung zu tun hat. Der genetische Code höherer Lebewesen existiert und entwickelt sich nämlich ohne unser Zutun bereits seit 700 Millionen Jahren, der wissenschaftlich-technische Materialismus entstand jedoch erst mit der europäischen Renaissance, also vor rund 600 Jahren. Seither hat der westliche Materialismus, sei 's als Kommunismus oder Kapitalismus, sämtliche Kulturen der Welt seinem Einfluß unterworfen und ab Mitte des 20. Jahrhunderts begonnen, die letzte Hochkultur unseres Planeten, das buddhistische Tibet, systematisch zu zerstören.

Sie werden vielleicht einwenden, daß die Chinesen aber Asiaten sind – schon, aber ihre Ideologie und militärische Technologie zum Zeitpunkt der Invasion waren europäischen Ursprungs. Der wissenschaftlich-technische Materialismus ist in doppeltem Sinne die derzeit einzige Weltreligion. Er schafft aber neben all seinen destruktiven Folgen und vielen brillanten positiven Leistungen auch eine Chance mit undenkbar großen Möglichkeiten.

Nehmen wir als gute Tantriker einmal an, daß es sich lohnt, das Mandala als Denkmodell probeweise auf alle Verhältnisse anzuwenden, dann müssen wir schlußfolgern, daß die westliche technische Zivilisation im Mandala der Weltkulturen auch eine ganz wesentliche positive Funktion haben muß, und die hat sie auch. Durch ihre Kommunikations-technologie hat sie nämlich eine Situation geschaffen, in der alle menschlichen Kulturen miteinander in Verbindung treten können.

Und die vollständige Vernetzung aller Elemente eines Mandalas ist natürlich die wesentliche Voraussetzung und auch die wirkliche Chance für einen Qualitätssprung im Ganzen. Es kann zu einer Synthese der wertvollsten Möglichkeiten aller Weltkulturen kommen, wenn wir es nur wirklich wollen. Eine intelligente Verbindung von westlichen und östlichen Erkenntnisformen könnte Möglichkeiten eröffnen, die unsere zeitgenössischen Phantasien in den Schatten stellen werden.

Die Tibetische Medizin beschäftigt sich immer mit dem ganzen Menschen, mit seiner vielfältigen und umfassenden Wesensstruktur als Ganzem. Dazu zählt auch die astrologische Dimension.

Sie trennt die psychosomatische nicht von den mentalen Funktionsebenen unserer Persönlichkeit. Schließlich machen diese drei Systeme und deren Interaktion unsere Wesenheit aus und sind lediglich unterschiedliche Ausdrucksformen derselben Energieprinzipien, nämlich der Fünf Elemente. Die Ursache einer körperlichen Erkrankung, wie z. B. eine Blasenentzündung, liegt z. B. oft auch im emotionalen Bereich des Erkrankten. Hier wird die Frage lauten: Wie angespannt und ängstlich erregt denkt, plant, spricht und handelt der Patient? Nur nach dem Infektionserreger zu suchen gilt als allzu einseitige Vorgehensweise. Wirkliches Heilen kann so nicht gelingen.
Die Fünf Elemente schaffen mit ihrer Neigung zu disharmonischer Kombinationsfreudigkeit leicht über 70 000 unterschiedliche Komplexitäten, die zu psychischen Problemen führen können und sich dann letztlich als somatische Krankheiten zeigen.
Die Fünf Elemente sind in jedem Menschen vorhanden und direkt mit seiner Fähigkeit, die äußere Umgebung wahrzunehmen, verbunden. Da alle Aspekte des Universums in feinstofflicher Form auch im Körper des Menschen vorkommen, fällt dem Menschen eine hohe Verantwortung zu.

Wenn jede Veränderung in der Umgebung (Jahreszeiten, Klima, Tages- und Nachtrhythmen, Lärmpegel etc.) den Körper beeinflußt, dann können umgekehrt auch Psyche und Bewußtsein des Menschen ihn selbst und seine gesamte Umgebung beeinflussen.

Diese Sicht des Zusammenwirkens aller Naturphänomene sollte nicht als „ideologische Bedrohung aus dem Osten" verstanden werden. Denn nur östlich ist diese Sichtweise ohnehin nicht, sie ist im Osten nur länger bewahrt worden. Die westlichen Ganzheitssysteme sind seit Beginn der europäischen Renaissance zunehmend in Vergessenheit geraten und wurden nur noch von einzelnen Individuen und kleineren Gruppen ohne offizielle Unterstützung weiterentwickelt. Daß in Tibet kontinuierlich mehrere Jahrtausende an Erfahrung mit holistischen Systemen gesammelt und bewahrt wurde, ist ein großes Glück für uns alle. Diese harmonischen Wissenschaften – die Tibetische Medizin entstand als Synthese aus indischem Ayurveda und Tantra, chinesischer Heilkunde, westasiatischer Astrologie und dem Wissen der Bön-Schamanen – sind es sehr wohl wert, im Westen erprobt und in unsere Erkenntnisse integriert zu werden.

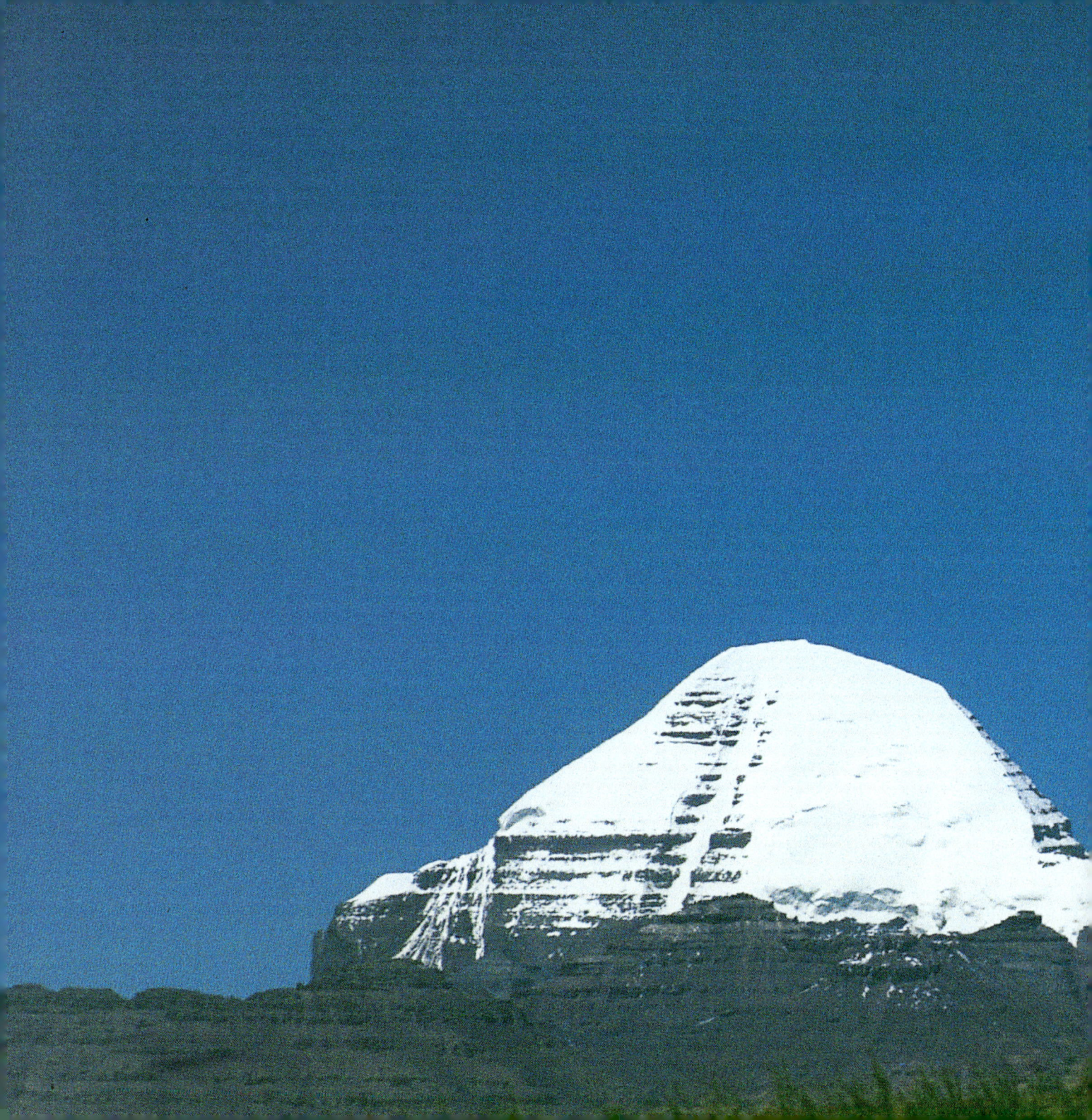

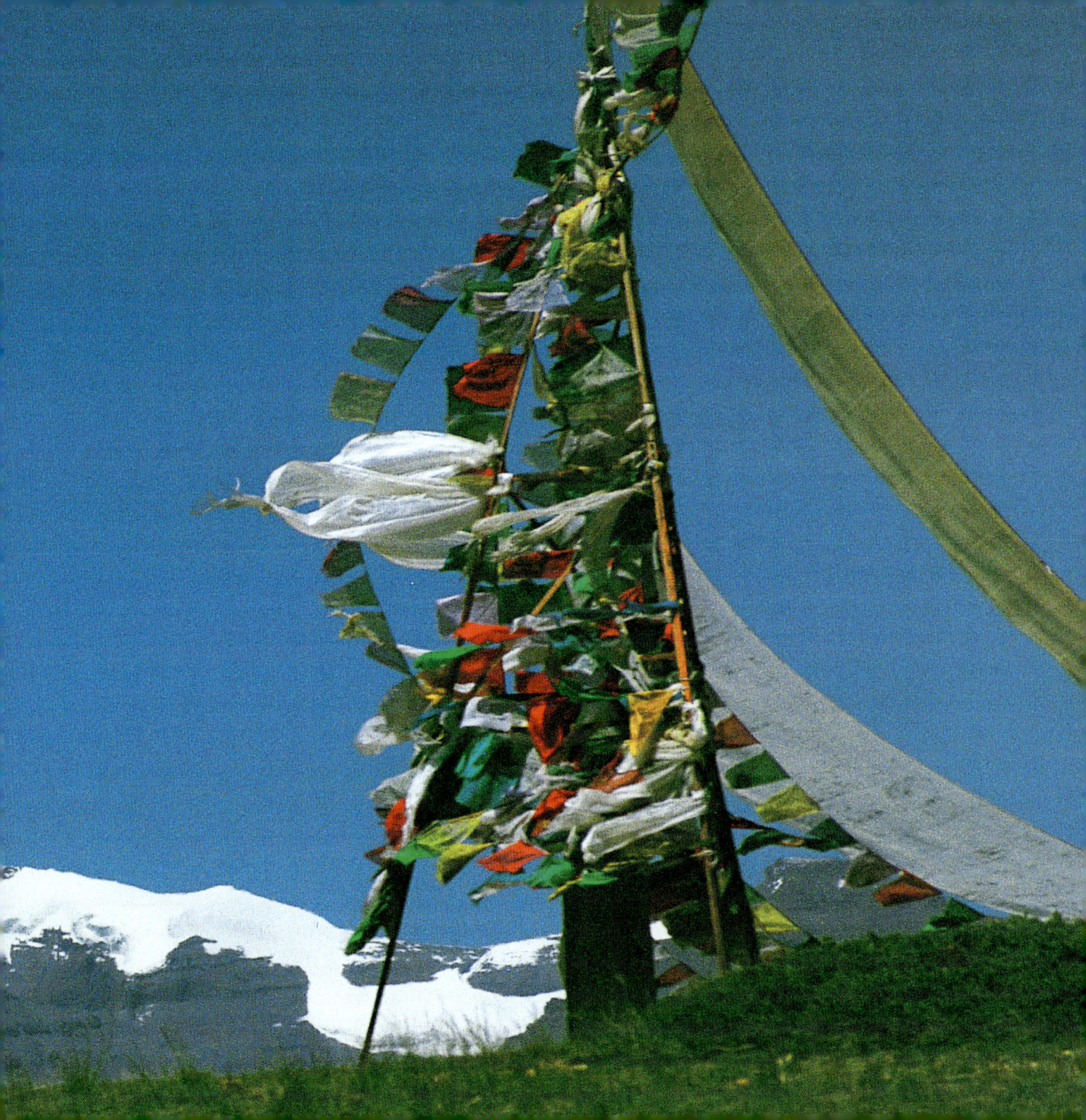

Tibetische Wege der Heilung

HEILUNG DES KÖRPERS

Leiden heißt aus buddhistischer Sicht nicht zu wissen, wer wir sind.

TIBETISCHE MEDIZIN

Die Tibetische Medizin geht davon aus, daß der Mensch eine mikrokosmische Nachbildung des Makrokosmos ist. Seit undenklichen Zeiten wissen die Menschen um Beziehungen zwischen sich und der Natur. Obwohl die einzelnen Völker sich aufgrund der großen Entfernungen nicht begegnen und austauschen konnten, beobachteten sie gleichartige Phänomene – z.B. daß fünf Elemente in Form kosmischer Energieprinzipien Mikro- und Makrokosmos verbinden.

Der Mensch ist aus der Sicht der Tibetischen Medizin kein unabhängiges Einzelwesen, sondern in seiner Erscheinung die komplexe Zusammensetzung von drei Aspekten:

- *dem materiell sichtbaren Körper* mit allen somatischen Organen,
- *der emotionalen Persönlichkeit* einschließlich unserer Sprachfähigkeit und
- *der energetisch-mentalen Persönlichkeit,* die mit allen physischen, emotionalen und mentalen Aspekten im Umfeld interagiert.

Diese drei Teilpersönlichkeiten ergeben unsere individuelle Gesamtheit, die auch die Summe aller Verhaltensmuster und Speicherpotentiale aus früheren Leben beinhaltet. Die drei verschiedenen Ebenen unseres Wesens kommunizieren untereinander durch die fünf kosmischen Elementequalitäten: Erde, Wasser, Feuer, Luft und Raum.

Jedes körperliche Organ, jede Emotion und Stimmung, jedes gesprochene Wort, jeder Gedanke und jede Motivation befinden sich zu jeder Sekunde in wechselseitigem Austausch und gegenseitiger Beeinflussung. Die drei Ebenen unserer Persönlichkeit sprechen alle dieselbe „energetische" Sprache. Und in Wirklichkeit gibt es auch keine völlige Trennung zwischen Innen und Außen.

Unsere Wut und unser beleidigendes Wort erreichen nicht nur den beabsichtigten Adressaten, sondern manifestieren sich gleichzeitig in unserem physischen Körper, hier spezifisch im Leber- oder Gallengewebe, und können dort Funktionsabläufe hemmend oder aktivierend beeinflussen. Wir kennen unsere abendländischen

Redewendungen, messen ihnen aber oft zuwenig Bedeutung bei:

> *Die Galle läuft ihm über.*
> *Ihr ist eine Laus über die Leber gelaufen.*
> *Das schlägt ihm auf den Magen.*
> *Das geht mir an die Nieren.*
> *Das bricht ihm das Rückgrat.*
> *Die Angst steckt ihr im Nacken. Etc.*

Aus tantrischer Sicht sind wir von unserer näheren und weiterer Umwelt genausowenig getrennt wie von unseren inneren Ebenen und Prozessen. Wir sind vielmehr Teil eines ganzen Systems von Wechselbeziehungen, das tatsächlich alles umfaßt, den Lebensort, die Nahrungsmittel, das soziale Umfeld, die planetarische Umgebung, das Klima, den Mond und alle anderen Himmelskörper in unserem Sonnensystem und letztlich den gesamten Kosmos.

Die Beziehung zwischen Körper und Bewußtsein ist nicht nur einseitig psychosomatisch, sondern als eine in beide Richtungen wirkende Durchdringung zu verstehen, die eine natürliche Tendenz zur Balance hat.
Der unmittelbar zugängliche und besonders wirkungsvolle Faktor, der dieses harmonische Prinzip in uns unterstützen oder boykottieren kann, ist unsere Bewußtseinshaltung. Gier, Neid, Ängste und mangelnde Aufmerksamkeit schwächen das angeborene Selbstheilungssystem. Sanftmut, Aufmerksamkeit, Gelassenheit und Freude unterstützen es.
Jede Aktivität wirkt in zwei Richtungen, nach außen und nach innen. Aktivitäten und Emotionen, wie einem Freund ein Geschenk zu machen, einen Nachbarn zu beneiden, der Zorn über eine Enttäuschung, sich einem Kranken liebevoll zuzuwenden, sich allgemein ohnmächtig gegenüber äußeren Verhältnissen zu fühlen oder mutig all das zu tun, was man selber tun kann –

all diese Qualitäten manifestieren sich auch in unserem Körper und seinen Organsystemen.
Die tibetische Psychosomatik, oder genauer „mentale Psychosomatik", beschreibt 72 000 neurotische Verstrickungsmöglichkeiten. Vereinfacht gehören diese je nach Entstehung in drei Hauptgruppen.

Haß, Zorn und Aggressionsenergien besitzen und erzeugen Feuerqualität.

Übersteigertes Wünschen, Gieren und Anhaften haben und erzeugen Luft- und Windqualität.

Gleichgültigkeit, Dumpfheit in Fühlen und Denken haben und erzeugen Erd- und Wasserqualität.

Das Raumelement stellt diesen vier Elementen die Möglichkeit zur Ausdehnung zur Verfügung und ist die Basis des ganzen Systems. Das Bewußtsein besitzt die grenzenlose Raumqualität. Oft wird betont, daß das Bewußtsein genauso offen und klar ist wie der Raum.

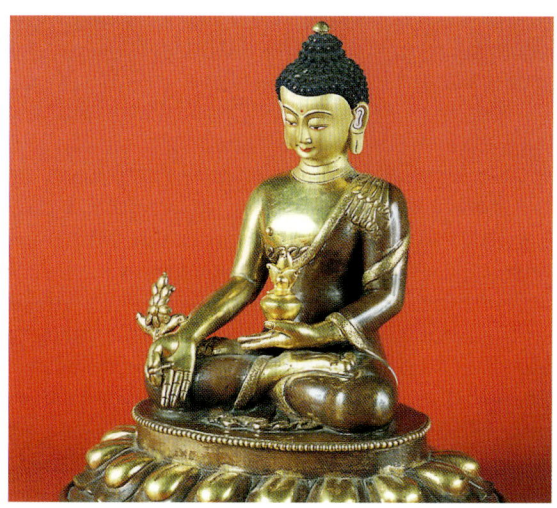

Medizinbuddha

Jede Aktivität hat zwei Wirkungsrichtungen. Die erste geht nach innen in unser Speicherbewußtsein, wo die ganze Qualität und Absicht unseres Handelns auf einer sehr subtilen Informationsebene abgespeichert und so zu einem karmischen Potential wird.

Unser Bewußtsein ist die Summe aller Zellinformationen von der Fußsohle bis zum Scheitel.

Die zweite Richtung einer Aktivität geht nach außen in die Mitwelt, sei's direkt zum beabsichtigten Adressaten oder als mehr oder weniger richtungslose Projektion in den kosmischen Raum. In dieser Weise sind auch die tibetischen Gebetsfahnen zu verstehen. Ihre Fünf-Elemente-Farben und die aufgedruckten Weisheitswünsche werden vom Windelement durch den offenen Raum getragen und können unser Bewußtsein auf der inneren Windebene erreichen. Dies um so mehr, je offener wir unseren inneren Bewußtseinsraum dafür halten.

So füllen wir täglich den kosmischen Raum mit „mentalen Internet-Eingaben".
Das elektronische Netz ist keine neue Erfindung der technologischen Gegenwart,
sondern das analoge Wirkungsprinzip unseres Bewußtseins – auf materieller Ebene.

Ein tibetischer Arzt beschäftigt sich immer mit allen drei Persönlichkeitsebenen, wenn er einen Patienten untersucht. Er trennt nicht die körperliche, seelische und mentale Ebene voneinander, sondern er befaßt sich immer mit der Ganzheit des Wesens. Deshalb gibt es in der Tibetischen Medizin auch generell keine Bezeichnungen für die einzelnen Organerkrankungen, wie Asthma, Allergien, Diabetes, Krebs etc., denn alle Abweichungen von Gesundheit resultieren immer aus den Impulsen vieler Bewußtseinshaltungen, addieren

sich über Jahre und Jahrzehnte (dank der sorgfältigen Verwaltungstätigkeit unseres Speicherbewußtseins) und ergeben dann ein energetisches Muster, welches die materielle Ebene – z.B. den Dickdarm, das Immunoder Hormonsystem – zunehmend belastet. Deshalb ist der Patient nicht wirklich geheilt, wenn ihm ein Teil des Dickdarms entfernt wird, denn das ist nur das materielle Krankheitssymptom.

Bei genauerer Diagnose sind die wirklichen Ursachen auch in mentalen und emotionalen Aspekten der Persönlichkeit des Patienten zu suchen. So betrachtet die Tibetische Medizin – anders als der im Westen vorherrschende Materialismus – vor allem die Energien von Organen, Emotionen und des Bewußtseins und nicht vorrangig die anatomischen Funktionen, denn diese sind nur das letzte Glied einer längeren Ursache-Wirkungs-Kette. Eine Krankheit, die sich aus den verschiedensten Gründen in einem bestimmten Organ materiell lokalisiert, kann nicht isoliert behandelt werden.

Zehn Diabetespatienten werden beispielsweise mit größter Wahrscheinlichkeit ganz unterschiedliche Verordnungen und Kräuterpillen erhalten, da jeder Patient als eine individuelle Gesamtpersönlichkeit gesehen und verstanden wird. Jeder hat in seiner individuellen Vergangenheit unterschiedliche Ernährungs-, Denkund Handlungsmuster aufgebaut.

Aus diesen komplexen Langzeitprozessen entstehen chronische wie auch akute Krankheitsbilder und zeigen sich im psychischen wie im organischen Bereich teils indirekt, teils offensichtlich. Auch bei der Vorbeugung geht man wie bei der Behandlung stets ganz individuell vor.

Die Tiere Hahn, Schlange und Schwein stehen symbolisch für Lung – Tripa – Päken.

Die Fünf Elemente werden im tibetischen Heilsystem zu einem dreifachen Wirkungsprinzip verdichtet:

- Erde und Wasser ergeben das Prinzip „Schleim"
  tibetisch: *päken*, Symboltier: Schwein
- das Element Feuer das Prinzip „Galle"
  tibetisch: *tripa*, Symboltier: Schlange
- das Element Luft das Prinzip „Wind"
  tibetisch: *lung*, Symboltier: Hahn

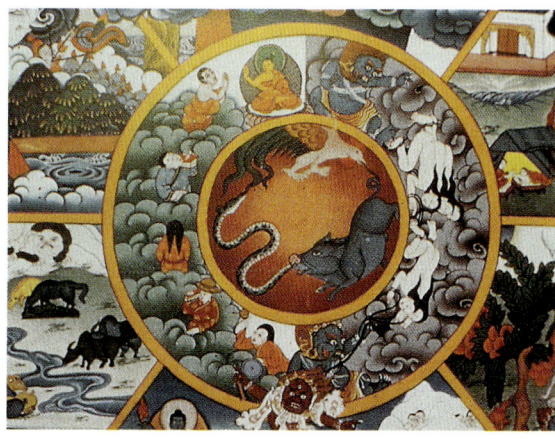

Schlange, Hahn und Schwein entsprechen Lung, Tripa, Päken
...s Lebensrad-Thanka)

Eine Übersetzung der tibetischen Begriffe für Wind, Galle und Schleim ist schwierig.
Päken, Tripa und Lung sind drei miteinander verbundene Energiesysteme. Auch die kleinste Organisationseinheit zellulärer, molekularer oder sogar atomarer Art, hängt vom dynamischen Gleichgewicht dieser drei Grundenergien ab. Entsprechungen dieser drei Grundenergien finden sich auch in der Atomstruktur:

PÄKEN:	ambivalentes Prinzip	Neutron
TRIPA:	wärmendes Prinzip	Proton
LUNG:	bewegliches Windprinzip	Elektron

Jeder Mensch ist im Moment der Empfängnis eine individuelle Konstellation von Karmapotential aus früheren Leben und elterlichem Erbgut. Die Summe dieser Qualitäten läßt sich als „individuelle Lung-Tripa-Päken-Konstitution" bezeichnen. Päken, Tripa und Lung sind die biologischen Manifestationen der Fünf Elemente und wirken auf alle physischen Funktionen. Jeder beginnt sein Leben mit einer persönlichen Konstellation dieser drei Energien. Diese Konstellation ist einer kontinuierlichen Wandlung unterworfen, weil Gedanken, Absichten, Emotionen, Sprache und körperliche Handlungen dieses Energiegefüge ständig verändern.

CHARAKTERISTIKA DER DREI ENERGIEPRINZIPIEN

LUNG ist die Energie, die für Bewegungen jeder Art auf allen Ebenen steht: physisch, psychisch, mental. Sie sorgt für die Homöostase, also für die Fähigkeit des Organismus, das innere Milieu auch unter Belastungen konstant zu erhalten, und ist eng mit den allgemeinen Funktionen des Nervensystems verbunden. Lung ist wie ein Kanal (in Wirklichkeit 72 000 Kanäle), mit dessen Hilfe Körper, Psyche und Bewußtsein ununterbrochen miteinander kommunizieren. Symbolisch stellt der Tibeter Lung als ein Pferd dar und das Bewußtsein als dessen Reiter.

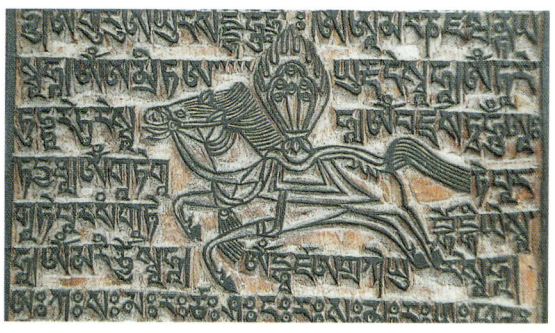

Windpferd (Lung-ta), tibetischer Holzblockdruck

Lung wird im Westen aufgrund seiner direkten Verbindung zur Atmung oft „Wind" genannt. Die Techniken des Atemyoga wirken über den Atem auf das Lung-Energiesystem. In der energetischen Medizin ist mit „Wind" alles gemeint, was sich bewegt und vibriert: Frösteln, Niesen, Zugwind und alles, was in den Körper eindringt. Wind ist auch für wandernde Schmerzen im Körper verantwortlich. Atmung, Kreislauf, Nerven und Muskelaktivitäten werden von Lung gesteuert. Auch einfachste Bewegungen, wie aufstehen, gehen, gestikulieren, essen und trinken, hängen von dieser Energie ab. Lung oder Wind ist also faktisch Bewegung an sich. Lung koordiniert das Bewußte und das Unbewußte mit Hilfe des zentralen Nervensystems und neurovegetativen Systems. Es reguliert die Klarheit der Sinnesorgane. Lung erzeugt die subtilsten Veränderungen im Körper. Es ist verantwortlich für jene feinstofflichen Energieprozesse, die jenseits der bisher physikalisch meßbaren Werte liegen.

TRIPA steht für Hitze. Dieses Prinzip regelt die Temperatur des Körpers, die Verdauung und Assimilation der Nahrung sowie Hunger und Durst. Tripa sorgt für den reibungslosen Ablauf der durch Enzyme gesteuerten physiologischen Vorgänge, die sich zwischen Verdauung und Abbau der Nahrung abspielen (u.a. Aufspaltung von Eiweiß, Kohlehydraten, Fetten). Aus diesem Grunde sollte bei allen Verdauungsstörungen von Verstopfung bis Durchfall die Rohkosternährung überprüft werden, da diese „kalten Nahrungsmittel" nur bei einem stabilen und ausbalancierten Tripa-Zustand gesund sind.

PÄKEN ist die Energie des „Flüssigen" und „Fließenden". Es regelt alle organischen Flüssigkeiten wie Speichel, Schweiß, Gelenkflüssigkeit, Tränen etc. Es sorgt also für das geschmeidige Funktionieren der Gelenke und ermöglicht dem Körper geschmeidige Bewegungsabläufe, verleiht ihm Leichtigkeit und Anmut. Päken stellt psychische Stabilität her, schafft Sanftheit, Mitgefühl und Geduld, während Lung die Kommunikation fördert, damit zwischen Geist und Körper ein ausgewogenes Zusammenspiel entsteht. Päken aktiviert und erneuert alle Energien und Zellen. Es steuert den konstruktiven Stoffwechsel und die Hormondrüsen.

KRANKHEIT

Die drei Energieprinzipien: Lung – Tripa – Päken sind nicht nur die physiologischen Wirkkräfte für Gesundheit, sondern gleichzeitig die konkreten Ursachen für Krankheit. Da unsere Persönlichkeit und diese Energieprinzipien zusammen ein funktionales Ganzes bilden, werden körperliche, emotionale und geistig-seelische Beschwerden immer durch eine Disharmonie innerhalb dieser drei Energiesysteme verursacht. Krankheiten sind demnach eine Unausgeglichenheit dieser drei Energien. Das Gleichgewicht kann auf einer, mehreren oder auch allen Ebenen gestört sein.

Der Überschuß an Tripa muß zuerst aus allen Kanälen gesammelt und zu einer energetischen Reife gebracht werden, ehe er ausgeleitet wird. Denn dieser Überschuß würde bei Nichtberücksichtigung der Biorhythmen die anderen beiden Energien wie Lung und Päken stören. Weiterhin muß die Behandlung angepaßt werden an die Schwere der Störung sowie die konstitutionsbedingte, individuelle Belastbarkeit des Patienten. Krankheit ist auch das Ergebnis von reifwerdendem Karma und mangelndem Bewußtsein über die wirkliche Natur von Ursachen oder letztendlicher Wahrheit. Alle eingesperrten „dunklen Mächte" in uns brechen in Form von Schicksalsschlägen oder Krankheiten irgendwann aus. Das ist nur eine Frage der Zeit. Vielleicht schon an der nächsten Straßenkreuzung oder erst im nächsten Leben. Je frühzeitiger und bewußter wir uns ihrer annehmen, um so weniger dramatisch wird sich der Ausbruch gestalten.

GESUNDHEIT (im allgemeinen)

LUNG   TRIPA   PÄKEN

ausgeglichene Energieniveaus,

d.h. kein Energieprinzip dominiert oder

unterdrückt ein anderes

KRANKHEIT am Beispiel einer Tripastörung

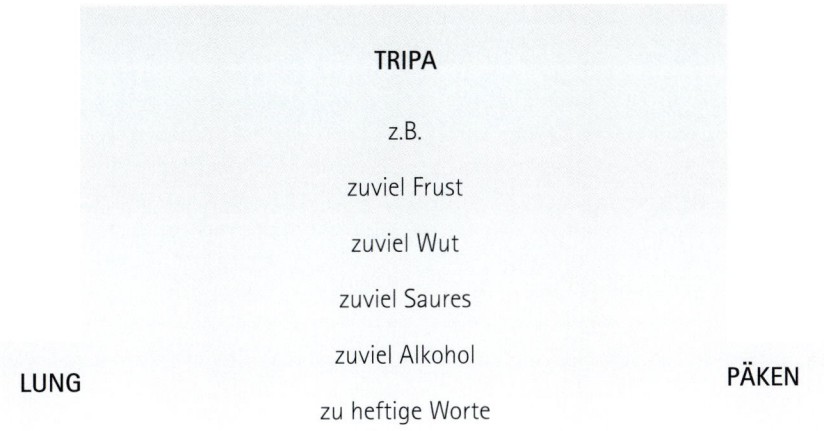

TRIPA

z.B.

zuviel Frust

zuviel Wut

zuviel Saures

zuviel Alkohol

zu heftige Worte

LUNG   **PÄKEN**

Der Tripa-Anstieg erzeugt mehr Hitze,

unterdrückt die kühlenden Erd-Wasserqualitäten, kann je nach Konstitution das Lung Prinzip

zusätzlich noch schwächen oder überaktivieren.

Wir sind alle nicht so edel, wie wir gerne glauben möchten oder uns oft maskenhaft versuchen darzustellen. Entscheidend ist: Wie bereit sind wir, authentisch und echt zu werden?

Daß uns unsere soziale und kulturelle Menschwerdung oft am echten Menschen elegant und legal vorbeisurfen läßt, gehört zu unserer globalen Menschheitsgeschichte – überall, auch in Tibet, geschah dies.

Der buddhistische Appell aufzuwachen beinhaltet auch: Unterdrücke keine Gefühle, solange du sie nicht bewußt und echt zu transformieren gelernt hast.

Oder anders: Um Buddhist zu werden, fordere dich auch heraus, ein bewußter Egoist zu werden – ohne dabei groß zerstörerisch zu werden –, damit du den wahren Egoisten in dir wirklich erkennst und diesen dann schrittweise, aber bewußt umgestaltest, z.B. gemäß den fünf Buddhaweisheiten im Alltag (siehe Kapitel „Tibetisches Tantra").

Schmerzempfinden

Wenn wir uns während einer Krankheit immer nur mit unserem Schmerz identifizieren, dann entmutigen wir uns zu sehr und erschöpfen unsere Selbstheilungskräfte. Es wäre gut, wenn wir trotz des Krankheitszustandes im Auge behalten könnten, daß wir nicht alleine sind im Schmerz. Unser Schmerz, den wir empfinden, ist auch der Schmerz der Welt. Wir leiden mit vielen Lebewesen gemeinsam. Mit dieser Einstellung zur Heilung kommen wir dem Bodhisattvaideal näher.

Wenn wir also lernen, vollständige Verantwortung für uns selbst zu übernehmen, so übernehmen wir gleichzeitig Verantwortung für die Heilung des Planeten. In dem Moment, wo wir lernen, unser Bewußtsein umzugestalten, heilen wir auch schrittweise die äußere Welt. Jegliches Glück, welches wir in dieser Welt wahrnehmen, ist das Ergebnis von selbstlosen Aktivitäten.

Alle Formen von Problemen, Krisen und Krankheiten sind das Ergebnis von egozentrischen Handlungen, bei denen lebendige Freundlichkeit und Hingabe – also Bodhicitta – fehlten.

Tibetische Diagnose

Um zu bestimmen, auf welcher Energieebene man eingreifen muß, sollte genau diagnostiziert werden, wo die energetischen Wurzeln liegen, und es sollten nicht die sichtbaren Symptome allein betrachtet werden. Mittels tibetischer Pulsdiagnose, Urindiagnose sowie einer differenzierten Fragestellung werden die Ursachen von Krankheiten gefunden.

Dabei werden viele Faktoren und alle Aspekte eines Problems erwogen und miteinander verglichen. Im Gegensatz zum biomedizinischen Modell des Westens sieht die Tibetische Medizin den Verlust der Gesundheit als Folge von feinstofflichen, oft tiefgehenden Störungen von Psyche und Bewußtsein. Diese Störungen können bei einer somatischen Erkrankung zeitlich weit zurückliegen und sind unter Umständen die Ursache für weitere Krankheitsdispositionen.

Für einen tibetischen Arzt können zwar Mikroorganismen wie Viren, Bakterien und Pilze eine Krankheit auslösen, aber sie sind nie die eigentliche Ursache der Krankheit. Selbst bei einem Knochenbruch gibt es eine tiefere individuelle Ursache im mentalen Bereich.

Die Einnahme von Antibiotika kann aus tibetischer Sicht langfristig verborgene Fieberherde anlegen, die 7 bis 10 Jahre später zur Ursache für schwer heilbare Infektionen oder für heiße Tumore werden können.

Aus der medizinischen Sichtweise tibetischer Ärzte muß zunächst einmal festgestellt werden, welches der drei Energieprinzipien am stärksten verletzt oder geschwächt wurde. Dann werden Sitz, Dauer und Stärke der vorhandenen Symptome berücksichtigt. Weiterhin wird festgestellt, ob es sich um eine Hitze- oder Kälte-krankheit handelt, eine in der östlichen Medizin üb-liche Unterscheidung, die den inneren Wärmehaushalt des Patienten beschreibt. Bei der Wiederherstellung des Gleichgewichts werden folgende Kriterien berück-sichtigt:

der Krankheitszustand,
der Energiezustand,
der Konstitutionstyp,
die Jahreszeit,
das Alter,
die Chronobiologie,
die mentalen Labilitäten und Stabilitäten,
die Ernährungsgewohnheiten
sowie die sozialen und weiteren
Umweltbedingungen.

Erst dann werden die Kräuterarzneien ausgesucht, und es wird über sonstige therapeutische Maßnahmen ent-schieden.

PULSDIAGNOSE

Die Pulsdiagnose ist innerhalb der tibetischen Diagno-setechniken die Königsdisziplin.

Die 43 verschiedenen Pulskriterien (Pulsgeschwindig-keit ist nur ein Kriterium), welche ein tibetischer Arzt mit je drei Fingern an jedem Handgelenk wahrnehmen kann, erbringen einen umfassenden und tiefen Einblick in die Energiezustände all unserer Organe und Organ-systeme, ohne Ausnahme.

Da die tibetische Pulsdiagnose nicht nur ein mechani-sches Erfühlen der Pulsaktivitäten am Handgelenk umfaßt, geht sie – im Vergleich zur chinesischen und ayurvedischen Pulsdiagnose – einher mit einer zusätz-lich meditativ geschulten und intuitiven Wahr-nehmung des energetischen und somatischen Gesamt-bildes des Patienten. Auch wenn diese tibetische Pulsdiagnose oft nur 5–10 Minuten Zeit umfaßt und keinerlei technologischer Hilfsmittel bedarf, so ist der westliche Patient/in oft in zweierlei Hinsicht angenehm

PULSDIAGNOSE BEI EINEM MÄNNLICHEN PATIENT

	Rechtes Handgelenk			Linkes Handgelenk	
Zeigefinger	Lungen Dickdarm	Oberer Körper		Herz Dünndarm	Zeigefinger
Mittelfinger	Leber Gallenblase	Mittlerer Körper		Milz Magen	Mittelfinger
Ringfinger	Linke Niere Harnblase	Unterer Körper		Rechte Niere Hoden	Ringfinger
Linke Hand					Rechte Hand
		Arzt			

berührt. Einerseits über die konzentrierte und entspannte Atmosphäre während der Sitzung und zweitens über die oft verblüffende Genauigkeit der Erkenntnisse.

Wie funktioniert nun die Pulsdiagnose? Das Herz pumpt mit jedem Herzschlag eine Blutmenge in den Körper, welche kurz vorher durch die verschiedensten Organe geströmt ist. So beinhaltet dieses Blut, welches in den Arterien an beiden Handgelenken vorbeifließt und gefühlt wird, alle Energiewerte der Organe wie Leber, Nieren, Milz, Dünndarm, Gelenke, Immunsystem etc. Diese werden über die drei mittleren Finger einer jeden Hand, welche den jeweiligen Organen besonders zugeordnet werden (z.B.: rechter Mittelfinger erfühlt Milz und Magen) detailliert erfaßt.

Weitere Diagnoseschritte

Diese Diagnosewerte werden nun vom Arzt als Energiebeschreibungen in der tibetischen Terminologie von Lung – Tripa – Päken formuliert, deshalb darf der westliche Patient die ihm vertraute schulmedizinische Krankheitsbezeichnung erst einmal nicht erwarten. Diese wird aber im anschließenden Gespräch umschrieben, wenn nicht gar präzisiert.

Die Pulsdiagnose ist nur ein Teil der Diagnose. Außerdem schaut sich der Arzt noch die Zungenbeschaffenheit an und die Augen, bei Kindern bis 8 Jahre auch die Ohrläppchen.

Weiterhin kann er noch, je nach Unklarheiten und Krankheitssituation, den Urin, den Stuhl oder den Auswurf untersuchen. Der Körper wird befühlt, die Hautbeschaffenheit sowie die Festigkeit der Gelenke können einen Einblick in die Qualitäten der drei Energieprinzipien ergeben. Eine körperliche Allgemeinuntersuchung findet meist nicht statt.

Ein weiterer wichtiger Aspekt der Untersuchung ist das Befragen des Patienten. Von hohem Stellenwert bei der Entwicklung von Krankheiten sind die Lebens-, Ernährungs- und Arbeitsgewohnheiten. Ob jemand stark körperlich arbeitet, ob er sich eher langsam oder schnell bewegt oder ob sich jemand viele Gedanken macht und grübelt.

Wie unregelmäßig, abgelenkt oder gehetzt jemand ißt oder ob er der Einnahme von Mahlzeiten eine entspannte und freundliche Atmosphäre entgegenbringt, all das sollte bewußtgemacht werden.

THERAPIEFORMEN

Die Verschreibung von Pillen aus Heilkräutern und Wurzeln, die meist aus Himalajaregionen von über 2 000–4 000m stammen, sowie aus Gold, Koralle, Lapizlazuli, Türkis, Rubin u.a. in pulverisierter Form und ganz selten auch aus Tierprodukten wie Horn, Knochen, Gallensäfte etc., steht in der Therapie an erster Stelle.

Tibet ist in Asien poetisch als „das Land der Heilmittel" beschrieben und in der *Pharmacopia* von Dilmar Geshe wurden vor ca. 250 Jahren 2 200 Pillenrezepturen niedergeschrieben. Aufgrund der politischen Situation Tibets und der somit begrenzten Zugänglichkeit aller Himalajaregionen für die tibetischen Ärzte können derzeit nur ca. 300 verschiedene Pillensorten hergestellt werden. Darunter sind jedoch glücklicherweise noch alle sieben wertvollen „Kostbarkeitspillen", welche wegen ihrer mentalen Wirkung auf den feinstofflichen Körper bevorzugt an Voll- und Neumonden eingenommen werden sollen. Die Kräuterpillen beinhalten meist zwischen 8–38 verschiedene Pflanzenarten, die Kostbarkeitspillen sogar bis zu 85 verschiedene Pflanzen und Edelsteinstäube.

Die Kräuter können auch zu Salbe, Pulver, Sirup, Zäpfchen, medizinischem Öl und Butter verarbeitet werden. Sie sind in Badezusätzen, Inhalationsflüssigkeiten und natürlich in Räucherstäbchen enthalten.

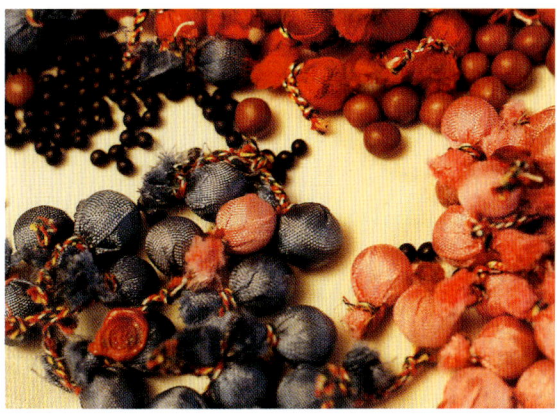

Tibetische Kostbarkeitspillen

In jeder Kräuterpille ist das komplexe Prinzip berücksichtigt, alle drei Energieprinzipien in jeweils unterschiedlicher Qualität zur dynamischen Heilwirkung zu bringen. Weiterhin das Prinzip, daß eventuelle Nebenwirkungen der Übersteuerung durch energetische Rückkopplungsmechanismen bedacht sind. Das Prinzip ist geradezu genial: 80 Prozent der Kräuterpille wirken direkt heilend, und 20 Prozent wirken gegen die möglichen Nebenwirkungen.

All diese differenzierten pharmazeutischen Überlegungen machen die tibetische Kräutermedizin auch hier im Westen wohl so erfolgreich. Desweiteren werden fast alle Kräuter in den ersten Bearbeitungsphasen – zu denen das Reinigen, das Entgiften und Pulverisieren zählen – mit medizinischen Mantren besprochen, die Kostbarkeitspillen sogar mehrere Tage und Nächte von speziell dafür ausgebildeten Mönchen und Ärzten.

Reicht diese interne Kräuterpillen-Behandlung nicht aus, so werden noch externe Behandlungsmaßnahmen angewandt. Dazu gehören die Moxibustion (Abbrennen von Kräuterkegeln aus Beifuß direkt über der Haut)

zur Behandlung von Kältekrankheiten, die Behandlung mit der Goldenen Nadel (eine Art Akupunktur mit einer dicken goldenen Nadel oder einem Goldhammer) sowie das Schröpfen zur Ableitung von innerer Hitze bei Tripa- und Lung-Störungen.

Kleinere chirurgische Eingriffe werden nur selten angewandt, während größere Operationen seit Jahrhunderten nicht mehr durchgeführt werden, obschon sie früher in Tibet bekannt waren. Die zunehmend buddhistische Geisteshaltung hat in Tibet wohl dazu geführt, daß durch mehr persönliche Achtsamkeit die Präventivmedizin betont wurde.

Allgemein kann zu den tibetischen Therapieformen gesagt werden, daß sie nach dem Prinzip der Gegenmittelwirkung – also allopathisch – eingesetzt werden, um die disharmonische Balance von Lung – Tripa – Päken immer wieder in das dynamische Gleichgewicht zurückzuführen.

Medizinthanka: tibetische Heilpflanzen

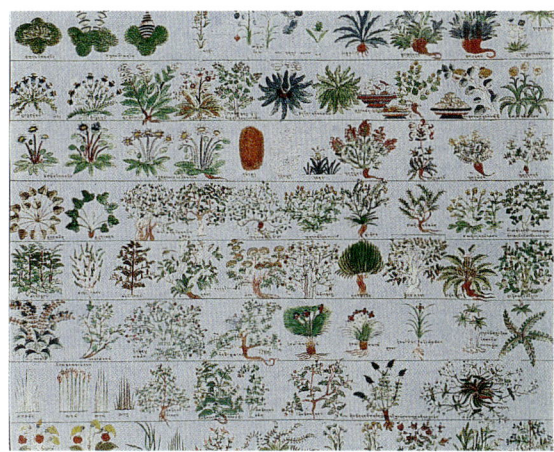

	LUNG	TRIPA	PÄKEN
TYPUS (Konstitution)	Hektiker	Choleriker	Phlegmatiker
BEWUSSTSEIN	übertriebenes Jasagen Anhaftung	übertriebenes Neinsagen Ablehnung	motivationslose Gleichgültigkeit Verwirrung
PSYCHE	Gier	Zorn/Haß	Verblendung
– verstärkt durch	Anhaften Unterdrückung von Gefühlen zuwenig Schlaf zuviel Sex	Schocks Klimawechsel zuviel Hitze grobes Handeln körperliche Anstrengung	Trägheit zuviel Schlaf Desinteresse feuchte Umgebung
KÖRPER			
– Symptome	Rastlosigkeit Schwindelgefühle Ohrensausen Hüftschmerzen Schlafstörungen Gähnen	Angespanntheit Erschrecken Mundgeruch Kopfschmerzen oberflächliches Fieber Wärmewallungen	Langeweile Verlust von Tast und Geschmackssinn Appetitmangel Verdauungsschmerzen Schläfrigkeit, Lethargie Verstopfung, Völlegefühl
– Funktionen	Atmung, Kreislauf Nervensystem Bewegungssystem	Körpertemperatur Verdauung Enzymprozesse	Wasserhaushalt Lymphsystem Hormondrüsen
– Organe	Herz, Dickdarm, Haut Knochen, Ohren	Leber, Augen, Gallenblase, Blut, Dünndarm	Milz, Nieren, Lunge Knochenmark, Fett Nase, Zunge, Keimzellen
AUSGLEICHENDE NAHRUNGS- MITTEL	nahrhaftes, schweres Essen Süßes, Saures	kaltes und kühlen- des Essen, Rohkost Süßes, Bitteres	wärmendes Essen viele kleine Mahlzeiten Scharfes, Saures

Zum Verständnis: Sowohl die Symptome als auch die entsprechenden Aktivitäten verstärken das jeweilige Energieprinzip.

ERNÄHRUNG

Die Ernährung und Verdauung nimmt in der Tibetischen Medizin einen sehr hohen, gesundheitsbestimmenden Stellenwert ein. Unsere statistischen Erhebungen bei über 800 Patienten nach 7 Jahren praktizierter Tibetischer Medizin in Deutschland weisen 65 Prozent akute und chronische Verdauungsstörungen auf. Diese sind oft Verursacher für weitere komplexe Krankheitssymptome.

Der erste Therapieansatz beginnt mit der Überprüfung der Ernährungsgewohnheiten, und hier kann/soll der Patient/in aktiv an seiner Selbstheilung mitarbeiten, anstatt sich nur auf die Einnahme der verschriebenen Kräutermedizin zu beschränken. Unsere Zunge ist das wichtigste Organ, welches unsere Nahrungsmittel und Flüssigkeiten prüft, die wir zu uns nehmen wollen. So arbeitet die Tibetische Medizin mit sechs Geschmäckern: süß, sauer, salzig, bitter, scharf und herb/adstringierend, deren charakteristische Qualität immer durch die Dominanz zweier Elemente hervorgebracht und bestimmt wird. Süßes hat z.B. hauptsächlich Erd- und Wasserqualitäten und weniger Feuer-, Luft- und Raumelementnatur.

Beziehung zwischen den Fünf Elementen und den sechs Geschmäckern:

ERDE	+ WASSER	=	SÜSS
FEUER	+ ERDE	=	SAUER
WASSER	+ FEUER	=	SALZIG
WASSER	+ LUFT	=	BITTER
FEUER	+ LUFT	=	SCHARF
ERDE	+ LUFT	=	HERB

Da gemäß der ganzheitlichen Sichtweise in jedem Teilchen alle fünf Elemente enthalten sind, ist bei dieser Tabelle zu berücksichtigen, daß in jeder Nahrung oder Flüssigkeit neben diesen beiden dominanten Elementen die drei verbleibenden Elemente immer in mengenmäßig geringerem Umfang enthalten sind.

Das Süße, sei es nun Schokolade, eine Karotte oder Fleisch (rohes Fleisch schmeckt süß), beinhaltet also vorrangig das Erd- und Wasserelement und nur vermindert Feuer,- Luft- und Raumelement-Natur.

Die Kenntnis dieser Zusammenhänge ermöglicht es uns, Nahrungsmittel gezielt für die Gesundheit oder Heilung einzusetzen. Bei allen Lebensmitteln, die wir täglich zu uns nehmen, wie Getreide, Obst, Gemüse, Fleisch, Gewürze und Fett, können wir das Gespür für Geschmacksrichtungen, Düfte, Farben und sonstige Sinneseindrücke auf natürliche Weise in uns wecken. Denn wir sollten nicht nur essen, um den physischen Körper zu erhalten, sondern auch damit unser Geist klar, aufmerksam, freudvoll und gelassen wird oder bleibt.

Essen – just for fun?

Wir sollten auch unsere persönliche Fähigkeit der Geschmackswahrnehmung neu überprüfen.

Denn der jahrzehntelange Genuß von synthetischen Nahrungsmittelzusätzen in unseren modernen Lebensmitteln zerstörte fast unmerklich unsere natürlichen Geschmacksinstinkte. So ist das häufig gehörte Leitthema: „Ich esse, was mir schmeckt", oft nicht mehr das authentische Barometer für unsere instinktive Entscheidung. Immer mehr moderne Eßgewohnheiten beruhen auf einem latenten Suchtverhalten, begründet in einem zunehmend physiologisch degenerierenden Geschmacksempfinden – etwa durch das Fast food. Das Geschmackswahrnehmen des natürlich gewachsenen Gemüses ohne Salz und Gewürze könnte hier der erste Übungsschritt werden. Unsere Lebensmittel bestimmen unser Verhalten mit und formen unser Bewußtsein.

Saures regt z. B. die Leber an und ist mitbestimmend beim Zornausbruch. Wenn wir zuviel Rohkost essen, wird unser Körper schneller auskühlen, und das kann in einem ungeeigneten Moment zu einer Kältekrankheit führen, wobei die Wiederherstellung der erforderlichen Hitze viel Zeit und Wachsamkeit benötigen wird.

Hier dürfen jedoch keine allzu starken Verallgemeinerungen ausgesprochen werden, denn der individuelle Fünf-Elemente-Haushalt baut vorrangig auf der persönlichen Konstitution auf, welche bis zur Pubertätszeit heranreift und danach das ganze Leben hindurch unsere Persönlichkeit charakterisiert. Der Konstitutionstypus sollte bei der Pulsdiagnose vom Arzt erfragt werden, sofern er es nicht von selbst erwähnt.

Wieviel soll ich essen?

Außer der Qualität der Nahrungsmittel und der Bewußtseinshaltung, mit der wir essen, ist natürlich die Menge der Nahrung von wesentlicher Bedeutung.

Eine tibetische Faustregel:

2 Viertel Festes,
1 Viertel Flüssiges
und 1 Viertel Raum frei lassen.

Das bedeutet konkret, daß wir mit Essen aufhören sollen, ehe der Bauch spannt. Oder, anders ausgedrückt: Damit alle Elementequalitäten beim Verdauungsprozeß aufbereitet und entwickelt werden können, sollte für das Raumelement Platz übrigbleiben.

Denn nur so können die katalytischen Verdauungsvorgänge eine optimale Energieverwertung ermöglichen.

Dhang oder die vitale Essenz

Außer der chemischen Bereitstellung von Kohlehydraten, Eiweißen, Fetten, Vitaminen und Mineralsalzen entsteht aus Sicht der Tibetischen Medizin als Endprodukt eines jeden Verdauungsvorganges eine feinstoffliche „vitale Essenz", sozusagen eine Lebensspeicherenergie, tibetisch:
Dhang, was „Leuchten" oder „Strahlung" bedeutet. Dieses Dhang sammelt sich im Herzchakra und ist verantwortlich für unsere charismatische Ausstrahlung und Aurakraft sowie für unsere Lebensgrundenergie der nächsten Inkarnation. Das heißt, mit jeder Nahrungsaufnahme erbringen wir einen kurz-, mittel- und sehr langfristigen Beitrag für unsere weit dimensionierte Entfaltung.

Eine kontrollierte und bewußte Ernährung ist deshalb von großer Bedeutung.
Eine falsche Ernährung wird in der Tibetischen Medizin als Quelle aller schädlichen Winde angesehen, die sich störend auf Körper, Psyche und Bewußtsein auswirken und das Leben und zukünftige Leben verkürzen.

Detailliertere Information zur Fünf-Elemente Ernährung finden Sie in dem Buch:

TIBETISCHE MEDIZIN UND ERNÄHRUNG
von Dr. Namgyal Qusar

Schlechte Ernährung, Spannung, Streß, Frustration, übermäßiger Sex und Blutverlust gehören zu den Faktoren, die Dhang mindern und unseren feinstofflichen Körper insgesamt schädigen.

Sobald das intellektuelle Denken und die Emotionen oder, psychologisch ausgedrückt, Ängste Depressionen, Zeitdruck oder unkontrolliert triebhaftes Verhalten überhand nehmen, ist auch immer unser feinstofflicher Körper betroffen.

Im Hintergrund vieler Krankheiten wie Krebs, Psychosen, Immunschwächen, Allergien u.a. stehen auch Schädigungen dieser feinstofflichen Windenergie.

Aus der Sicht der Tibetischen Medizin sind Gehirn, Immunsystem, Gefühle und Gene mit den feinstofflichen Energie- und Lichtkanälen unseres Fünf-Elemente-Körpers verbunden.

Unsere schulmedizinischen Kenntnisse über die chemischen Botenstoffe oder Neurotransmitter führen zu der Einsicht, daß alle Prozesse im Nerven-, im Immun- und im System der Hormondrüsen nicht nur untereinander, sondern auch eng mit der Psyche vernetzt sind. Eine ganzheitliche und dynamische Betrachtungsweise des Menschen wird für die Schulmedizin immer zwingender!

Im Westen gibt es unter dem Begriff „Psychoneuroimmunologie" ein neues Forschungsgebiet. Es bezeichnet die Wissenschaft von den Beziehungen zwischen dem Nervensystem, dem Immunsystem und mentalen Zuständen.

Der Biologe Varela beschreibt die Funktion des Immunsystems als „zweites Gehirn", weil dieses genauso wie das Nervensystem lernt, sich erinnern und sich anpassen kann.

Belege für die Stärke dieser Wechselwirkung ergeben sich aus der Tatsache, daß beispielsweise eine vom Nervensystem erfahrene Streßsituation die Funktion des Immunsystems beeinträchtigt und daß Immunreaktionen als bedingte Reflexe gelernt werden können. Nerven- und Immunsystem gleichen sich darin, daß beide ausführende Organe haben, sogenannte „Effektoren".

Beim Nervensystem sind das typischerweise die Muskeln mit ihren variierenden Spannungszuständen. Die Entsprechung beim Immunsystem ist die Reifung der Lymphozyten, der weißen Blutkörperchen, genauer gesagt der B-Zellen – dies ist ein Vorgang, der von großer Bedeutung ist für unsere Gesundheit.

Während der Reifungsphase, die nachhaltig unseren mentalen Zustand beeinflußt, verwandeln sich die B-Zellen in regelrechte Fabriken und können pro Stunde statt der üblichen 12 bis zu 2 000 Antikörper produzieren. Diese Antikörper werden in den Blutstrom entlassen, und diesen Effekt kennen wir als unsere Immunreaktion.
Jeder Mensch besitzt also vermutlich neben seiner psychischen Identität noch eine immunologische Identität und selbstverständlich auch noch eine genetische Identität.

Die Verbindungswege zwischen Immun-, Nervensystem und genetischer Physiologie entdeckt die westliche Wissenschaft gerade erst.

Aus der Sicht der Tibetischen Medizin sind unsere Emotionen das kraftvollste Impulssystem und somit ein wesentlicher Gestaltungsfaktor unserer Psyche, aber auch unserer gesundheitlichen Verfassung.

Die Emotionen werden wiederum von unseren Gedanken und der daraus resultierenden Sprache stark beeinflußt. Die Tibetische Medizin schreibt der Sprache deshalb einen sehr hohen Stellenwert zu.

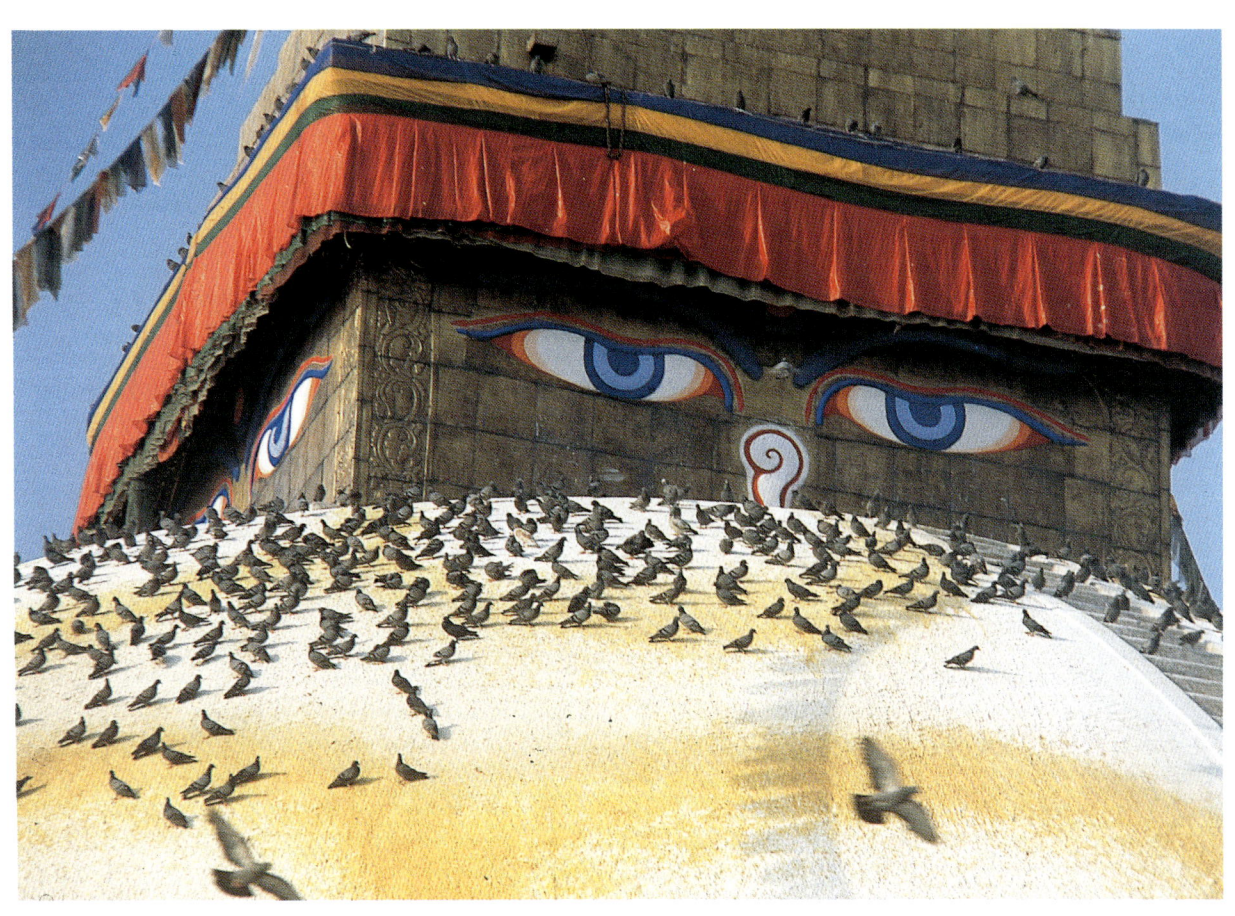

Stupa in Bodnath (Kathmandu, Nepal)

HEILUNG DER EMOTIONEN

TIBETISCHES TANTRA

Im Buddhistischen Verstehen ist alles mit einander verwoben und vernetzt. Die wörtliche Übersetzung des Begriffs Tantra: „kontinuierlich verwobenes Gewebe".

Das heißt: alle Gedanken, die wir denken, alle Worte die wir sprechen und alle Handlungen die wir durchführen bleiben nie isoliert, sondern stehen in kontinuierlichen Wechselwirkungen von Impulsen.

Nichts geschieht ohne Grund und Ursache, deshalb hat jeder kleinste Gedanke eine nachhaltige Wirkung in der Zukunft. Etwas in uns speichert all diese gedachten, stillen Gedanken. Wie ein tägliches Protokoll werden diese in unserem Tiefenbewusstsein abgespeichert. Wenn dann Zeit und Ort karmisch stimmig sind, werden sie abgerufen und fliessen in die Gesamtwahrnehmung des Wesens ein. Daraus entstehen dann bewusste und auch unbewusste Entscheidungen und letztendlich Handlungen.

Denn unser Tiefenbewusstsein vergisst nichts!

Alle feinsten Details werden wie auf einer Datenbank gespeichert und nicht gelöscht. Alles sind also sinnlich/emotional/mental addierte Erlebnismomente.
Diese Erlebnis-Summen in unserem Speicherbewusstsein werden mit dem Begriff: KARMA oder besser karmische Prozesse benannt. Denn Karma ist nichts statisches, Karma steht immer im Datenfluss enorm vielfältiger Informationen.

So sind alle Bewusstseinsprodukte in uns sehr komplexe Netzwerke, diese werden dann aus buddhistischer Sicht in 8 Bewusstseinsebenen gegliedert:

Alles was unsere jeweiligen Sinnesorgane wahrnehmen, wird in einem spezifischen Sinnesbewusstsein gespeichert.
Somit besitzen wir fünf Sinnesbewusstseins:

5 Sinnesbewusstseins:

Seh (Augen)	–	Bewusstsein (1.)
Hör (Ohren)	–	Bewusstsein (2.)
Riech (Nase)	–	Bewusstsein (3.)
Geschmacks (Zunge)	–	Bewusstsein (4.)
Tast (Haut)	–	Bewusstsein (5.)

6. Emotionales Bewusstsein   („Psyche")
7. Mentales (Gedanken) Bewusstsein   („Intellekt")
8. Grundlegendes Klares Bewusstsein („Weisheit")

Diese „Anatomie" der buddhistischen Vorstellung von Bewusstsein zeigt schon bei erster Betrachtung, wie unsere Emotionen eingepackt sind einerseits von den fünf Sinneseindrücken und gleichzeitig von den Gedankenaktivitäten.

Alle Aussen (Umwelt)informationen, die unsere fünf Sinnesorgane zu unserem Gehirn leiten, werden sofort emotional bewertet, also subjektiven Gefühlskategorien zugeordnet in diesem weiten Spektrum zwischen **Unangenehm** (Schmerz/Leiden) und **Angenehm** (Lust/Freude) - und als ein solches emotionales Ereignis – eine Emotion – gespeichert.
Im Laufe eines Lebens addieren sich all diese Emotionen zu einem subjektiven emotionalen Muster, mit dem sich die Person zunehmend identifiziert und wahrnimmt: das bin Ich, das ist mein Empfinden, meine Wirklichkeit, das ist meine Realität der Welt.

Diese emotionalen Muster – also unser emotionales Bewusstsein als ein individuelles Ganzes – verfestigen sich dann im Laufe der Jahrzehnte zu einem immer individuelleren Bewertungsbewusstsein, unserem „Charakter".
Unsere Gedanken wurden zu dem wie wir fühlten, bewerten, kategorisierten. Es besteht also eine kontinuierliche Wechselwirkung zwischen unseren Gedanken- und Emotionskräften. Unsere Persönlichkeit befindet sich kontinuierlich in einem gestaltenden Prozess, wenn wir es zulassen.

Ein tibetischer Lama sagte mal scherzhaft:
wir sind wie ein Cheeseburger:
• unten unsere Sinneseindrücke
• *in* der Mitte unsere Emotionen
• und oben drauf unsere Gedanken

Tiere können wohl fühlen und empfinden, aber wahrscheinlich nicht denken, zumindest nicht so wie wir es von uns als Menschen meinen zu wissen.
Das Stammhirn steht für die sinnlichen Reflexe und Instinkte der Tiere.
Das Zwischenhirn für die fühlende Schmerz / Angst / Lust / Freude Emotionalitäten.
Das Grosshirn für die mentale, denkende Erlebnisebene unseres Seins.
Alle drei Areale arbeiten zusammen und senden kontinuierlich Signale an die Organe unseres Körpers.

So entwickelte sich in der biologischen Evolution das Mental-Bewusstsein aus den Wirkungsprodukten unserer fünf Sinnesbewusstseins plus dem Emotional Bewusstsein plus den kulturellen Normen der jeweiligen Kultur und Gesellschaftsschicht, in der wir aufwachsen und sozialisieren. Gedanken sind die schnelleren Impulse. Emotionen sind minimal langsamer im entstehen – also träger.

Deshalb: Die Gedanken sind unser Boss, nicht die Emotionen

Mit unseren Gedanken können wir jedoch unsere Gefühle / Emotionen erreichen. Gedanken sind veränderbar, somit ist auch unsere Gefühlswelt veränderbar. Dieses Umdenken ermöglicht ein Umlernen. Umdenken kann unsere Emotionen anders erfahrbar machen. Wir verändern unsere emotionalen Kräfte durch verändertes Denken.
Mit dieser neuen Emotionalen Klarheit erschaffen wir eine Emotionale Intelligenz. Wir können unsere Emotionen nur mithilfe unserer Gedankenkraft erreichen.
Wir werden zu dem wie wir denken.

Der wirkliche Patient in uns sind also unsere Gedanken. Die Gedanken können zu unserem besten Freund, aber auch zu unserem schlimmsten Feind werden.
Sprichwort: „Die Kraft der Gedanken – sie können Berge versetzen."

Was uns am meisten zu schaffen macht sind nicht unbedingt die großen äußeren Umwälzungen, Krisen und Naturkatastrophen. Dass unser inneres Gleichgewicht nicht gewahrt bleibt, liegt meist an unseren eigenen Gedanken und negativen Emotionen.
Den Ängstlichen ängstigt fast alles.
Dem Eifersüchtigen kommt schon das harmloseste Lächeln, das einer anderen Person gilt, sehr verdächtig vor.
Der Geizige fühlt sich bei jeder Freude, oder Erfolg eines anderen in seiner Existenz bedroht.
Beim Depressiven existiert in jedem Moment der Gegenwart nichts als die Erwartung des künftigen Schmerzes.
Unsere Unfähigkeit, mit den eigenen Gedanken klarzukommen, erweist sich als die Hauptursache alles Leidens.

Aber dazu müssen wir zuerst die Kräfte unserer Emotionen in den Griff bekommen.

Wenn wir also unsere Emotionen heilen, oder besser gesagt: korrigieren wollen, so benötigen wir dazu zuallererst unseren Intellekt, unsere Gedanken, unser Mentalbewusstsein. Unsere Emotionen sollten nicht in Traumata erstarren, sondern erkannt werden, dass diese ständigen Wandlungen unterliegen, somit also immer veränderbar sind. Nur unsere Ängste oder Begierden wollen die Erlebnisse festhalten. Aber damit unterwerfen wir uns einer der größten psychischen Täuschungen, denn nichts in der Welt ist festhaltbar. Mit dem festhalten vergeuden wir eine menge Lebensenergie. Alles verändert sich ständig, unser Körper, auch unsere Psyche, unser Bewusstsein, unser Seinszustand.

Beginnen wir, unsere innere Lebenseinstellung mit der ständigen Vergänglichkeit aller Dinge anzufreunden, dann haben wir den ersten und wichtigsten Gedanken-Sprung, somit Bewusstseinssprung gewagt und getan!
Das tibetische Wort für Mensch heißt **Nangpa**, und bedeutet: **das Wesen, das nach Innen schaut.**

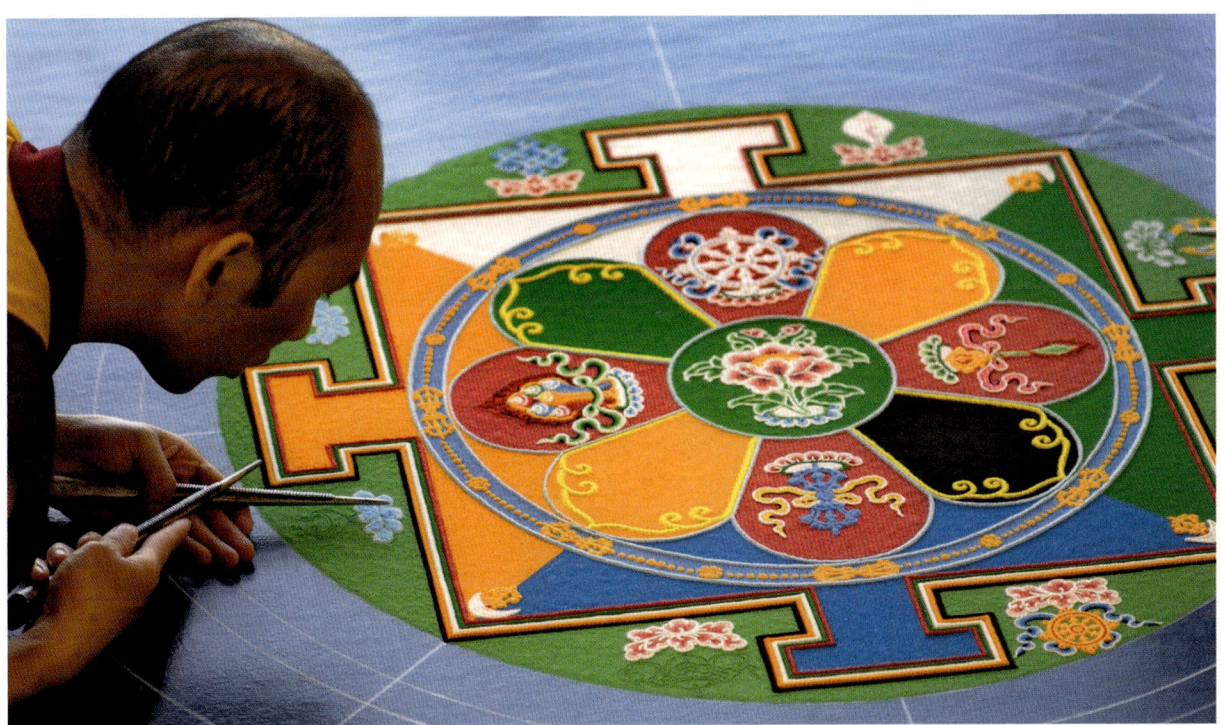

Das erstellen eines Sandmandalas übt und schärft den Blick nach innen.

ÜBUNG: **zur Ruhe kommen und nach innen schauen**

Setzen Sie sich bequem hin.
Den Köper in einer aufrechten, aber nicht verspannten Haltung.
Die Augen leicht geöffnet.
Achten Sie, während Sie etwa fünf Minuten lang ruhig, natürlich und langsam atmen, auf das Ein - und Ausströmen des Atems.
Werden Sie sich gewahr, wie das Durcheinander der Gedanken sich allmählich legt und lichtet.
Spüren Sie, wie Sie zur Ruhe kommen.
Tauchen Gedanken auf, dann versuchen Sie nicht, diese zu unterdrücken.
Aber lassen Sie auch nicht zu, dass es immer mehr werden.

Achten Sie einfach weiter auf den Atem.
Wenden Sie nun, statt Ihre Aufmerksamkeit auf all das zu richten, was sich vor Ihnen abspielt, was Sie sehen oder hören können, **den Blick nach innen,** und betrachten Sie Ihren eigenen Geist.
Mit betrachten ist hier gemeint, dass Sie den Geist anstrengungslos als solchen betrachten, nicht jedoch seine Gedankeninhalte.
Lassen Sie den Geist sanft zur Ruhe kommen, wie ein ermüdeter Reisender, der eine herrliche Wiese entdeckt und sich für eine Weile auf ihr niederlässt.
Vergegenwärtigen Sie sich dann mit einem Empfinden tiefer Wertschätzung, wie kostbar das menschliche Dasein ist und welche ausserordentlich grossen Entfaltungsmöglichkeiten es Ihnen - jedem von uns - bietet.
Führen Sie sich zugleich vor Augen, dass dieses kostbare Leben nicht ewig dauern wird und es ganz entscheidend darauf ankommt, den bestmöglichen Gebrauch von ihm zu machen. Gehen Sie offen und ehrlich der Frage nach, was für Sie am meisten zählt.
Was müssen Sie erreichen und was müssen Sie ablegen, damit es Ihnen wirklich gut geht und Sie ein sinnerfülltes Leben führen können ?

Wenn Ihnen klar geworden ist, welche Faktoren an Ihrem Leben zu wahrem Glück beitragen, stellen Sie sich vor, dass all diese Faktoren in Ihrem Geist prächtig gedeihen mögen und sich nach und nach aufs Angenehmste entfalten .

Nehmen Sie sich vor, diese Gedanken weiterhin täglich zu praktizieren.

Beziehen Sie am Ende der Meditation die grenzenlose Zahl der Vielfalt aller Lebewesen auf diesem Planeten in ihren Gedanken - die Ausdruck reiner Güte sind - mit mitfühlendem Herzen ein.

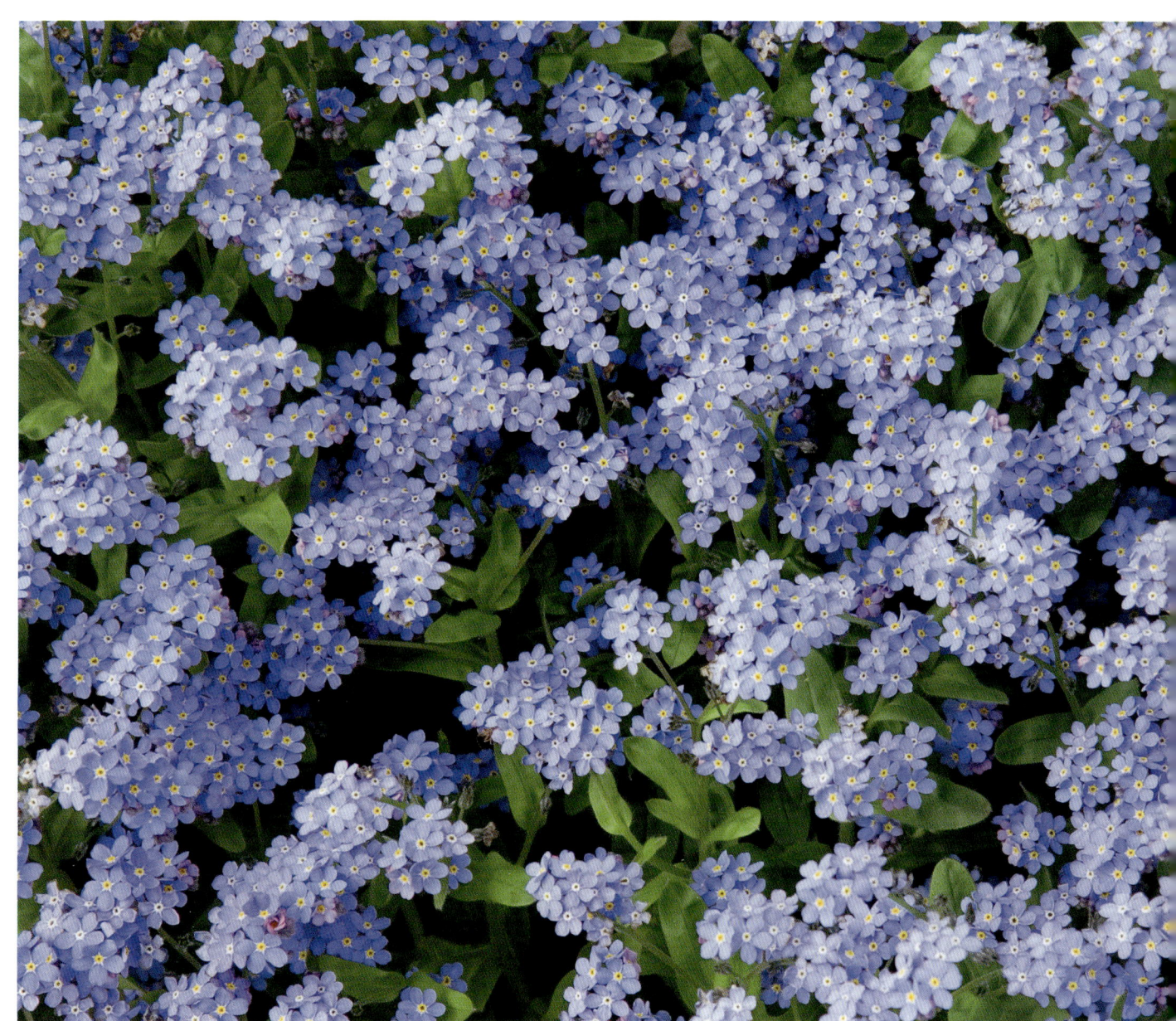

WEISHEIT DER GEFÜHLE

Unangenehmes abwehren und Angenehmes besitzen wollen!
- *Abgewehrtes schafft Angstpotentiale.*
- *Angenehmes schafft Anhaftungspotentiale.*

So entstand unsere psychische Persönlichkeitsstruktur, unsere emotionale und kulturelle Wertestruktur.

Stärkt eine Emotion unseren inneren Frieden und erstrebt sie das Wohl der anderen, so ist sie konstruktiv / also POSITIV.
Bringt uns eine Emotion hingegen aus dem Gleichgewicht, verstört sie uns oder zielt sie darauf ab, anderen zu schaden, so ist sie destruktiv, also NEGATIV.

Unsere Psyche ist die Summe aller gespeicherten, emotionalen Positivitäten und emotionalen Negativitäten.

Emotionen konditionieren unsere Befindlichkeiten und veranlassen uns, einen bestimmten Standpunkt einzunehmen, d.h., die Dinge auf eine bestimmte Weise, aus einem bestimmten, eingeengten Blickwinkel zu sehen.

Diese psychischen Engheiten oder Verzerrungen gestalten und degenerieren unser ganzes Leben lang die Qualität unserer Organstrukturen und unseres Nerven /, Hormon / und Immunsystems.

Belastende Gefühle können alle Organsysteme schwächen!

Deshalb steht in der Tibetischen Medizin die Heilung unserer Emotionen so vordergründig. In diesem Heilsystem gibt es keine Störung oder Krankheit, die nicht psychosomatisch bedingt ist. Auch der einfachste Knochenbruch oder Husten kann so tiefgründig diagnostiziert werden.

z.B. Wut, Ärger: beeinflussen Herz-Kreislauf, Arterienverschlüsse, Bluthochdruck, Tumorbildungen.
Das LUNG wird dabei gestört (inaktiv oder überaktiv), es unterstützt nicht mehr das Tripa und Päken.

Negative Handlungen, Emotionen und Gedanken erhöhen die Wirkungskräfte von vorhandenen Störgefühlen noch zusätzlich.
WUT soll negative Störgefühlsmuster um das 7-fache erhöhen.(Abidharma)

Was mach ich mit meiner WUT?

Wut ist ein krankmachendes Kraftfeld in uns! - Achtsamkeit ist das heilende Kraftfeld in uns.

Die Psychoanalyse versucht, dem Patienten Neigungen und Geschehnisse, Fixierungen und Blockaden aus der Vergangenheit bewusst zu machen, die zu neurotischen Seelenqualen führen und ein normales Funktionieren im Alltag nicht zulassen.

Der Blick für das Besondere
Der Buddhismus vertritt diesbezüglich eine andere Herangehensweise. Aus buddhistischer Perspektive kommt es entscheidend darauf an, das Gewahrsein für das Entstehen der Gedanken zu entwickeln. Dadurch wird es ermöglicht, einen von Wut bestimmten Gedanken unmittelbar im Moment seines Entstehens als solchen zu erkennen und ihn dann gleich im nächsten Augenblick wieder aufzulösen, ihm seine Substanz nehmen.
So bearbeiten wir in der Meditation einen Gedanken nach dem anderen, lernen allmählich, diese schon im Moment ihres Auftauchens zu durchschauen und unterbrechen somit die konditionierte Kettenreaktion, in deren Folge die Gedanken gewöhnlich von unserem Mentalbewusstsein Besitz ergreifen.

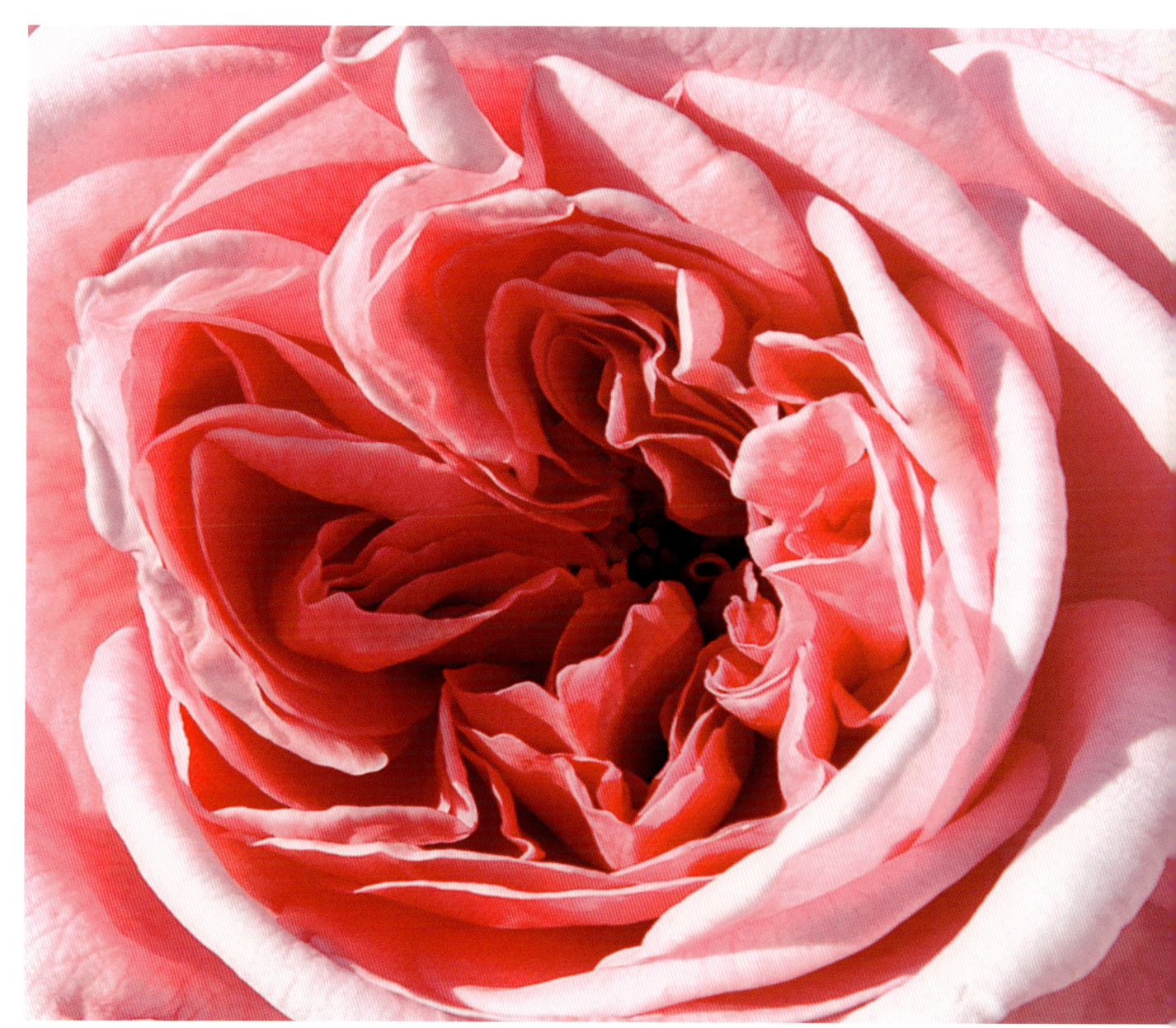

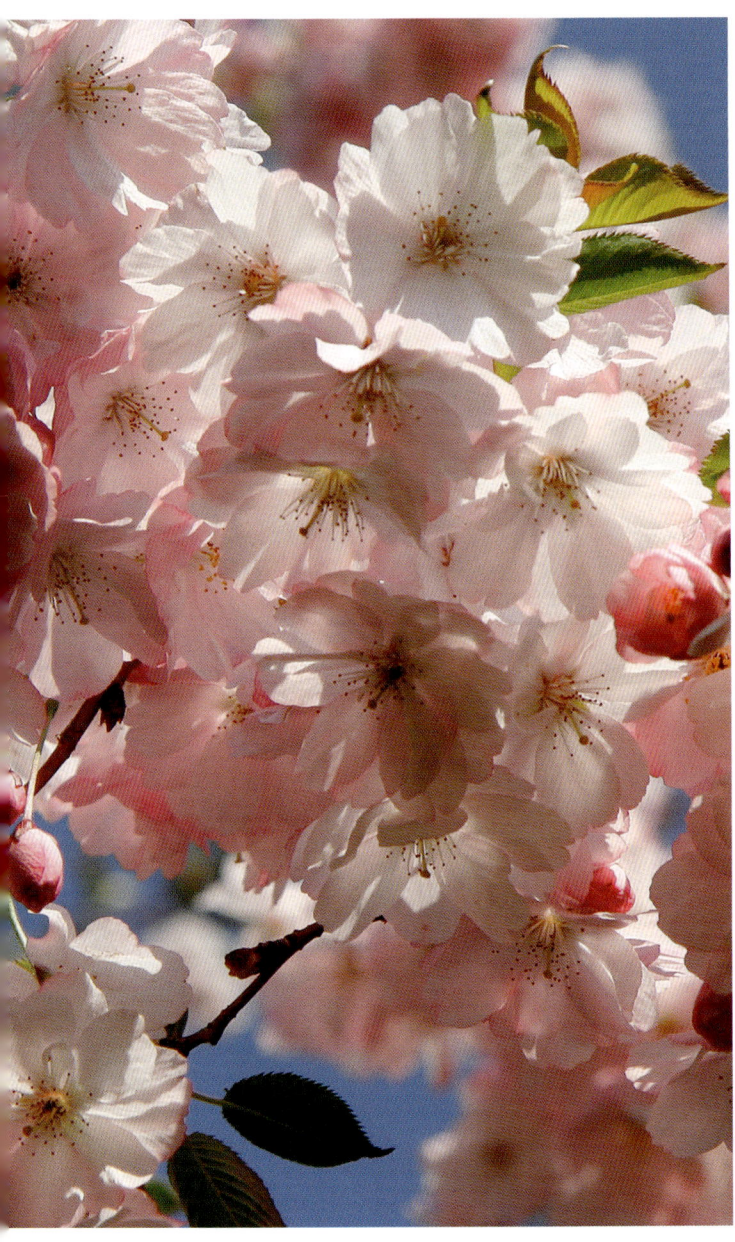

Dies führt zu keinem Verdrängen der Wut, sondern ist ein äusserst subtiles Bewusstmachen dieser. Diese Methode findet schon eine weltweite Anwendung in westlichen Kliniken, bekannt unter dem sog. Stressbewältigungsprogramm (MBSR) von Jon Kabat-Zinn.

Das wesentliche beruht auf dem Um-Konditionieren unserer Bewusstseinsstrukturen, sozusagen ein kleinschrittiges Umgewöhnen unseres Alltags Empfindens und- Denkens. Das tibetische Wort für Meditation heißt **GOM** und bedeutet: **das Denken umgewöhnen.**

Die Meditation schafft den Raum – weitet die Stille – die wir für die Entwicklung von Achtsamkeit brauchen. Mit Achtsamkeit und der Lücke des entstehenden Raums können wir „Stop" sagen zu wiederkehrenden ablenkenden, emotional gesteuerten Reaktionsmustern.

Jede harmonische Reaktion in uns hinterlässt einen positiven „Imprint" in unserem Speicherbewusstsein und nach und nach können wir diese, unsere mentale Festplatte, überschreiben und heilen.

ÜBUNG: im Gewahrsein ruhen

Schauen Sie nach, was hinter dem Vorhang des begrifflichen Denkens steckt.

Versuchen Sie, dort eine wache Präsenz zu finden, die von allen Gedanken frei ist - durchscheinend, lichthaft - unbeeinträchtigt durch Gedanken an Vergangenheit, Gegenwart oder Zukunft.

Versuchen Sie - frei von Vorstellungen - im gegenwärtigen Moment zu verweilen.

Achten Sie darauf, wie die Lücke zwischen den Gedanken beschaffen ist.

Dehnen Sie den Zeitraum zwischen dem Verschwinden des einen und dem Auftauchen des nächsten Gedanken ganz allmählich aus.

Verweilen Sie in einem Zustand der Einfachheit, frei von Gedanken und dennoch vollkommen bewusst, unangestrengt, erwartungsfrei, zugleich wach und achtsam.

Einer der größten Irrtümer, denen wir unterliegen, ist, dass wir meinen, alles Erlebte bleibt wie es ist, auch unser Charakter. Das Gegenteil ist der natürliche Prozess unseres Bewusstseins. Da viele Impulse sekündlich in ständiger Wechselwirkung ineinander einfließen, sind es nur unsere festhaltenden Konzepte, welche diese spielerische Veränderlichkeit nicht zulassen. Übe das Loslassen.

Und diese festhaltenden Konzept manifestieren sich nachhaltig im emotionalen Bewusstsein.

Dies ist das Spannendste im buddhistischen Tantra, die eigenen festhaltenden Konzepte bei sich zu entdecken und angstfrei den Veränderungsmöglichkeiten zu begegnen. Das ist die wirkliche Befreiung – und somit Heilung im Buddhismus.

Zentrales Thema ist das Streben nach emotionaler Balance und einer selbsterzeugten inneren Zufriedenheit mit sich und der Welt.

Im Buddhismus geht dieses Streben über die Selbstzufriedenheit hinaus, mit dem Ziel, über innere Stabilität anderen als hilfreiche Zeitgenossen zu dienen.

Dies ist der Boddhisattva Aspekt und bildet die Grundlage jeder buddhistischen Meditationspraxis

Unsere schnelllebende Wettbewerbskultur lebt die Philosophie: der geschulte Intellekt soll alles differenziert trennen, er hat dann Millionen von Einzeldaten ermittelt, vergisst aber dabei oft, alles wieder in einem größeren Ganzen integrativ zu verstehen. Das Abholzen des Regenwaldes bringt wohl kurzfristig wirtschaftliche Gewinne, die langfristige Klimaveränderung wird von den Abholzungsspezialisten nicht berücksichtigt. Wir werden somit großartige Spezialisten, verlieren aber immer mehr den Blick für das Ganze. Wir trennen den Körper von der Psyche, das Denken vom Körper. Der Orthopäde trennt die Mechanik von der Psyche, der HNO Arzt den Hals vom restlichen Körper etc.

EMOTIONALE WEISHEIT IST MEDIZIN

Heilung der Emotionen heißt: Das Fühlen mit dem Denken wieder zu verbinden. Für Heilung bringen wir den Körper mit seinem Bewusstsein in Verbindung.
* *Enatmend fühle ich das Einatmen*
* *Ausatmend fühle ich das Ausatmen.*

Die Energie der Achtsamkeit nutzend, ist die Energie des Gegenwärtig-Seins. Wobei Körper und Geist eine Einheit erleben.

* Einatmend betrachte ich einen wütenden Menschen,
* Ausatmend erkenne ich das Leiden dieses Menschen,
* Einatmend betrachte ich, wie schädlich die Wut für mich selbst und andere ist,
* Ausatmend erkenne ich, wie Wut meine Zufriedenheit verbrennt und zerstört.

Wir können eine neue Sichtweise erlernen, die Dinge um uns herum verändert zu sehen und zu bewerten, als wir dies kulturbedingt ohnehin schon tun. Heraus aus unserem kleinen Ich Blickwinkel – hinüber in das grössere WIR!
Wir entwickeln mit dieser Methode – innerhalb der Fünf Elemente Lehre – vor allem das Raum Element.

Es gibt Möglichkeiten belastende Gefühle durch positive Emotionen zu ersetzen.

* Ärger und Wut - dafür mehr Mitgefühl und Nachsicht für andere (Erde und Feuer Element)
* Neid und Eifersucht - dafür mehr Mitfreude und Empathie für andere (Luft und Feuer Element)
* Gier und Erwartung – dafür mehr Geduld und Gelassenheit. (Luft und Wasser Element)
* Ängste und Sorgen – dafür mehr spontanes Erkennen von Vergänglichkeit und Zeit. (Luft und Raum Element)

Wir brauchen eine intelligente Ethik, einen klügeren Egoismus, der sich schrittweise vom puren *Ich-Interesse* (Erde) löst und zu einem gegenseitigen *Wir-Interesse* (Raum) sich wandelt und weitet.
Diese weitsichtige Empathie führt zu einem Handeln mit mehr globaler Verantwortung.
Der Dalai Lama nennt dies einen „Intelligenteren Egoismus" einen Weisheits Egoismus.

Wir erlernen die grundlegende buddhistische Sichtweise der natürlichen Vernetztheit aller Phänomene. Dieses Erkennen eröffnet tiefenökologische Einsichten. Aus dem Erkennen dieser Zusammenhänge entsteht für den Erleber eine neue mentale Intelligenz, die die Einstellung zum eigenen Leben an der persönlichen Basis zum Positiven verändern kann.

Diese Weisheit durchschaut die Falle des kurzsichtigen Ärgers und des kurzsichtigen Genusses. Wir entdecken in dieser Selbstverantwortlichkeit die Qualitäten unserer inneren Balance, und diese ist direkt abhängig von unserer emotionalen Balance.

Und diese Emotionale Balance ist wiederum zuallererst gesteuert von unserer Achtsamkeit gegenüber unseren eigenen Gedanken.

Gedanken
Emotionen
Körper / Organe

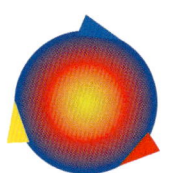

Emotionen entstehen immer im Kontext von Denken und Handeln

Mit der Weisheit über unsere Gefühle werden wir selbst zum Therapeuten.

Unsere Emotionen können uns zu einer Persönlichkeitsreifung bringen.

Unsere Emotionen sind der Rohstoff zur Selbsterkenntnis – zur Erkenntnis!

Transformation von Störgefühlen findet erst statt, wenn das Konzept von Leerheit (Shunyata) in die Psyche integriert ist:
Die Übung gründet in der Einsicht der Nicht-Zweiheit, der Non-Dualität dieser Welt.

Denke nicht, die Wut ist etwas Schlechtes und die Achtsamkeit etwas Gutes. Sowohl unsere negativen als auch unsere positiven Gefühle sind natürlich und gehören derselben Wirklichkeit an. Es besteht also kein Notwendigkeit für einen Kampf.

Buddhistische Meditation bedeutet nicht, sich in ein mentales Schlachtfeld zu verwandeln auf dem das Gute gegen das Böse kämpft. Die Übung besteht darin, sich selbst zu verwandeln.

Wenn wir keinen Müll haben, ist nichts da, woraus wir Kompost herstellen könnten. Und wenn wir keinen Kompost haben, ist nichts da, um die Pflanze in uns zu ernähren. Wir brauchen die Schmerzen und Leiden in unserem Innern. Da sie natürlich sind, wissen wir, dass wir sie umwandeln und positiven Gebrauch von ihnen machen können.

Achtsamkeit und Gewahrsein

Die Meditationspraxis der *Achtsamkeit* wird in Sanskrit *shamatha* und auf tibetisch *shine* genannt. *Shine* bedeutet „Frieden", der Sanskritbegriff *shamata* bedeutet „ruhiges Verweilen". Mit Shine lernen wir, die Wildheit, aber auch die Trägheit unseres Geistes zu besiegen, so daß wir wachsam und locker zugleich sind und fähig werden, unseren Geist, den roten Faden, der durch alles hindurchläuft, unmittelbar zu erleben. Es geht dabei nicht um Frieden als eine Art von Trancezustand, aber auch nicht um eine angestrengte Form von Konzentration.

Wir beginnen, indem wir eine aufrechte und gelöste Sitzhaltung einnehmen und uns mit dem Atem identifizieren. Wir verschmelzen unsere Aufmerksamkeit mit dem Atemstrom und beobachten ihn an einem bestimmten Punkt, z.B. wie er an der Nasenspitze kommt und geht. Der Atem ist hier das zentrale Objekt der Meditation. Wenn wir bemerken, daß unsere Achtsamkeit abgelenkt wurde, nehmen wir einfach die Sinneseindrücke, Gedanken und Gefühle wahr, die unsere Aufmerksamkeit vorübergehend gefesselt haben, ohne sie zu bewerten oder innerlich zu kommentieren, und kehren bewußt zur Beobachtung des Atems zurück. Der Atem als Objekt unserer Meditation hat dabei die Funktion eines Doubles, er doubelt die Kontinuität unseres Geistes. Eigentlich geht es um unseren Geist, um Aufmerksamkeit oder Erlebnisfähigkeit als solche, nicht um ein Objekt der Erfahrung.

Da aber unser Geist sich gewohnheitsmäßig immer nur auf die wahrnehmbaren Objekte bezieht, benutzen wir den Atem oder ein anderes Objekt als Übergangslösung. Die Methode ist also denkbar einfach. Als zusätzliche Orientierungshilfe wird manchmal empfohlen, die Atemzüge zu zählen, z.B. von eins bis zehn und dann wieder von vorne. Das hat den Vorteil, daß wir nicht, spätestens wenn wir bei 287 angekommen sind, feststellen müssen, daß wir irgendwie unterwegs abgelenkt worden sind. Durch die immer wieder und immer wieder erneut aktivierte Rückkehr der Aufmerksamkeit zum Objekt der Meditation entwickelt sich mit etwas Geduld ein stabiler Zustand der Achtsamkeit und zugleich eine innere Loslösung. Wir identifizieren uns mehr und mehr mit Achtsamkeit und immer weniger mit unseren Konzepten. Beides ist wichtig und letztlich derselbe Vorgang. Der in unseren Konzepten

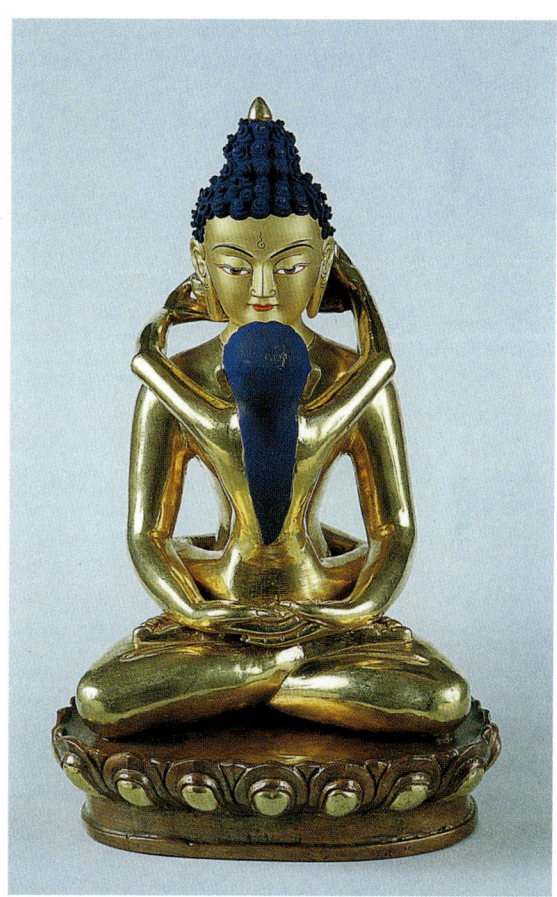

Kosmische Vereinigung, Erlebnis des mystischen „Ich-Verlusts"

79

zu Eis gefrorene Geist taut wieder auf und wird wie ein stiller und heiterer See, in dem sich „der Fisch der besonderen Einsicht tummelt", wie traditionell gesagt wird. Wir beginnen, mit uns selbst in elementarem Sinne Freundschaft zu schließen. Indem wir reine Aufmerksamkeit auf alles, was während der Meditation entsteht, anwenden, beginnen wir zu sehen, daß unser Gedankenstrom keine Beständigkeit oder Festigkeit hat, sondern den am Himmel dahintreibenden Wolken ähnelt, und an einem gewissen Punkt realisieren wir, daß das isolierte und begrenzte „Ich", mit dem wir uns fälschlicherweise identifiziert haben, keine wirkliche Beständigkeit hat.

Der nächste vollkommen logische Schritt heißt *Gewahrsein*. Die durch Shine gesteigerte Achtsamkeit wird als Gewahrsein auf die gesamte Erfahrungsdimension ausgedehnt. Shine ist ungefähr so, als ob wir in der Mitte unseres Seins zu ruhen lernen. Im Mandala unserer Erfahrung entsteht im Zentrum ein ruhendes Potential aus Achtsamkeit. Die Praxis von *Gewahrsein* wird auf Sanskrit *vipashyana* genannt, was „Einsicht" oder „Hellblick" bedeutet. Der tibetische Ausdruck dafür lautet *lhagthong*, was als „Klares Sehen" übersetzt wird. Die durch Shine gesteigerte Achtsamkeit wird als Gewahrsein über das gesamte Mandala unserer Erfahrung ausgestrahlt. Lhagthong bringt ungeheures Interesse an den Dingen, Mitmenschen und der Welt überhaupt mit sich. Wir beginnen, Sympathie und mitfühlendes Wahrnehmen für andere zu entwickeln. Lhagthong schafft eine Verbindung zwischen der Einsicht, die in der Meditationspraxis entwickelt wird, und unserer alltäglichen Erfahrung. Es gestattet uns, diese meditative Einsicht oder dieses meditative Gewahrsein in unser tägliches Leben einzubringen.

Wenn wir Lhagthong üben, sitzen wir ebenfalls aufrecht und entspannt und beobachten ebenfalls den Atemstrom. Jedoch beobachten wir jetzt die Bewegung des Atems im Bauchraum, auf der Höhe des Nabelchakras. Wir rufen uns selbst nicht mehr zur Ordnung, wie bei Shine, sondern benutzen das Meditationsobjekt Atemstrom eher als Ausgangspunkt, von dem aus wir alles, was auftaucht, mit derselben Aufmerksamkeit betrachten und erforschen und zu dem wir zurückkehren, um uns gelegentlich auszuruhen. Shine bezieht sich auf die weiße Essenz im Kopfraum, auf das bewußte Selbst, Lhagthong bezieht sich auf die rote Essenz im Solarplexus und im gesamten Bauchraum und trägt das meditative Gewahrsein in das unterbewußte Selbst hinein. Durch die Einsicht, die wir durch die wiederholte Achtsamkeits- und Gewahrseinsübung und deren Kombination erhalten, entdecken wir allmählich die völlig offene Dimension von Shunyata.

Tantra trifft eine genaue Unterscheidung zwischen der Urintelligenz und der meditativen Intelligenz. Die Urintelligenz wird auch als „Grundlichtheit" bezeichnet, und die durch Meditation entwickelte Intelligenz als „Pfadlichtheit". Daß „alles Bestehende nichts anderes als der Geist ist", ist eine Beschreibung der Urintelligenz, der Grundlichtheit. Die durch tantrische Praxis aktivierte Pfadlichtheit ist zu Anfang wie eine sprudelnde Quelle, der etwas geholfen werden muß, um nicht gleich wieder zu versickern. Zu Beginn gibt es einen ausgeprägten Sinn für Anstrengung. Irgendwann bildet sich aus der Quelle ein Wildbach und durch Shine ein See, der durch Lhagthong zum Überfließen und auf den Weg zum Ozean gebracht wird. In dem Moment, wo sich die Quelle als Teil des gesamten Wasserkreislaufs der Erde wiederentdeckt, verschmelzen Meditations- und Urintelligenz, die Anstrengung endet, aber die Aktivität geht weiter.

Shine trainiert die Achtsamkeit in der Fähigkeit, sich selbst als Bewußtheit, das „Subjekt" wahrzunehmen.

Lhagthong trainiert die Fähigkeit, diese Achtsamkeit auf die „Objekte" der Wahrnehmung auszudehnen. Ohne diese Gleichheit in der Wahrnehmung von Subjekt und Objekt würden wir allein durch die Praxis der Shine-Übung den Konflikt zwischen Innen und Außen nur verschärfen.

Durch die Verbindung von Shine und Lhagthong erkennen wir die Erleuchtungsnatur zugleich innen und außen. Wir entdecken die himmelsgleiche Unbegrenztheit des Seins. Wir beginnen langsam zu begreifen, daß es weder das begrenzte „Ich" noch eine von uns getrennte „Welt da draußen" und auch keine harte Trennung zwischen Innen und Außen, an die wir so lange geglaubt haben, jemals wirklich gegeben hat. Daraus kann langsam, aber überzeugend das Verlangen entstehen, den Glauben an das Ego und das Festhalten daran endgültig aufgeben zu wollen. Möglicherweise ist dies ein letzter Versuch des Ego, denn: Wer will hier eigentlich wen aufgeben? Aber auch dieses Argument kann zu einer Finte des Ego werden.

„Anstatt die Erlangung des erleuchteten Zustandes anzustreben, besteht die tantrische Betrachtungsweise darin, in allen Situationen die Kontinuität des erleuchteten Geistes ebenso wie seine stetige Unstetigkeit zu erkennen", schreibt Chögyam Trungpa. Und weiter: „Das Prinzip des Tantra ist vielmehr die Kontinuität, die durch Wahrheit wie Verwirrung hindurchläuft." Mit etwas Geduld und Humor entsteht schließlich die unerschütterliche Erkenntnis, daß wir uns selbst befreien können, ja, daß alle Verstrickungen des Geistes sich irgendwann von alleine lösen werden, weil „alles Bestehende nichts anderes als der Geist ist".

Da wir zu erkennen beginnen, daß kein isoliertes „Ich" existiert, das besonders geschützt werden muß, wird eine Menge Kraft frei, wir fangen an, auf natürliche Weise unser Gefühl von Wärme, Verbundenheit und echter Freundlichkeit auf andere auszudehnen. Wir beginnen die Welt richtig zu entdecken. Unser Bewußtsein zeigt seine natürliche Tendenz, sich auszudehnen und den Raum zu erforschen. Da wir nicht mehr an unseren Konzepten festhalten und die Fesseln des Pseudowissens zerrissen haben, ist die Wirklichkeit völlig neu, wie gerade erst entstanden. Die Sufis würden sagen, wir seien „zu Töchtern und Söhnen des Augenblicks" geworden – die Reise im Diamantfahrzeug hat begonnen.

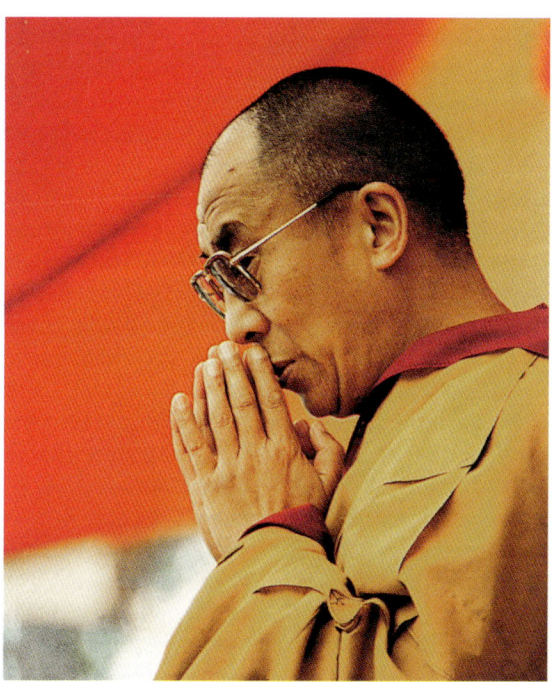

„Die Lehre des Buddha ist, daß ich mein eigener Meister bin und alles von mir selbst abhängt", sagt der 14. Dalai Lama.

Tantrische Methoden

Tantrische Methoden bestehen üblicherweise aus drei Elementen: Sicht, Meditation und Handlung. Die Sicht ist die absolute Dimension unseres Bewußtseins. Sie wird normalerweise als Text oder mündliche Erklärung gegeben. Meditation ist die jeweilige geistige Übung, mit der die absolute Dimension entsprechend der zuvor erkannten Perspektive entschleiert wird. Handlung bedeutet die Integration dieser Erfahrung in unseren normalen Alltag. Eine Variante von Wachheit wird damit zum roten Faden, der durch die Perlen all unserer Alltagserfahrungen hindurchläuft. Jedes störende Gefühl, jede Art von Verwirrung und Konflikt kann zum Rohstoff für die Erleuchtung werden. Die tantrische Weisheit fügt Nirvana und Samsara zusammen, schließlich wird die relative Ebene als absolut und die absolute Ebene als relativ erkannt.

Tantra bedeutet also „Kontinuität". Anfangs finden wir es vielleicht einfach ganz toll, einen funkelnagelneuen Thron für unser Ego gefunden zu haben. Dann stellen wir fest, daß die wie schwarze Monde geformten Hufe einige Bewegungsmöglichkeiten eröffnen. Mit etwas Glück lernen wir jemanden kennen, der mechanische Kenntnisse hat, und schließlich begegnen wir sogar einem Piloten. In diesem Moment beginnt der Lernvorgang eine völlig neue Qualität zu bekommen. Damit endet die tantrische Kontinuität aber noch nicht, sondern eines Tages kommt Häuptling „Doppelter Regenbogen" selbst als Pilot zurück und beginnt, andere auf die Möglichkeiten des Fliegens hinzuweisen. Was nicht bedeuten muß, daß er ausnahmslos jede Flugmaschine fliegen kann oder daß er selbst als Fluglehrer arbeitet, sondern daß die grenzenlose Dimension des Seins und Bewußtseins für ihn zu einer wirklichen, jederzeit gegenwärtigen Erfahrung geworden ist. Aus der Sicht der Nyingmapas sind z.B. Menschen wie Leonardo da Vinci und Mozart Piloten.

Das Wesen der Kontinuität ist ständige Veränderung und umfaßt Leben und Tod. Es gibt kein Ende der Existenz. Tod ist Transformation, Übergang, ein Aspekt des Stroms der Kontinuität, und gehört untrennbar zur Existenz. Wir haben Angst vor dem Tod, wir fürchten den Verlust der physischen Ebene, weil wir sie vielleicht für die einzig reale Existenzebene des Seins halten. Wir bekommen innerhalb der materialistischen Strömungen unseres westlichen Kulturkreises nur recht wenige Hinweise auf die Existenz anderer Seinsebenen. Wir haben dementsprechend auch nur wenig Vertrauen, daß wir über das Ende unserer materiellen Existenz hinaus existieren werden. Immerhin gibt es seit einigen Jahren Forscher, die sich intensiv mit der Dokumentation und Untersuchung der sogenannten „Nahtoderfahrungen" beschäftigen, und diese Berichte enthalten nicht nur ganz bemerkenswerte Übereinstimmungen, sondern mindestens ebenso spannende Ähnlichkeiten mit den Beschreibungen der Jenseitswelten im *Tibetischen Totenbuch*.

Tantra bezieht sich generell auf das Thema „Kontinuität", und es gibt einen Aspekt der Kontinuität, der bisher nur indirekt dargestellt wurde. Laut tantrischer Perspektive gibt es eine Art Brücke zwischen Diesseits und Jenseits, zwischen relativer und absoluter Ebene, zwischen materieller und transzendenter Dimension, zwischen Nirmanakaya und Dharmakaya, nämlich den Sambhogakaya. Besser wäre, von drei Erfahrungsebenen zu sprechen, die sich gegenseitig völlig durchdringen und deren Wahrnehmung sich entsprechend der jeweiligen Bewußtseinsverfassung entfaltet.

Nirmanakaya bedeutet „Körper der Wandlung", die gesamte materielle Welt, in der sich alles dauernd wandelt. *Sambhogakaya* bedeutet „Körper des Entzückens" – eine ekstatische, subtile und schöpferische Erfahrungsdimension. *Dharmakaya* bedeutet „Körper der großen Ordnung", gemeint ist die absolute Dimension

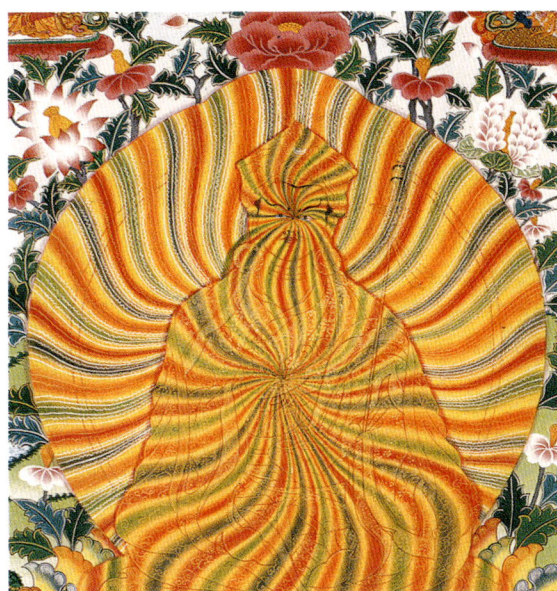

Regenbogenkörper von Guru Rinpoche. „Wo Relatives und Absolutes zusammentreffen"

der Wirklichkeit, die als unzerstörbar gilt. Um innerhalb der materiellen Welt anwesend zu sein, kleidet sich diese absolute Dimension, die jenseits von Form, Energie, Zeit und Raum liegt, in die „Formkörper" Sambhogakaya und Nirmanakaya.

Übertragen auf das christliche Weltbild, was mir vermutlich nicht ganz zur Zufriedenheit aller christlichen Theologen gelingen wird, wäre der Dharmakaya Gott als allmächtige, allwissende und allgegenwärtige Wirklichkeit, die jede konventionelle menschliche Erkenntnisfähigkeit übersteigt. Innerhalb der Trinität entspräche dieser Aspekt Gottvater. Der Sambhogakaya entspräche den Engelshierarchien und innerhalb der Trinität dem Heiligen Geist. Der Nirmanakaya

schließlich wäre Gottes Schöpfung und innerhalb der Trinität der Gottessohn Jesus Christus.

Innerhalb eines einzigen Tages erlebt jeder von uns aus der Sicht der Tantriker alle drei Ebenen. Im Wachzustand erleben wir die materielle Welt des Nirmanakaya. Im Traumzustand erfahren wir die Dimension des Sambhogakaya. Und im Tiefschlaf erfahren wir die Dimension des Dharmakaya, die beiden letzten Ebenen natürlich üblicherweise nur unbewußt. „Den Seinen gibt es der Herr im Schlaf ...", heißt es im Christentum. Die Tantriker verfolgen seit Jahrhunderten das Ziel, alle drei Ebenen bewußt zu erfahren. Dabei spielt der Sambhogakaya die Rolle einer entscheidenden Durchgangsstation. Nach tantrischer Anschauung beinhaltet der feinstoffliche Körper des Menschen, also die Sambhogakaya-Ebene innerhalb der menschlichen Organisation, in den Chakras ein ganzes Pantheon von Gottheiten in mikrokosmischer Form, die als einzelne Form-, Energie-, und Intelligenzaspekte der absoluten Ebene gelten. Hier bestehen wesentliche Übereinstimmungen mit den Auffassungen von Rudolf Steiner und C.G. Jung, nach denen die Götter innerhalb der menschlichen Seele existieren und aktiv sind. Tantra und C.G. Jung betonen dabei beide sowohl deren Bedeutung als auch deren Relativität für den menschlichen Entwicklungsprozeß. Tantra und Rudolf Steiner betonen dabei deren tatsächliche Existenz als spirituelle Wesen auch außerhalb des Menschen. Tantra gibt also beiden recht und sieht diese Ebene einerseits als Sprungbrett in die absolute Dimension. Andererseits versorgt eine gründliche Erfahrung mit dieser Ebene den tantrischen Adepten mit allem, was er braucht, um mit unterschiedlichsten Situationen und Personen zurechtzukommen, weil er sie auf archetypischer Ebene bereits kennengelernt hat.

Wenn wir am Rande einer Stadt spazierengehen, erleben wir die Durchdringung von Zivilisation und Natur

– innerhalb des Sambhogakaya durchdringen sich die relative und die absolute Ebene unseres Geistes.

Eine Theorie der Moderne, die teilweise bemerkenswerte Ähnlichkeiten und Übereinstimmungen mit dem tantrischen Konzept des Sambhogakaya aufweist, ist die Theorie der „morphogenetischen Felder" von Rupert Sheldrake. Einfach ausgedrückt heißt die Grundaussage der neuen Theorie: Am Anfang existiert immer schon ein Bild oder Muster des bereits fertigen Wesens, Dings oder Ablaufs, bevor diese sich real entwickeln und konkret manifestieren.

Dieses Muster gibt den Rahmen, in den sich Materie oder Energie ergießen, um das Ziel zu verwirklichen. Dieses Ziel steht von Anfang an weitgehend fest, da ja das Bild des Ganzen schon zu Beginn existiert. Sheldrake selbst spricht von „nichtenergetischer, formbildender Verursachung" und vergleicht sie mit dem Bauplan eines Hauses, der auch nicht materiell ist, keinerlei Energie enthält und doch eine wesentliche Voraussetzung für den Hausbau ist.

Sheldrake postuliert, daß jede Form eines morphogenetischen Feldes einer höheren Ebene bedarf, und kommt damit zu einem hierarchischen Modell, das er aber nicht im Sinne einer bürokratischen Hierarchie verstanden wissen will, sondern als eine ganzheitliche Form der gegenseitigen Durchdringung unterschiedlicher Ebenen. Das übergeordnete morphogenetische Feld bleibt zeitlebens mit der verwirklichten Form in Verbindung. Es ergänzt die konkrete Form auf einer anderen Ebene und schwingt in harmonischer Resonanz mit dieser.

Damit erklärt Sheldrake die Tatsache der Regenerationsfähigkeit lebendiger Organismen. Es scheint tatsächlich oft so, als hätten Lebewesen vollständige

Muster ihrer Organe und Funktionen gespeichert, denn wenn z.B. ein Teil eines Organs ausfällt, regeneriert sich die Funktion meist sehr schnell. Man bekommt geradezu den Eindruck, als unternähme der Organismus alles mögliche, um dem vollständigen Muster wieder nahezukommen und es erneut zu erzeugen.

Das den Chemikern bekannte Phänomen, daß man die Auskristallisation gesättigter Lösungen durch Beimpfen mit wenigen der zu erwartenden Kristalle enorm beschleunigen kann, findet durch Sheldrakes Sicht auf die Dinge ebenfalls eine interessante Erklärung.

Eine mit irgendeinem Stoff angereicherte Flüssigkeit, z.B. Wasser mit Salz, sollte ab einem bestimmten Punkt, dem Sättigungspunkt, theoretisch anfangen, Kristalle von diesem Stoff zu bilden. Oft überschreiten Systeme diesen Punkt in der Praxis aber deutlich. Gibt man ihnen aber ein einziges fertiges Kristall – sozusagen als Vorlage –, kommt der Prozeß sogleich in Gang.

Die Grundidee von Rupert Sheldrake, daß formerzeugende Felder, immaterielle Bildstrukturen, die Form und die Entwicklung von Lebewesen steuern und verursachen, ist gar nicht so neu.

Varianten dieser Betrachtungsweise finden sich bei Plato's Idee von den Urbildern, in der Astrologie, in der Archetypenlehre von C. G. Jung, in jedem magischen System und in Methoden wie Autosuggestion und Hypnose.

Daß Sheldrake als Biologe diese Idee im wissenschaftlichen Kontext erneut zur Diskussion gestellt hat, ist dennoch wertvoll.
Erstens ergibt sich damit ein anderer Blickwinkel, durch den sich unterschiedlichste Phänomene neu beleuchten lassen, und zweitens wird darüber ein

Ansatz, der in allen ganzheitlichen Systemen eine Rolle spielt, möglicherweise im wissenschaftlichen Umfeld "salonfähig".

Immerhin ließen sich mit dieser Sichtweise bisher nicht erklärbare Zusammenhänge neu verstehen, zum Beispiel die Steuerung von Entwicklungsvorgängen in der Embryologie durch sogenannte Organisationszentren.

Die morphogenetischen Felder könnten außerdem der Grund sein, warum Zellen in ihren Organen sich in bestimmte Muster fügen, in isolierten Zellkulturen aber wild zu wuchern beginnen.

Oder denken wir einmal an die Homöopathie, jene Heilmethode mit „hochpotenzierten" Stoffen.

Gemeint sind Verdünnungen, die teilweise weit höher als 1 : 1.000.000.000 liegen. Durch das Verschütteln beim Verdünnen der Mittel überträgt sich die morphogenetische Information des betreffenden Stoffes, sei's Schwefel, Kreuzottergift, Fliegenpilz oder Kochsalz, auf das Lösungsmittel. Durch das Weiterverdünnen zu immer höheren Potenzen befreit die Homöopathie ihre Medizin schrittweise immer mehr vom materiellen Aspekt ihrer Inhaltsstoffe, behält aber die wirksame Bildinformation immer bei. Durch dieses Verfahren steigert sich bei zunehmender Verdünnung der Wirkungsgrad der Medikamente.

Die tibetischen Lehren sagen, daß der Verlust des Körpers dazu führt, daß wir nach unserem Tod unsere Emotionen und Gedanken sehr viel intensiver erfahren werden, als sei der Körper ein Filter, der die Erfahrung geistiger und seelischer Wirklichkeiten dämpft.

Auch die Wirkung von Impfungen wird vielleicht durch die Hypothese der morphogenetischen Felder verständlicher.

Für eine Impfung braucht man ja glücklicherweise weder besonders viele, ja noch nicht einmal besonders wirksame oder überhaupt lebendige Erreger, sondern eigentlich nur deren Bild. Man beimpft damit den Organismus und ruft so Selbstschutzreaktionen im Körper hervor, die später beim tatsächlichen Kontakt mit den Erregern dann vor Infekten schützen.

Der sowjetische Forscher Kaznachjew wies nach, daß zwei voneinander getrennte Zellkulturen über UV-Licht in Verbindung miteinander treten können. Beimpft man nur eine davon mit einem tödlichen Virus, geht auch die andere zugrunde, wenn die Trennwand UV-durchlässig ist. Hier wirkt sicherlich nicht das Virus, sondern dessen Bild, und vermutlich das UV-Licht als Träger der Information.

Im Sport und anderen Bereichen gibt es das Phänomen, daß eine Leistung, die als unmöglich galt, wenn sie auch nur ein einziges Mal gelungen ist, plötzlich für viele möglich wird. Reinhold Messmer bestieg ohne Sauerstoffgerät mehrere Achttausender, was zuvor niemand wagte. Inzwischen haben es Dutzende von Bergsteigern getan. Es braucht halt ein Vorbild, im doppelten Sinne des Wortes.

Sheldrakes Theorie liefert vielleicht auch eine Erklärung für die Bedeutung der in schamanistischen Traditionen so zentralen Bereiche der Initiation und des Rituals. Durch die Wiederholung eines Rituals wird dessen morphogenetisches Feld im Geist der Teilnehmer stabilisiert. Wer sich das menschliche Bewußtsein als mit der übrigen Wirklichkeit verbunden denkt, wird eine weitergehende Wirkung auf die umgebende Wirklichkeit für möglich halten müssen.

Die Vertreter des tibetischen Tantra handeln offensichtlich nach dem Prinzip, daß bei jedem Ritual dessen Wirkung auf das gesamte Umfeld berücksichtigt werden sollte.

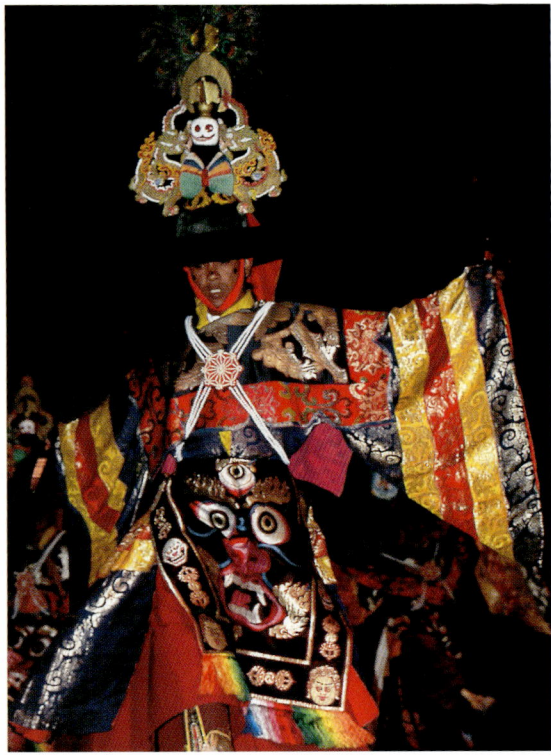

Tantrischer Tänzer bei einem Feuerritual

Der Umgang mit allen Elementen, wie Speisen, Getränken, Gerüchen, Bildern, Skulpturen, Musik und Texten, geschieht mit großer Sorgfalt. Die lokalen Gottheiten werden freundlich um Erlaubnis gebeten, auf ihrem Grund und Boden praktizieren zu dürfen, und mit

Opfergaben beschenkt. Geistigen Wesen mit zweifelhaftem Charakter wird deutlich gesagt, sie könnten entweder die Gelegenheit nutzen, Opfergaben zu genießen, im Falle mangelnden Wohlverhaltens würden sie aber mit Sicherheit recht unangenehme Erfahrungen mit speziellen tantrischen Methoden machen müssen. Die tantrischen Gottheiten, die zum Inhalt des Rituals gehören, werden eingeladen, mit Opfergaben aller Art reichlich beschenkt und um ihren Segen gebeten, und es werden Mantren rezitiert, um eine Verbindung zu ihnen aufzubauen. Die praktizierenden Tantrikas entschuldigen sich bei den tantrischen Gottheiten für den Fall, daß während der Praxis Fehler durch mangelnde Sorgfalt entstanden sein sollten. Selbstverständlich wird allen Menschen gedankt, die bei der Realisierung des Rituals geholfen haben. Am Ende wird die spirituelle Kraft, die durch das Ritual entstanden ist, dem Glück aller Lebewesen gewidmet, und für deren Erleuchtung gebetet. Aber da alle Formen relativer Natur sind, werden am Ende Sandmandalas zerstört und alle im Geist entstandenen Mandalas und sonstige Visualisationen in die grenzenlose Dimension des Raums aufgelöst, in die Dimension des Dharmakaya. Ein tantrisches Ritual wird also in einem gewissen Sinn zu einer Information an die gesamten Umgebung, die aber letztendlich als ein Verweis auf die absolute, transzendente Ebene eingebunden und damit auch wieder relativiert wird. Ohne diese letztendliche Auflösung besteht die Gefahr einer unbewußten Bindung an die relativen Inhalte des Rituals, was zu Mißverständnissen führen kann.

Ein Pfarrer hat einen etwas einfältigen Meßdiener. Er spricht mit ihm nach dem Gottesdienst und sagt: „Also, weißt du was, Jim, mit dieser Gemeinde stimmt was nicht, die glauben alle nicht so richtig. Keiner von denen steht fest im Glauben. Wir müssen unbedingt etwas dagegen tun, und ich möchte, daß du mir dabei hilfst." Jim sagt: „Ja, Herr Pfarrer, natürlich helfe ich Ihnen." Der Pfarrer erklärt ihm: „Also, das nächste mal, wenn ich am Schluß des Gottesdienstes von der Kanzel den Segen spreche und sage: ‚Der Heilige Geist komme über euch!', dann sitzt du auf dem Dachboden und wirfst durch die Falltür eine weiße Taube in die Kirche hinunter." „Ja, gut, Herr Pfarrer, mache ich, ist doch klar." Im nächsten Gottesdienst spricht der Pfarrer den Segen und sagt besonders feierlich und ausdrucksvoll: „.... und der Heilige Geist komme über euch!" Da geht oben die Dachluke auf, und der Meßdiener ruft: „Herr Pfarrer, Herr Pfarrer, den Heiligen Geist hat die Katze gefressen! Soll ich jetzt vielleicht die Katze runterwerfen?"

Manchmal braucht es eben ein Symbol, und Tantra macht durchaus Gebrauch davon, die Symbole gelten aber nicht als das Eigentliche. Tantra besteht aus der Kontinuität von Nirmanakaya, Sambhogakaya und Dharmakaya. Tibetische Klöster bieten einen überwältigenden Bilderreichtum, der nicht nur der Dekoration dient, sondern in erster Linie Lehrinhalte vermittelt. In den Rollbildern, den sogenannten „Thankas", den Wandmalereien und Statuen ist der gesamte Schatz der tibetischen buddhistischen Lehren verschlüsselt. Am wichtigsten sind die vielfältigen Meditationsgottheiten. Ebenso wie sie als Vorlage zur Visualisation in der Meditationspraxis dienen, sind sie auch Ausdruck der meditativen Erfahrung.

Die Hierarchie der Gottheiten oder Personifikationen der Weisheitsenergien in ihren „friedvollen" und „zornvollen" Erscheinungsformen ist so umfangreich, daß man von den „hunderttausend Buddhas in Tibet" spricht. Doch die Menge läßt sich durchaus überschauen.

Die „zornvollen" Gottheiten sind dem Intellekt zugeordnet. Sie treten als wilde Gestalten auf, im „tantrischen

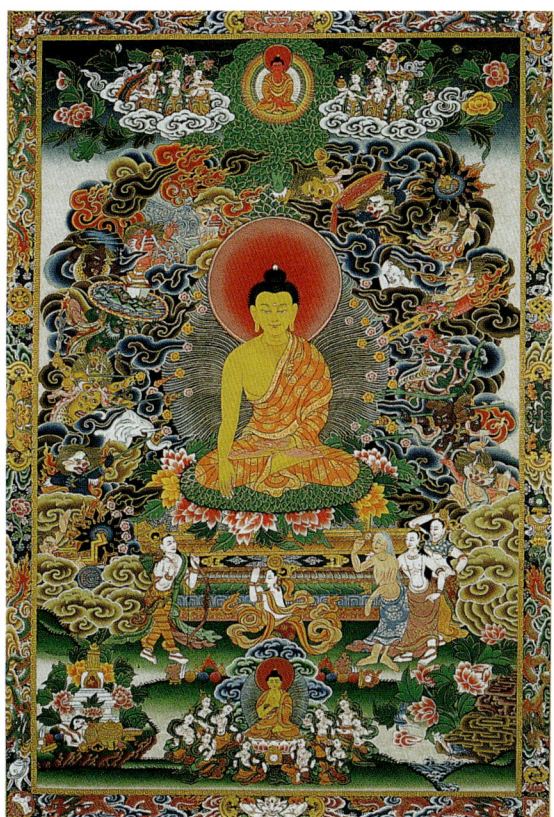

Buddha Shakyamuni - umgeben von illusionären Dämonen

Tanzschritt" intensiver bewußter Ekstase, mit zornigem Gesichtsausdruck, gefletschtem Raubtiergebiß, rotgeränderten Augen und einem vertikalen dritten Auge, dem Weisheitsauge auf der Stirn. Sie symbolisieren nicht etwa Dämonen, sondern getarnte Buddhakraftfelder, die in den tieferen Schichten des konventionellen Intellekts verborgen sind. Dagegen öffnen und entfalten die „friedvollen" Gottheiten das Herz- und das Intuitionspotential in uns. Zwischen den zornigen

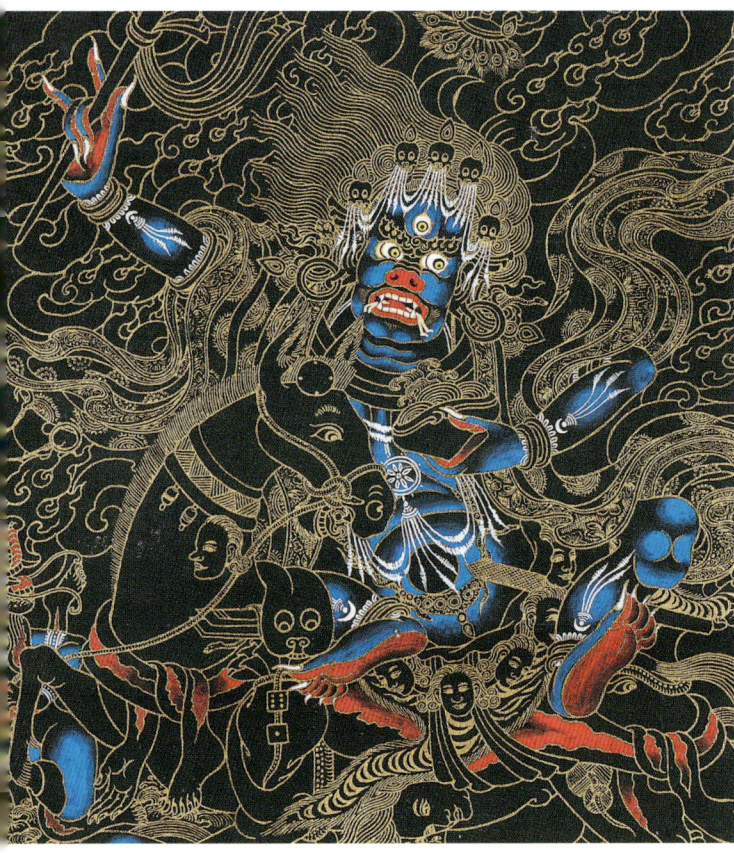

Palden Lhamo - Schutzgottheit Tibets

Urbuddha repräsentiert, eine nackte Buddhafigur ohne jeglichen Schmuck. Die unterste Ebene, der Nirmanakaya, ist die der inkarnierten Buddhas und großen Dharmalehrer. Hier werden üblicherweise historische Vorgänge wie das Leben von Buddha Shakyamuni dargestellt. Dazwischen liegt die vielschichtige Ebene der tantrischen Gottheiten, der personifizierten Weisheitsenergien des Sambhogakaya. Diese verschiedenen „inspirierenden Ladungen" werden im Tantrayana „Gottheiten" genannt, weil sie vermittelnd wirken. Tarab Tulku Rinpoche sagt dazu: „Die Gestalt der Gottheit ist nicht absolut, sondern kulturgebunden." Die Gestalt ist ein Hilfsmittel. Man kann diese Methode sowohl auf der psychologischen als auch auf der subtilsten geistigen Ebene verwenden. Man braucht nicht zu glauben, daß diese Gottheiten als reale Wesen existieren. Sie sind, entsprechend dem tantrischen Analogieprinzip, einerseits mit der universalen Energie des Kosmos und andererseits mit unserer individuellen Energie verbunden. Tatsächlich entspricht ihre Energie der Ursituation vor dem Universum. Diese Gestalten sind immer mit viel Schmuck an Kopf, Hals, Armen und Beinen dargestellt, was nicht auf den materiellen, sondern auf den spirituellen Reichtum des Bewußtseins hinweist, der durch die Meditation auf diese Bilder entfaltet werden kann. Der gesamte geistige Reichtum des Sambhogakaya gilt als in jeder Person als latentes Potential enthalten, wenn auch mit individuell unterschiedlichen Schwerpunkten.

Gottheiten des Kopfchakras und den friedvollen Gottheiten des Herzchakras gibt es die „wissenshaltenden" Gottheiten im Kehlchakra.

Eine weitere Ordnung geschieht nach dem energetischen Hierarchieprinzip: materiell, energetisch, absolut. Die höchste Ebene, der Dharmakaya, ist die Ebene des reinen, makellosen Geistes und wird durch den

Tantrische Methoden sind völlig ungeeignet, um der Realität zu entfliehen. Das Leben aus „spirituellen" Gründen abzulehnen ist nicht der Weg des Tantra. Sexualität und Tod, die Tore, durch die wir das Leben betreten und wieder verlassen, werden offen dargestellt, und deren meditative Erforschung gilt als wesentlich. Darüber hinaus werden Darstellungen von Sexualität und Tod als Teil der tantrischen Symbolsprache eingesetzt.

Sexuelle Darstellungen beziehen sich auf die Verschmelzung von Polaritäten, wie etwa von relativer und absoluter Ebene innerhalb des Bewußtseins. Darstellungen des Todes symbolisieren die Erkenntnis der Vergänglichkeit, die Realisation von Shunyata und die Transzendenz des Ego. Tantra verspricht seinen Anhängern nicht die Erfahrung anderer Welten, sondern ein um wesentliche Grade vertieftes Verständnis der Welt, der realen alltäglichen Erfahrung. Deshalb wird im Tantra die Sexualität nicht verdrängt, sondern als wesentlicher Bezugspunkt auf verschiedene Weisen eingesetzt. Sie wird als Analogie für die Transzendenz der Dualität verstanden. Die Erfahrung des Grenzenlosen im Orgasmus gilt als Vorgeschmack des Nondualen, der sich auf höheren Bewußtseinsebenen in anderer Gestalt wiederholt. Der Zölibat ist in einigen tibetischen Traditionen nicht zwingend vorgeschrieben. Zum Beispiel sind viele Nyingmapa- und Kagyüpa-Lamas, auch weibliche Lamas, sowie Yogis und Yoginis verheiratet. Die Praxis des *Maithuna*, des Sexualverkehrs des Yogi mit seiner Partnerin, der Yogini, wird immer als die mystische Vereinigung von Weisheit und Mitgefühl, als Unio mystica visualisiert, um Einsicht in die Leerheit zu erfahren. Der Partner und die Partnerin sollten dabei über besondere Qualitäten verfügen, tantrische Sichtweisen und Meditationen geübt und Einweihungen erhalten haben. Ansonsten wäre es aus tibetischer Sicht mißverstandener Tantrismus. Die höchste Handlungsebene des Tantra ist erreicht, wenn wir in unserem Tun die vereinigten Qualitäten von Weisheit und Mitgefühl authentisch und spontan zum Ausdruck bringen – die Einheit von Intelligenz und Liebe als Aktion. Auf dieser Ebene ist unser Geist zu einem ekstatisch glücklichen Ehepaar geworden, die Polaritäten von roter und weißer Essenz sind völlig miteinander verschmolzen.

Durch Visualisation übt man sich schrittweise darin, über die äußere Form der tantrischen Meditationsgottheit in die innere Tiefe ihres Kraftfelds einzudringen. Durch das Rezitieren von Mantras macht man die spirituelle Kraft von Tonschwingungen nutzbar, um Bewußtheit zu wecken.

Die Kraft der Mantren kann z. B. sichtbar gemacht werden bei den vorbereitenden Übungen zum Sterbeprozeß. In der sogenannten „Phowa-Praxis" wird geübt, die Trennung des Bewußtseins vom Körper bewußt zu gestalten, damit das Speicherbewußtsein den Körper über den Zentralkanal nach oben hin verläßt und durch das Schädeldach im Scheitelpunkt austritt. Beim Üben dieser Kanalisierung werden zwei Mantra-Silben wiederholt gesprochen und durch das Scheitelchakra nach oben geschickt.
Nach wenigen Tagen kann es passieren, daß der Schädelknochen für kurze Zeit am Scheitel eine weiche und flexible Stelle bekommt, die so groß wie der Durchmesser des kleinen Fingers sein kann.

Mudras, die symbolischen Gesten der tantrischen Gottheiten, dienen der spirituellen Sammlung. Schließlich gelingt die Identifikation mit der tantrischen Gottheit immer leichter. Einweihungen und die damit verbundenen Kraftübertragungen durch den Lama unterstützen die Praxis essentiell und langfristig, denn der Lehrer führt dabei den Schüler unsichtbar auf mentaler Ebene in das Mandala der tantrischen Gottheit ein und stellt ihn auf der inneren Ebene dem Licht der Wirklichkeit gegenüber. Solche Initiationen haben auf der subtilen Ebene eine äußerst dauerhafte Kraft, so daß es innerhalb eines Lebens nicht auf die Quantität der Einweihungen ankommt, sondern auf die Qualität der persönlichen Praxis nach der Initiation.

Das Ziel des Vajrayana und der tantrischen Dharmamedizin ist dasselbe, nämlich die eigenen physischen,

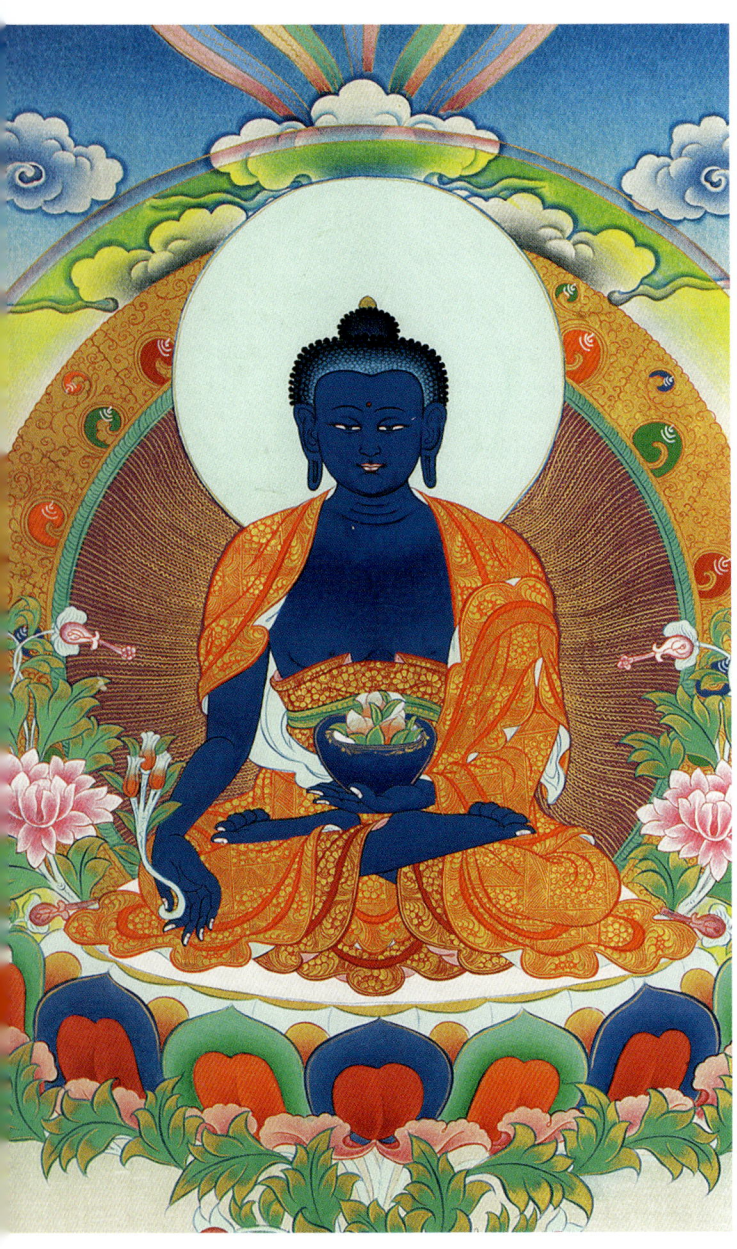

emotionalen und mentalen Kräfte durch die tantrische Praxis in erleuchtete Energien umzuwandeln.

Durch die Meditation des Heilenden Buddha, Sangye Menla, kann man enorme Heilkräfte ansammeln – sowohl für die Selbstheilung als auch für die Heilung anderer. Ein buddhistischer Arzt ist bei der Ausübung seiner Kunst mental stets mit dem blauen Heilenden Buddha identisch.

Thanka: Medizinbuddha (tibetisch Sangye Menla)

ÄUSSERES, INNERES UND GEHEIMES MANDALA

Die Darstellung der Vereinigung, Verschmelzung und Transzendenz von Gegensätzen geschieht in der tantrischen Bilderwelt durch Mandalas. *Mandala*, sanskrit für „Kreis", heißt im Tibetischen *kilkhor*. *Kil* bedeutet „Zentrum", *khor* „Umkreis". In der Regel ist ein Mandala ein streng auf die Mitte konzentriertes, zumeist in vier Sektoren geteiltes Diagramm. Die vier Sektoren und die Mitte ergeben die Zahl Fünf und repräsentieren üblicherweise die Fünf Elemente. Konzentrische Kreise oder Quadrate organisieren die Fläche vom Mittelpunkt zum Rand. Die tantrische Weltsicht hält wenig davon, die Dinge nur punktuell anzugehen. Statt dessen fordert und fördert sie ganzheitliche Betrachtungs- und Vorgehensweisen. Die künstlerische, rituelle und architektonische Darstellung dieser Denkweise geschieht durch Mandalas. Zusammenhänge aller Art werden als Mandalas erfahren, geordnet und dargestellt. In der tantrisch-buddhistischen Tradition werden Texte und Methoden oft in drei Ebenen geordnet, in eine *Äußere*, eine *Innere* und eine *Geheime* Ebene. Gemeint sind damit die Welt der Wahrnehmungen, die Welt des Körpers und die Welt der Emotionen. Nehmen wir als Beispiel das Buch, das Sie gerade lesen:
Das Geheime Mandala wären dann die seelischen Beweggründe, durch die es entstanden ist. Das Innere Mandala wäre dieses eine Exemplar und alle anderen als materielle Objekte. Das Äußere Mandala wären deren Aufenthaltsorte, also unter anderem auch Ihre jetzige konkrete Umgebung.

Das Beispiel mit dem Buch erfaßt natürlich nur ein paar Aspekte der Äußeren, Inneren und Geheimen Ebene, weil wir als Menschen sehr viel reichhaltiger organisiert sind. Ein Mandala ist erst in zweiter Linie ein Objekt. Das Mandala ist in erster Linie eine Kompositionsform, die Summe aller Beziehungen von mehreren Elementen,

z.B. in einem Gemälde, einer Musik und im übertragenen Sinn auch innerhalb anderer Zusammenhänge. Das Mandala ist so gesehen ein Beziehungsmuster mit einem essentiellen, schöpferischen und Sinn stiftenden Mittelpunkt. Dieser Mittelpunkt ist im absoluten Sinn immer unsere Buddhanatur, und wenn wir einen tantrischen Lehrer haben, arbeitet dieser, bis wir uns selbst in ihm wiedererkennen, als Projektionsfläche unserer eigenen erleuchteten Natur und erscheint dann solange als das spirituelle Zentrum unserer Welt, das wir in Wirklichkeit selber sind. Aus tantrischer Sicht erschaffen wir alle unsere Wahrnehmungen selbst, sogar den Guru. Zum Beispiel wird gesagt, daß der Guru erst dann erscheint, wenn unser Karma das ermöglicht. Unser Karma ist aber nichts anderes als die Summe all dessen, was wir bisher mental, emotional und materiell erschaffen haben. Da draußen ist keine fremde Welt, sondern die Gesamtheit der von uns selbst erzeugten Erfahrungsmuster. Das heißt aber nicht, daß wir vollkommen allein sind. Im Gegenteil, die Welt als Ganzes, das universelle Mandala, ist die Schöpfung aller beteiligten Wesen - unsere Schöpfung, das Ergebnis unserer Interaktion.

Wenn vom Äußeren Mandala als der Welt unserer Sinneswahrnehmungen Sehen, Hören, Riechen, Schmecken, Tasten und Denken gesprochen wird - das Denken als Koordination von sinnlichen Eindrücken gilt im Buddhismus als sechster Sinn -, dann ist das eine Art, über die Beziehung zu unseren Wahrnehmungen der Außenwelt zu sprechen. „Also, heute war ein Tag, ich kann euch sagen... Erst waren die Kinder schon morgens total ungezogen, dann ging die Spülmaschine kaputt, und während ich in der Stadt war, um das notwendige Ersatzteil zu besorgen, fing es an zu regnen, und die Wäsche im Garten wurde total naß. Als ich nach Hause kam..."
Wir ordnen unsere verschiedenen Wahrnehmungen insofern zu einem Mandala, als immer irgendein

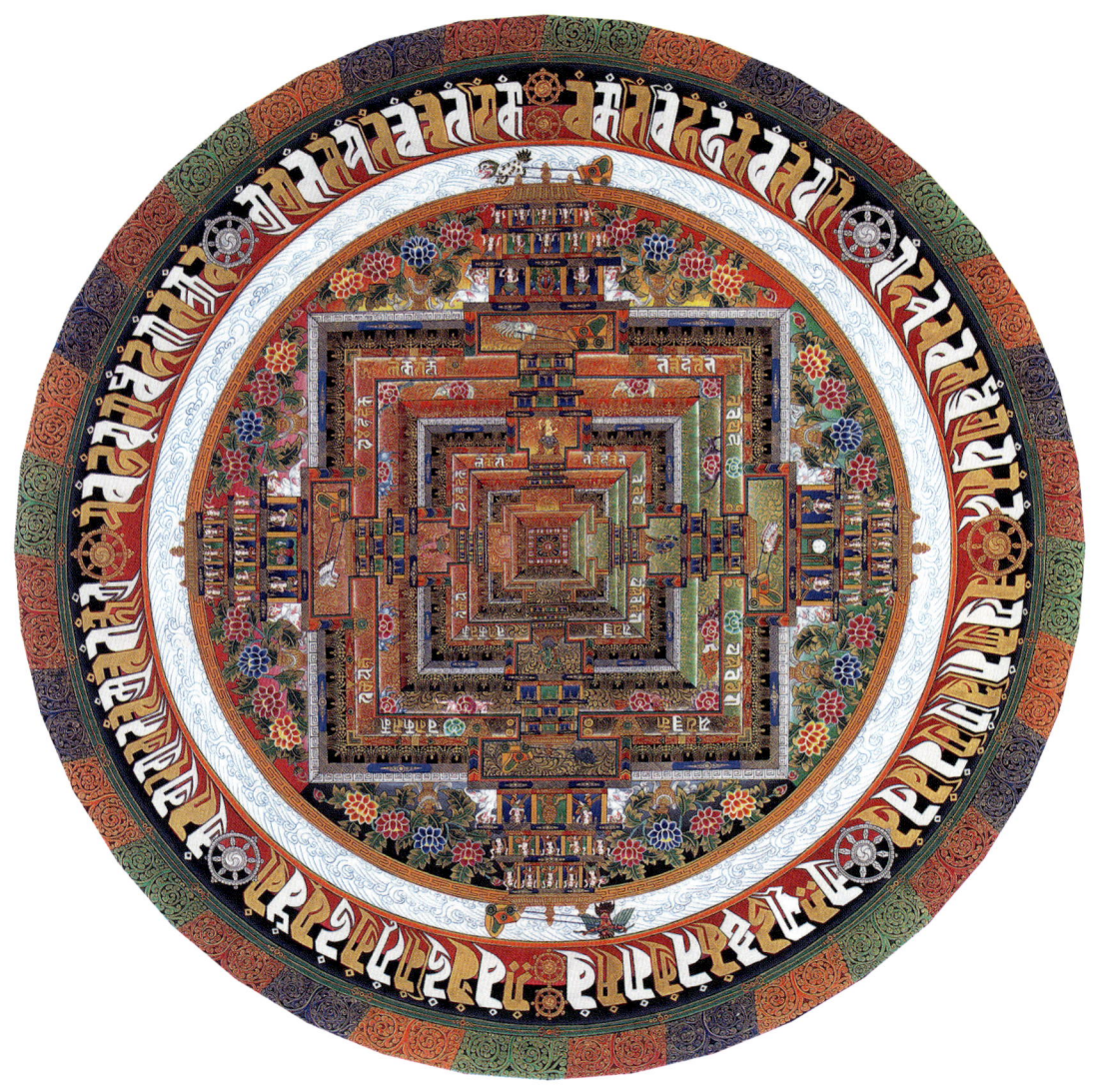

Thanka:

Kalachakra
Mandala

Bezugspunkt existiert, auf den wir unsere Erfahrungen ausrichten, etwa das Ich, das all diese Erfahrungen macht. Wir selbst geben unseren Erfahrungen die Bedeutung, die sie für uns haben. Unter einem Mandala wird also ein Muster verstanden, mit dessen Hilfe wir unsere Erfahrung organisieren.

Das tantrische Denkmodell des Mandala scheint in den monotheistisch geprägten Kulturen des Westens häufig nur als eine symbolische Darstellung von Ideen wie „Alles ist eins" verstanden zu werden – als Bestätigung für Denkhaltungen, die einfach alles auf eine einzige Ursache zurückführen wollen. Andere scheinen in erster Linie von der Sehnsucht nach einer Art vorgeburtlichem Einheitszustand angetrieben, der auch ohne das Prinzip eigener Verantwortung reibungslos funktioniert. Tantra beruht aber vielleicht gar nicht auf der Zielvorstellung, sich eine unangreifbare, spirituelle Idylle zusammenzubasteln und infantile Phantasien von allmächtigen Vater- oder Mutterfiguren zu reaktivieren. Vielmehr scheint es tatsächlich so zu sein, daß Tantra auf Meditation beruht. Meditation setzt voraus, daß wir bereit sind, die Identifikation mit einem möglichst großen Haufen von unserem inneren Gerümpel aufzugeben und dieses Gerümpel mit großer Genauigkeit zu ordnen, um die darin verborgenen Kostbarkeiten nutzen zu können und den Rest sorgfältig aus dem Weg zu räumen, so daß wir mit der Wirklichkeit möglichst direkt in Kontakt zu kommen. Natürlich enthält jede Situation, jedes Alltagsmandala, eine zentrale Bedeutung, aber diese Bedeutung unterliegt ständiger Verwandlung. Sie ist keinesfalls zwangsläufig, sondern immer identisch mit unseren Lieblingswahnvorstellungen. In der tantrischen Mathematik ist die wichtigste Zahl nicht die Eins, sondern die Null, die Erfahrung von Shunyata. Ohne die Bereitschaft, unsere Konzepte als vorläufig zu sehen, kann von Erfahrung eigentlich keine Rede sein. Eine deutliche Parallele zu tantrischem Denken findet sich in der westlichen alchemistischen Tradition. Dort heißt es: „Gott ist ein intelligentes Wesen, dessen Zentrum überall und dessen Grenze nirgendwo ist." Die tantrische Tradition geht noch einen Schritt weiter und spricht von einer Dimension, die weder Grenzen noch Zentren enthält. Das Mandala gilt im Tantra als ein geistiges Werkzeug, nicht als Ziel. Eigentlich existiert noch nicht einmal ein Ziel, Erleuchtung ist keine Konstruktion, nicht die Folge geistiger Gymnastik, sondern die Enthüllung dessen, was bereits der Fall ist.

Immerhin bietet das Mandala die Chance, sich sowohl auf den Kern einer Situation als auch auf deren Ganzheit zu beziehen. Wir lernen unsere Erfahrungen als Felder kennen, die reichhaltige Möglichkeiten enthalten. Es gibt rechts, links, oben, unten, vorher, jetzt, nachher, außen und innen sowie alle Farben, Formen und Klänge gleichzeitig, die sich alle gegenseitig bestimmen und beeinflussen. Aus der Sicht der Wahrnehmungsforschung nehmen wir die Welt entsprechend unserer Vorstellungsmuster wahr, entsprechend unserer Modelle. Die tantrischen Mandalas versorgen uns mit Modellen, die uns den Einstieg in die Reichhaltigkeit und Einheitlichkeit weiterentwickelter Wahrnehmungsstufen ermöglichen. Damit geht eine Steigerung und Entfaltung unserer sinnlichen Wahrnehmungsfähigkeit einher, was von vielen repressiven, religiösen Kulten von jeher mit Mißtrauen beobachtet wurde. Tantra beharrt jedoch auf dem Ansatz, daß wir dort beginnen sollten, wo wir jetzt sind. Die sinnliche Erfahrungswelt ist eben jederzeit unmittelbar zugänglich und insofern der naheliegendste Ausgangsort für alles weitere. Wenn wir unsere Sinneswahrnehmungen vernachlässigen, ablehnen oder verdrängen, verhalten wir uns aus tantrischer Sicht ungefähr so angemessen wie ein Pilot, der mit geschlossenen Augen und verstopften Gehörgängen im Cockpit sitzt und sagt: „Ich fliege diese Boeing 747 irgendwie mehr so auf meine eigene intuitive Art!"

Sinnliche Erfahrung macht nicht nur eine Menge Spaß, sondern wir brauchen sie auch als Orientierung, womit selbstverständlich nichts gegen Denken, Fühlen und Intuition gesagt werden soll. Im Tantra gibt es eine Menge Übungen zur Verfeinerung der Sinneswahrnehmung. Zum Beispiel wird eine Glocke angeschlagen und deren Klang gelauscht, bis dieser unhörbar und eins mit der Stille geworden ist. Oder man ißt eine Frucht und beobachtet, wie sich deren Geschmack über den ganzen Körper bis in jede Faser hinein ausdehnt.

Die Kunst des Mandala ist entwickelt worden, um uns dabei zu helfen, Dinge in ihrer eigentlichen Lebendigkeit und Klarheit zu erkennen. Obwohl alle Mandalas grundlegend ähnlich sind, ist doch ein jedes einmalig. Beispielsweise unterscheiden sich die dabei verwendeten Farben je nach der grundlegenden Verfassung der Ausführenden.

„Das Wesen eines speziellen Mandala wird *Dhatu-Tathagatagarba* genannt. *Dhatu* bezieht sich hier auf den Faktor der besonderen individuellen Verfassung, *tathagatagarbha* auf den erwachten Zustand des Geistes oder die Buddhanatur. Daher könnte ein bestimmtes Mandala als ein spezifischer Hinweis auf den erwachten Geisteszustand angesehen werden. Es muß Sorgfalt darauf verwandt werden, die Beziehung zu den individuellen Eigenschaften herzustellen; wenn auch jeder Mensch dazu befähigt ist, die vollkommene Buddhaschaft zu erlangen, so muß er doch von der Erscheinungsform dieser Buddhaschaft ausgehen, die in ihm am stärksten vertreten ist," heißt es in Herbert V. Guenthers Werk *Tantra im Licht der Wirklichkeit*. Wenn Sie persönlich durch den Duft einer Rose besonders leicht in einen Zustand der Inspiration gehoben werden, dann ist Ihre Vorliebe für diesen Duft der Dhatu-Aspekt und der gehobene Zustand der Tathagatagarbha-Aspekt dieser Erfahrung.

Das *Äußere Mandala* ist also die Summe unserer sinnlichen Erfahrungen sowie deren intellektuelle Koordination und als drittes unsere Beziehung zur physischen Dimension überhaupt. Wenn wir uns mit der Welt der sinnlichen Wahrnehmungen direkt auseinandersetzen, können wir unmittelbar erkennen, daß es die tantrische Kontinuität gibt. Das tantrische Prinzip kategorisiert nicht alles, was es gibt, in „Gut" und „Böse", es betrachtet die Welt als eine Ganzheit in sich. Wenn wir irgendwann alles als eine Erscheinungsform der Urintelligenz erkennen, haben wir zumindest für diesen Moment das Mandalaprinzip erkannt. Diese Sichtweise der Dinge wird im Tantra als „der heilige Blick" bezeichnet. Unser Problem besteht darin, daß wir diese Ganzheit nicht wahrnehmen können, solange wir unsere Konzepte aufrechterhalten. Das Mandala ist eine Methode, durch Meditation die natürliche Ordnung der Dinge selbst unter chaotischsten Bedingungen wiederzuerkennen und so die Dimension des Dharmakaya, den Körper der großen Ordnung, als allgegenwärtige Kontinuität zu erfahren.

Das *Innere Mandala* umfaßt die Beziehung zu unserem Körper. Da der Buddhismus die Wiedergeburt in einem menschlichen Körper für keine Selbstverständlichkeit hält, sondern für eine außerordentlich selten gegebene Gelegenheit mit besonders guten Voraussetzungen, die Erleuchtung zu erfahren, erklärt sich die Wertschätzung des menschlichen Körpers im Buddhismus von selbst. Von daher ist die Beziehung zum Körper mit einem Gefühl natürlicher Würde verbunden, und es gibt, wie Chögyam Trungpa sinngemäß sagt, keine ideale tantrische Diät oder ein für immer festgelegtes Dogma für einwandfreies tantrisches Verhalten.

Wie in allen anderen Bereichen werden statt dessen die Qualitäten Mitgefühl und Weisheit betont, was in erster

Linie bedeutet, so wach und liebevoll mit unserem Körper umzugehen, daß wir dessen instinktive Intelligenz bewußt erleben können und ernster nehmen als die vermutlich gutgemeinten Normen für körperliches Betragen, die in unterschiedlicher Form in jeder menschlichen Gesellschaft existieren. Die in der menschlichen Erbsubstanz und deren Verkörperung gespeicherte Erfahrung umfaßt mehr als 700 Millionen Jahre intelligenter Evolution. Dieses innere Wissen, das uns über unsere Körperempfindung unmittelbar zugänglich wird – vorausgesetzt, wir achten darauf –, dürfte uns letztlich mehr zu sagen haben, als der jeweils aktuellste Gymnastik- und Ernährungstrend.

Das *Geheime Mandala* betrifft den Umgang mit unseren Emotionen. Es wird „geheim" genannt, weil es sich hauptsächlich im Unsichtbaren abspielt. Im hawaiianischen Schamanismus wird das emotionale Selbst „Unihipili" genannt – zu deutsch: „scheu und mächtig", da hätte sich Sigmund Freud gefreut. So wie in Hawaii die Äußerungen des emotionalen Selbst als indirekte Ausdrucksformen des spirituellen Selbst gelten, versteht der tantrische Buddhismus alle unsere Emotionen, selbst in ihrer neurotischen Verzerrung, als Hinweise auf unsere Buddhanatur. Sehr vereinfacht gesagt, gibt es drei vorherrschende Varianten, wie Menschen sich auf ihre Emotionen beziehen: durch Repression, Expression und Kontemplation. Repression bedeutet, daß wir unsere Gefühle unterdrücken. Expression bedeutet, daß wir unsere Gefühle ausdrücken. Kontemplation bedeutet, daß wir unsere Gefühle als Zeichen des Heiligen in uns betrachten.

Obwohl je nach Situation jede Form des Umgangs mit Emotionen sinnvoll und angemessen sein kann, liegt der Schwerpunkt in der Praxis des Tantra auf der Kontemplation. Das lateinische *contemplari* – aus *con* („zusammen, mit") und *templum* („heiliger Bezirk, Schauplatz, Gesichtsfeld") – bedeutet im wesentlichen „Beobachtung". Ursprünglich bezog sich der Begriff auf verschiedene Orakeltechniken, die im inneren Bezirk von Tempeln ausgeübt wurden, z.B. auf die Praxis, aus der Beobachtung des Vogelflugs Antworten auf zentrale Fragen zu erhalten. Später galt der Begriff generell als Bezeichnung für die Beobachtung und Betrachtung des Heiligen. Im Tantra sehen wir die Emotionen als eine Erscheinungsform oder als ein Zeichen des Heiligen. Wir lassen uns Zeit bei deren Betrachtung. Wenn wir eine Emotion, egal welcher Art sie auch sei, aufmerksam betrachten und so lassen, wie sie ist, ohne sie auszudrücken oder zu unterdrücken, wird sie sich ganz von alleine verwandeln, und Schritt für Schritt werden dahinter immer tiefere Wirklichkeiten erkennbar werden. Ab einer bestimmten Schicht dieser inneren Strömung kommen wir mit unserer Buddhanatur in ZBerührung, mit unserer Basisemotion, die eine von fünf Varianten der erleuchteten Energie darstellt. Damit betreten wir das Mandala der fünf Buddhafamilien.

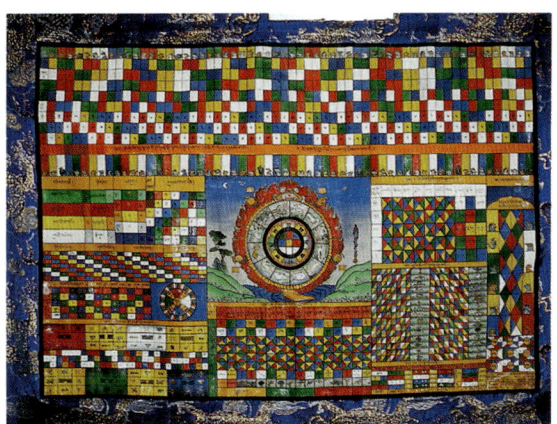

Thanka der tibetischen Fünf-Elemente-Astrologie

DIE FÜNF BUDDHAFAMILIEN

In der tantrischen Überlieferung Tibets wird die Energie des Geistes fünf Grundprinzipien oder Buddhafamilien zugeordnet. Sie werden durch die fünf Meditationsbuddhas dargestellt, die auch Dhyanibuddhas genannt werden. Diese Weisheitsenergien sind personifiziert dargestellt, weil sich unser Bewußtsein auf konkrete Formen und Bilder wie dem menschlichen Körper am besten und unmittelbar beziehen kann. Diese Gestalten repräsentieren Anlagen in unserem Bewußtsein, die auch abstrakt dargestellt werden können, wie etwa in der symbolischen Architektur der Stupa. Die Symbolik der Buddhafamilien wirkt als Spiegel oder Inspiration, die den Abstand zu der in uns angelegten Göttlichkeit verringern kann. Wenn es auch Tausende verschiedener menschlicher Eigenheiten gibt, so sieht die tantrische Perspektive sie alle als aus fünf grundsätzlichen Emotionen und deren Kombinationen bestehend an.

Die strahlend leuchtenden Farben Weiß, Rot, Blau, Gelb und Grün sind mit ihrer Regenbogennatur Ausdruck der in uns allen strahlenden Weisheit. Diese bleibt jedoch verborgen, bis wir uns selbst erlauben, unsere Emotionen in ihrer natürlichen Ganzheit zu erfahren. Ob sich nun die strahlenden Weisheiten in uns manifestieren oder Emotionen wie Zorn, Gier, Neid, Sturheit und Stolz – ihrer Natur nach haben sie einen gemeinsamen Ursprung. Die fünf Buddhafamilien sind Ausdrucksformen des Sambhogakaya und insofern Ausstrahlungen des Dharmakaya, der als vollkommen einfach und grenzenlos gilt, wie der Himmel. Innerhalb dieses Bildes wäre der Sambhogakaya wie ein Regenbogen, der am Himmel erscheint. Mit etwas Naivität ausgerüstet, könnten wir versuchen, direkt danach zu greifen; mit etwas mehr Klarheit, ist der Regenbogen einfach eine phantastische Erscheinung.

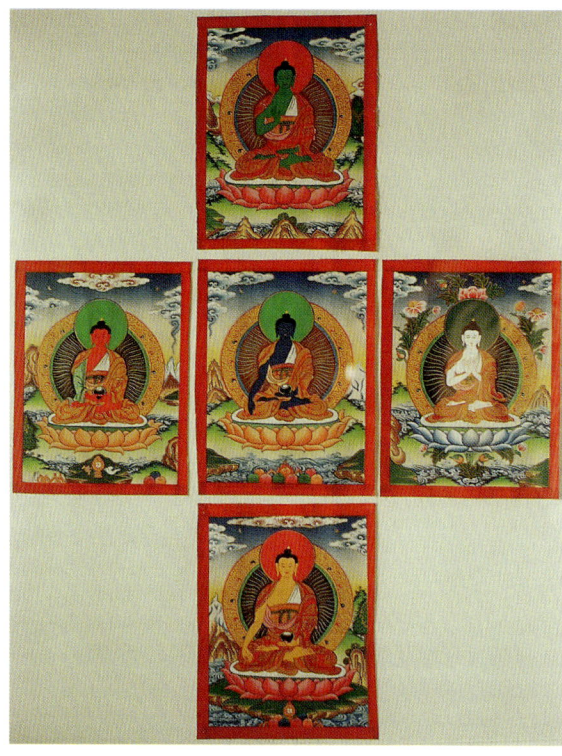

Mandala der fünf Buddhafamilien

Oben/Norden:	*Karmafamilie - Buddha Amoghasiddhi*
Links/Westen:	*Padmafamilie - Buddha Amithaba*
Mitte/Zentrum:	*Buddhafamilie - Buddha Vairocana*
Rechts/Osten:	*Vajrafamilie - Buddha Akshobya*
Unten/Süden:	*Ratnafamilie - Buddha Ratnasambhava*

Der Unterschied liegt allein in der Haltung, die das Bewußtsein zur Wahrnehmung dessen einnimmt, was gerade geschieht. Tantra bedeutet aber nicht, daß wir mit einer Mischung aus Mißtrauen und Scharfsinn ständig auf der Suche nach dem sind, „was eigentlich dahintersteckt". Wir vermuten keine Verschwörung, nur weil sich die Wirklichkeit als vielschichtig erweist. Der Ansatz ist sehr viel einfacher. Anstatt wie Sensations- oder Enthüllungsjournalisten im Mülleimer anderer Leute herumzukramen, beobachten wir einfach nur aufmerksam, wie die Dinge sich von alleine entfalten. Nach den Lehren des buddhistischen Tantra geht es nicht darum, Negatives loszuwerden und Positives zu produzieren. Vielmehr können auf dem tantrischen Weg die verdunkelten, destruktiven Energien des unerwachten Bewußtseins in Weisheitsenergien verwandelt werden. Wut kann in scharfsinnige Klarheit, die „Spiegelgleiche Weisheit", verwandelt werden. Stolz und Arroganz verwandeln sich in tolerante Großzügigkeit, die „Weisheit der Gleichheit". Aus Leidenschaft entsteht aufmerksames Mitgefühl, die „Unterscheidende Weisheit". Eifersucht und Neid werden zu unparteiischem intelligentem Handeln, zur „Allesvollendenden Weisheit", und sture Verblendung verwandelt sich in die weise Offenheit des Vertrauens, in die „Allumfassende Weisheit des offenen Raums".

Wie man destruktive Emotionen umwandelt, ist eine der zentralen Fragen in allen Bereichen der Psychotherapie, und es sind unterschiedlichste Verfahren entwickelt worden, um dies zu erreichen. Allen besonders wirksamen Verfahren ist jedoch ein Aspekt gemeinsam: Sie sorgen für mehr Bewußtheit im Umgang mit unseren Emotionen. Eine destruktive Emotion plus Unbewußtheit ist eine sehr viel unbekömmlichere Mischung als dieselbe Emotion plus Achtsamkeit. Tantra verfolgt diese Vorgehensweise, definiert aber das Wesen des Bewußtseins und seiner emotionalen Dimension anders als die meisten westlichen Schulen – als offen und, wenn man so will, als „substanzlos". Tantra kommt daher erst gar nicht in die unangenehme Lage, sich mit einem Objekt innerhalb des seelischen Bereichs herumschlagen zu müssen, wie mit

einer „Depression". Tantra leugnet damit nicht etwa die Existenz von Depressionen, es beobachtet aber keine isolierten, dauerhaften, seelischen Objekte in diesem Sinn, es kennt keine dauerhaften Substanzen und daher eigentlich auch keine Substantive, sondern nur Verben. Statt dessen wird einfach ständig beobachtet, was geschieht, was unmittelbar dazu führt, daß gierig, ängstlich, ärgerlich, traurig oder stolz zu sein als etwas erlebt wird, das sich ständig verändert und deshalb weder besonders bedrohlich noch in einem absoluten Sinne wirklich ist.

Wenn man lebendige Qualität, die Essenz der Emotionen in ihrem unverhüllten Zustand, tatsächlich erfährt, dann beginnt man auch die ironischen und tiefgründigen Aspekte darin zu erkennen. Wenn wir unsere Gefühle zu Meditations-„Objekten" machen, werden sie erblühen. Wenn wir uns erlauben, unsere Emotionen einfach so zu lassen, wie sie sind, ohne sie zu bewerten, zu unterdrücken oder hysterisch unserer Umgebung aufzunötigen, weil wir dies für „echten Selbstausdruck" halten, werden sie sich von alleine verwandeln. Das setzt natürlich voraus, daß Präsenz und Wachheit tatsächlich in unserem Geist aktiv sind. Ohne dieses alchemistische Elixier entsteht keine Wandlung, sondern nur Veränderung, eine weitere Folge der unendlichen Seifenoper, die im Buddhismus „Samsara" genannt wird. Diese Seifenoper ist aber an buchstäblich jedem Punkt mit der Möglichkeit zur Verwandlung in Nirvana verbunden.

Die fünf Buddhafamilien sind wie fünf verschiedene Türen, durch die wir zwischen Samsara und Nirvana hin und her gehen können. Sie funktionieren in beide Richtungen. Im Tantra werden diese fünf Türen in den Farben Blau, Weiß, Gelb, Rot und Grün gestrichen, damit man sie besser erkennen kann. Manchmal hilft etwas Humor. Der Dharmakaya wird symbolisch oft durch die grenzenlose Weite des Himmels dargestellt. Auf der absoluten Ebene des Dharmakaya existiert keinerlei Trennung, Sein und Bewußtsein sind so untrennbar verbunden, daß von „Einheit" zu sprechen ungenau wäre, besser sprechen wir von „Nullheit". Sobald sich diese Ebene als der Regenbogen des Sambhogakaya manifestiert, entsteht die Möglichkeit zur Unterscheidung. Wir bewegen uns bildlich gesprochen der vertikalen Schöpfungsachse des Universums entlang nach unten und landen in einer reichhaltigen, farbigen Dimension, dem Mandala der Buddhafamilien. Der Logik des Mandala entsprechend, befindet sich die Möglichkeit zum Übergang in die nächste Ebene im Zentrum einer Mandalaformation. Wir landen also in der Mitte des Sambhogakaya und umkreisen dann das Zentrum entsprechend der Sonnenbewegung von Osten nach Süden, über Westen nach Norden. Was wir dabei kennenlernen, sind letztlich fünf verschiedene Reaktionsweisen auf eine einzige Tatsache, auf die beginnende Trennung und Entfaltung von Sein und Bewußtsein, von Form und Raum, von relativer und absoluter Ebene. Ohne die Trennung von Subjekt und Objekt sind unsere gewöhnlichen Emotionen undenkbar. Emotionen sind die Art, wie wir auf die Distanz zwischen Subjekt und Objekt reagieren. Je nach unserer Bewußtseinshaltung werden unsere Emotionen die Spannung zwischen Innen und Außen aufrechterhalten und verschärfen oder die Gegensätze harmonisieren und letztlich transzendieren.

DIE EINZELNEN BUDDHAFAMILIEN

Die **BUDDHA-Familie** liegt im Zentrum des Mandalas der fünf Buddhafamilien. Sie wird mit dem Element Raum und der Farbe Blau verbunden. Der Raum gilt als Grundlage all dessen, was existiert. Die Ähnlichkeit mit der Dharmakayaebene ist deutlich, und wir befinden uns noch nahe beim universalen Bewußtsein. Aber an diesem Punkt der Entwicklung ist, bildhaft gesehen,

dem universalen Bewußtsein ein individueller Bewußtseinskeim entsprossen.

Es ist, als würden wir aus dem Einheitszustand des Tiefschlafs herausgerissen. Die Wirklichkeit erscheint uns zunächst noch als traumartig. Wir würden lieber in den vorherigen Zustand zurückkehren und weigern uns, vollends zu erwachen. „Dieses merkwürdige Universum da draußen ist eine unfaßbare Zumutung - hoffentlich geht es möglichst bald wieder vorbei!"

Wenn wir die Buddhaneurose haben, sind wir so etwas wie kosmische Morgenmuffel. Unsere grundlegende Schieflage besteht darin, durchlässig und sensibel zu sein, aber nicht präsent genug, um diese Sensibilität mit der äußeren Realität angemessen in Beziehung zu setzen. Also wird uns unsere eigene Existenz lästig. Wir hoffen, unsere Existenz sei nur eine Illusion und könnten, ihr baldmöglichst zu entkommen. Wir weigern uns, zu erkennen wer wir sind und was wir wollen, denn dies würde bedeuten, daß wir uns selbst als real existierend, als geformt und begrenzt wahrnehmen müßten. Da wir uns aber in den Zustand des Grenzenlosen zurücksehnen, verweigern wir die Wahrnehmung von Form. Also können wir unsere Grenzen auch nicht nach außen darstellen. Dementsprechend beleidigt uns das Verhalten unserer Freunde, weil sie ständig unsere Grenzen verletzen. „Sie sind eben einfach zu unsensibel. Wir haben längst erkannt, daß die anderen es nie verstehen werden, bleiben aber bescheiden, weil wir schließlich über allem stehen."

Der Buddhatypus ist für Meditation und Kontemplation begabt, verfügt über Intuition und oft auch über Fähigkeiten zu paranormaler Wahrnehmung. Da er Innen und Außen nicht wirklich trennt, ist es für ihn rätselhaft, warum andere das, was er wahrnimmt, nicht erkennen können. Die Wahrnehmungsweise anderer, die deutlicher auf konkrete Aspekte der Realität gerichtet ist, empfindet er als profan und banal. Der wesentliche Konflikt besteht darin, daß der Buddhatypus eine deutliche Erinnerung an das Grenzenlose empfindet und nun die Grenzen und Trennungen der Erscheinungswelt erfährt. „Irgend etwas ist schief gelaufen, handelt es sich vielleicht um einen kosmischen Irrtum?" Nein, wenn das Grenzenlose nicht die Fähigkeit hätte, Grenzen und Trennungen zu erzeugen, wäre es in seinen Möglichkeiten ja begrenzt. Die Existenz der unendlich vielen Einzelphänomene ist das Ergebnis der schöpferischen Möglichkeiten des Raums. Sobald der Buddhatypus lernt, die Erfahrungswelt als schöpferische Dimension des Transzendenten zu erkennen, Vertrauen entwickelt und beginnt zu erwachen, entsteht unbegrenzte Intelligenz, die *alles durchdringende Weisheit*. Sie ist die Grundlage aller Möglichkeiten des Bewußtseins, formlose, unbegrenzte Wachheit pur. Für sich allein erscheint sie wie Nichts, aber ohne sie könnte keine andere Bewußtseinsform existieren.

Der **Buddhatypus** unterscheidet sich wesentlich von den anderen vier Familien. Er muß sich mit der Tatsache versöhnen, daß vor dem unbegrenzten Hintergrund des Transzendenten auch eine relative und begrenzte Erscheinungswelt existiert. Die darauf folgenden Phasen **Vajra**, **Ratna**, **Padma** und **Karma** tauchen schrittweise immer tiefer in die relative Erscheinungswelt ein und sind mit der Frage konfrontiert, wie sie sich mit der Vergänglichkeit und Relativität der Welt versöhnen und das Transzendente wieder integrieren können.

Die **VAJRA-Familie** erscheint im Osten, sie wird mit der Farbe Weiß und dem Wasserelement verbunden. Vajra bedeutet „Diamant," gemeint ist ein unzerstörbares Zepter aus einem kosmischen Edelstein. Die Irritation darüber, daß die Welt existiert, die den Buddhatypus beschäftigt, ist überwunden. Der Vajratypus fragt danach wie die Welt existiert. Er verfügt über geistige

Schärfe und Brillanz. Diese Entwicklungsstufe beruht auf der Beziehung von drei Elementen, dem Subjekt, dem Objekt und den geistigen Mitteln als drittem Element dazwischen. Dieses dritte Element, die Fähigkeit zur Reflexion, kann sowohl verbindend als auch trennend zwischen Subjekt und Objekt wirken.

Diese Doppeldeutigkeit seiner geistigen Begabung ist das Problem des Vajratypus. Oft übersieht der Vajratypus die Relativität seiner geistigen Mittel, und ist darüber irritiert, daß sich die Wirklichkeit als Ganzes letztlich jedem Versuch, sie mit geistigen Mitteln vollständig zu erfassen, auf mysteriöse Weise entzieht. Da sich der Vajratypus mit seinen geistigen Mitteln identifiziert, bedeutet dies jeweils eine harte Niederlage für sein Ego. Er ist fassungslos und baut Spannungen auf, die sich als Zorn entladen. Die diamantartige Härte bleibt, aber durch den Zorn verliert er vorübergehend seine Brillanz und Offenheit.

„Wenn wir schon schief liegen und nicht ganz durchblicken, ist überhaupt nicht einzusehen, warum wir nicht wenigstens recht haben sollten. Außerdem ist es rätselhaft, daß wir nicht geliebt werden, obwohl wir unsere weniger intelligenten Mitmenschen ständig so scharfsinnig und genial kritisieren." Wenn sich das Element Wasser beruhigt, wird seine Oberfläche zu einem Spiegel, der sowohl den grenzenlosen Raum des Himmels, als auch die Erscheinungswelt reflektiert. Wenn sich der Vajratypus mit der letztlich unbegreiflichen Natur des Seins und der Relativität aller Erkenntnismethoden versöhnt hat, entsteht eine Verfassung, die zugleich die relativen und die absoluten Aspekte der Wirklichkeit erfaßt, die *Spiegelgleiche Weisheit*.

Die **RATNA-Familie** steht im Süden. Sie ist mit dem Erdelement und der Farbe Gelb verbunden. Ratna heißt „strahlendes Juwel." Die vajratypischen Fragen nach dem Wie und Warum der Dinge haben wir hier hinter uns gelassen. Wir wollen nicht nur beobachten und verstehen. Wir wollen existieren, uns bewegt der Hunger nach Dasein. Also manifestieren wir uns ganz konkret durch das Erdelement und sind stolz darauf. „Wir sind viel wirklicher und wichtiger als diese unrealistischen intuitiven und intellektuellen Windbeutel. Platz da, wir kommen! Wir sind die Art von Leuten, die schon kompetent geboren wurden. Wir wollten uns verkörpern und wir haben uns verkörpert, ist das nicht Beweis genug?"

Im neurotischen Zustand verweigert der Ratnatypus die Einsicht, daß alles vergänglich ist. Seine Großartigkeit und Wichtigtuerei ist ein Versuch, die Vergänglichkeit und den eigenen Tod zu verdrängen. Die verdrängte Vergänglichkeit taucht dann als Projektion wieder auf, nämlich als die Vergänglichkeit der anderen. Damit besteht nun scheinbar die Chance zu überleben, nämlich dadurch, daß man wichtiger, intensiver und größer existiert als andere.

Der Ratnatypus entspricht dem Prinzip des Reichtums und der Produktivität, Ratna beinhaltet die Fähigkeit zur Manifestation und Ausdehnung. Wenn der Ratnatypus den Mut aufbringt, sich seiner Vergänglichkeit zu stellen, kommt es zur Transformation. „Es ist zwar bitter, dem Ende ins Auge zu schauen, aber was soll's. Den anderen geht es auch nicht besser. Also könnten wir ja eigentlich den Rest der Zeit auf möglichst angenehme Art verbringen, indem jeder das Seine beisteuert. Im Angesicht des Todes sind wir letztendlich alle gleich." Durch diese Gelassenheit und Entgrenzung wird der Reichtum und das Glück aller anderen zu unserer eigenen Befriedigung. Durch Großzügigkeit und unsere Fähigkeit zur Manifestation dehnen wir uns jetzt in die Existenz als Ganzes aus. Es entsteht die *Weisheit der Wesensgleichheit.*

Die **PADMA**-Familie wird mit dem Feuerelement und der Farbe Rot assoziiert. Die Padmafamilie hat Sinn für Anmut, Sinnlichkeit, Erotik und Ästhetik, ihre negative Seite ist die Gier. Nachdem drei Entwicklungsphasen vorüber sind: die uranfängliche Trennung von Universum und Individuum (Buddha), die Entwicklung von Erkenntnis (Vajra), und die konkrete Manifestation des Seelischen im Irdischen (Ratna), wendet sich das Ego nun der Außenwelt zu. Es sucht nach Ergänzung und Ausgleich. Uns bewegt das einzige ewige Motiv, der Wunsch nach Vereinigung: „Du, ach nur du allein..." Wir sind aus den instinktiven und unterbewußten Gründen des Seins emporgewachsen, wie aus dunklem Schlamm und Wasser, haben die Oberfläche des Wassers durchbrochen und öffnen unser Sein der Lotusblüte gleich der Wirklichkeit, sind wir nicht schön?

Wir vermuten, daß unsere eigene Existenz noch lange nicht das Ganze sein kann, und sehnen uns nach Ergänzung, einer Begegnung, die unser Sein ergänzt. Wir verzehren uns in leidenschaftlichem Sehnen nach Bestäubung. Da draußen muß jemand sein, ein Teil unserer selbst, den wir schon ewige Zeiten vermißt und gesucht haben, und wir finden ihn. Dann aber paßt es irgendwie doch nicht so richtig, oder wir finden irgendwie nicht richtig zusammen. Der andere ist nicht nur tatsächlich anders als wir, sondern auch noch ganz anders, als er unserer Ansicht nach zu sein hätte. „Wann," so fragen wir, „werden wir endlich Befriedigung finden?" und werfen uns in eine dekorative Pose. Im Grunde genommen sehen wir den anderen als einen mehr oder weniger passenden Teil von unserem Mandala, ohne uns selbst dementsprechend zugleich auch als einen Teil seines Mandalas zu sehen. Wir machen uns nicht wirklich klar, was es bedeuten würde, wenn unsere geheimsten Phantasien wahr würden, wenn es wirklich jemand gäbe, der lebt, weil er uns ergänzen möchte. Immerhin hätte diese Person dann um unseretwillen Geburt, Alter, Krankheit und Tod auf sich genommen. Es fehlt uns an Mitgefühl und Unterscheidungsfähigkeit. Unsere Gier macht unsere „Liebe" ungenau und grausam.

Das Symboltier für die Padmafamilie ist der Pfau. Der neurotische Zustand dieser Phase ist oberflächlich und eitel. Die vielen, auf einen einzigen Punkt hin geordneten „Augen" im Rad des Pfaus verweisen auf eine andere Möglichkeit. Sie symbolisieren eine umfassende, ästhetische und dabei klare und genaue Schau der Wirklichkeit. Im verwandelten Zustand wird aus Gier echte Liebe, zu der emotionalen Intensität kommt ein Intelligenzaspekt hinzu. Der befreite Zustand von Padma wird als die *Unterscheidende Weisheit* bezeichnet. Wir akzeptieren die Vergänglichkeit aller Erscheinungen, und die Akzeptanz dieser Tatsache bringt uns auf einer tieferen Ebene mit der Wirklichkeit in Resonanz.

Die **KARMA-Familie** wird mit dem Luftelement, speziell mit dem Wind, assoziiert und mit der Farbe Grün. Karma bedeutet hier grundsätzlich das Prinzip Handlung. In dieser Phase geht es generell um die Frage, wie wir uns durch unsere Handlungen in Beziehung zum Ganzen setzen.

Wir sind auf jeden Fall der Ansicht, daß etwas getan werden muß: „Es ist geradezu unglaublich, wie faul, unfähig, schlampig und passiv unsere Mitmenschen sind, ausruhen kann man ja schließlich, wenn man gestorben ist, noch lang genug." Allerdings ist es beunruhigend, daß die Dinge sich irgendwie nicht fügen wollen. Zum Beispiel wächst das Unkraut, das wir erst letzte Woche gejätet haben, inzwischen schon wieder nach. Die Wirkungen all dessen was wir tun, scheinen alle vergänglich zu sein.
Wir legen uns erneut ins Zeug, mit der festen Absicht, der Erscheinungswelt diesmal erfolgreich die Stirn zu bieten. In der nächsten Erschöpfungsphase verhärtet sich jedoch der Verdacht, daß irgend etwas gegen uns arbeitet. „Nun gut, vielleicht werden wir niemals endgültig siegen, aber wir lassen uns nicht unterkriegen, und schließlich ist Leistung ja auch ein Weg zu persönlicher Perfektion. Auch ohne Philosophie, Meditation, Religion und all diese nutzlosen Dinge kann man schließlich ein erfolgreicher und ordentlicher Mensch werden. Mögen andere über nutzlose Dinge nachdenken, wir sind Realisten, und es ist zutiefst bedauerlich, daß andere völlig unfähig sind, die Realität so zu sehen, wie sie ist." Merkwürdig ist es allerdings schon, daß jemand anders den Auftrag bekommen hat, den wir selbst so viel besser ausgeführt hätten. Gibt es da vielleicht irgendeine Intrige hinter unserem Rücken? Dagegen müssen wir sofort etwas unternehmen!

Wir machen soviel Wind, daß wir unmöglich wahrnehmen können, was um uns herum tatsächlich geschieht. Unser heroischer Kampf mit der Welt läßt uns gar nicht die Zeit zu erkennen, was los ist. Da wir besonders hart zwischen Subjekt und Objekt unterscheiden, muß es einfach an der heimtückischen Art der Wand liegen, daß die Wand irgendwie jedes Mal noch viel brutaler zurückschlägt als beim vorigen Mal. Da wir energiegeladen sind und ständig etwas tun, werden wir extrem kompetent. Wir haben den Kniff erfunden, mit dem man möglichst viel Energie an der unwesentlichsten Stelle verbraucht, aber leider will niemand auf unseren Rat hören. Die Symbolfarbe Grün setzt sich aus Gelb und Blau zusammen, wodurch die Karmafamilie mit den Fragestellungen der gelben Ratna- und der blauen Buddhafamilie konfrontiert wird. Beim Erdelement geht es darum, sich entsprechend der *Weisheit der Wesensgleichheit* als gleichwertiger, aktiver Mensch unter anderen aktiven Menschen zu empfinden und Teamgeist zu entwickeln; analog der blauen Energie besteht die Forderung, im Sinne *alles durchdringender Weisheit* flüssig und ganzheitlich zu handeln, und nicht bei jedem Fehlschlag gleich Verschwörungstheorien zu entwickeln. Die grüne Familie braucht Toleranz, Großzügigkeit, Wachheit und Vertrauen in Kombination.

Der erleuchtete Aspekt von Karma wird *"alles vollbringende Weisheit"* genannt. Im transformierten Zustand handeln wir sowohl im Einklang mit eigenen und fremden Interessen, als auch im Einklang mit dem Raum, der uns umgibt. Was könnte uns aufhalten? Am Ende der Reise sind wir zur Energie des Raums geworden, zu Weisheit und Mitgefühl in Aktion.

1. Übung: *Allesdurchdringende Intelligenz*

Zunächst geht es um die Beziehung von Sein und Bewußtsein. Normalerweise sind wir mit Einzelheiten unseres Lebens beschäftigt und deshalb anderen Aspekten der Wirklichkeit gegenüber verschlossen, wir vergessen die offene Dimension. Um uns dieser unbegrenzten Weite des Seins wieder zu öffnen, ist nichts geeigneter als Meditation. Für alle verschiedenen Methoden der Meditation gibt es einen allen gemeinsamen Schlüssel: wach und präsent zu sein. Da wir im Alltag ständig abgelenkt werden, empfahl der historische Buddha seinen Schülern eine sehr einfache Methode, um möglichst mühelos in den Zustand der Präsenz zurückzukehren.

Nehmen wir an, Sie nutzen irgendeine Begegnungssituation zur Meditation. Dann brauchen Sie tatsächlich nichts anderes zu tun, als einfach dazusein und sich zu entspannen. Sie bleiben einfach wach und entspannt, und alles andere passiert völlig von allein. Sie bleiben einfach Zeuge der Situation. Natürlich wird es zu Ablenkungen kommen, vielleicht wird Ihr Gegenüber irgend etwas sagen, das Sie an früher erinnert und einen Strom von Gedanken und Gefühlen auslöst, der dazu führt, daß Sie nicht mehr gegenwärtig und wach sind. In dem Moment, wo Sie dies feststellen, sagen Sie zu sich selbst in Gedanken: „Erinnerung, Erinnerung" und kehren einfach zu Ihrer ursprünglichen Aufmerksamkeit zurück.

In dem Moment, wo Sie feststellen, daß Sie abgelenkt waren, ist Ihre natürliche, ursprüngliche Wachheit und Präsenz aktiv wieder aufgetaucht. Sie hätten sonst unmöglich bemerken können, daß Sie abgelenkt waren. Wenn Sie also feststellen sollten, daß Sie während eines Gesprächs, das eine Stunde gedauert hat, 200mal abgelenkt waren, bedeutet das, daß Sie tatsächlich 200mal wirklich wach und gegenwärtig waren – das wäre übrigens ein hervorragendes Ergebnis. Die doppelte mentale Notiz, die der Buddha empfohlen hat, hilft Ihnen dabei, nicht in komplizierte Gedankenfolgen abzurutschen. Egal was Ihre Aufmerksamkeit auf sich zieht, Sie können immer mit der doppelten inneren Notiz darauf reagieren. Wenn Ihr Gegenüber sich laut die Nase putzt, sagen Sie zu sich: „laut, laut", denken Sie daran, mit Ihrem Gegenüber in ein Geschäft einzusteigen: „einsteigen, einsteigen". Ein Lastwagen donnert vorbei: „Lastwagen, Lastwagen". Eigentlich geht es um den ungehinderten Fluß der Achtsamkeit. Das doppelte mentale Notiznehmen ersetzt lediglich die Tendenz, alles, was wir erleben, ausgiebig entsprechend unseren Vorurteilen zu kommentieren, was zwangsläufig dazu führt, daß wir körperlich anwesend, aber geistig abwesend sind. Wenn Sie sich über Ihren Gesprächspartner ärgern ... doppelte Notiz: „Ärgern, ärgern" usw., was es auch sei. Nach einiger Übung werden so Sein und Bewußtsein zu einem offenen Strom. Wir beginnen die Dinge in ihrer Essenz zu erkennen, die immer offen und beweglich ist. Da wir unserer Tendenz, die Dinge ständig zu interpretieren, nicht mehr nachgeben, erscheinen die Dinge nicht mehr als begrenzt, sondern als mehrdimensional und voller Möglichkeiten. Ein junger Mensch ist nicht nur eine junge Person, er war vielleicht in einem früheren Leben schon einmal alt, und er beginnt eigentlich ständig damit, älter zu werden. Wir sehen einen offenen Entwicklungsprozeß in Personen, Objekten und Situationen. Wenn eine Person jetzt wütend oder aggressiv ist, so sehen wir, daß sie nicht nur eine aggressive Person ist, vielleicht ist sie in einer tieferen Schicht traurig oder beunruhigt, in wenigen Momenten wird sich ihre Stimmung verändern und möglicherweise in Humor verwandeln. Diese Übung, in der wir die Tendenz zur Interpretation und geistigen Festlegung ständig unterlaufen, erlaubt es uns, flexibel und offen zu denken und zu handeln. Wir erleben Personen und Situationen als Ereignisse in einem jederzeit offenen Raum und bleiben kontinuierlich präsent. Wir werden echte wache Zeitgenossen.

2. Übung: *Spiegelgleiche Intelligenz*

Nachdem wir die absolut einfache, raumartige, offene Bewußtheit einigermaßen stabilisiert haben, können wir diese unmittelbare Wachheit auf die Details der Wahrnehmung ausdehnen, ähnlich wie ein Forscher oder ein Künstler, der mit großer Genauigkeit, mit Neugier und unvoreingenommen untersucht, wie die Dinge tatsächlich sind.

Alles ist interessant, der ganz spezielle Klang der Stimme einer Person ist ebenso einmalig und individuell wie ihre Art zu gehen. Wir beobachten ihren Gesichtsausdruck, die Körperhaltung, die Farben der Kleidung, die Hautbeschaffenheit, die feinen Veränderungen in den Augen, Wortwahl, Atemrhythmus, Spannung und Entspannung etc.

Nach Möglichkeit vermeiden wir dabei jede Form der Interpretation und bleiben einfach bei der sinnlichen Wahrnehmung. Falls wir feststellen, daß wir zu interpretieren begonnen haben, sagen wir uns: „Interpretation, Interpretation" und kehren zu Formen, Farben, Klängen, Geräuschen, Bewegungen, Gerüchen etc. zurück. Auf diese Weise entwickeln wir die spiegelgleiche Natur des Gewahrseins. Natürlich ist es wichtig, das alles unaufdringlich, diskret, leicht und respektvoll zu tun.

3. Übung: *Intelligenz der Gleichheit*

In der ersten Übung befaßten wir uns mit Existenz als bewußter und offener Dimension. In der zweiten Übung interessierten wir uns für die konkreten Erscheinungsaspekte in all ihren atemberaubend reichhaltigen Details. Die erste Variante der Wahrnehmung bezieht sich auf die Identität von Sein und Bewußtsein. In räumliche Symbolik übersetzt, ist sie sowohl unendlich groß – wir könnten dabei an den allumfassenden Kreis der Zenmalerei denken – als auch unendlich klein, wie der „Bindu" genannte Punkt ohne Ausdehnung aus der tantrischen Bilderwelt. Die zweite Wahrnehmungsfähigkeit, die wir haben, die spiegelgleiche Wahrnehmung, läßt Subjekt und Objekt durch die Reflexion auseinandertreten und konfrontiert uns mit Milliarden von Unterscheidungsmöglichkeiten. Um die Reichhaltigkeit auf der einen Seite und die Trennung auf der anderen Seite auszubalancieren, praktizieren wir die Weisheit der Gleichheit. Diese Art der Wahrnehmung drückt sich zunächst in der Fähigkeit aus, unsere Eindrücke zu kategorisieren und damit zu organisieren. Für einen bildenden Künstler gibt es viele Millionen unterschiedlicher Farbtöne, aber schlußendlich gehören sie alle zur Kategorie „Farbe". Farbe gehört in die Kategorie „visuelle Wahrnehmung" und diese in die Kategorie „sinnliche Erfahrung" etc. Wir erkennen, in welche Kategorie etwas gehört. Die Person uns gegenüber in der Straßenbahn hat blondes Haar, ist schlank und hochgewachsen, trägt einen Bart und eine Brille, es könnte vielleicht ein Mann sein, oder? Egal ob Mann oder Frau, im Moment hält sich die Person in derselben Stadt auf wie wir und muß, da es Sommer ist, dieselbe Ozonkonzentration ertragen und dieselbe Regierung. Buddha soll prophezeit haben, daß ungefähr 2 500 Jahre nach ihm eine Zeit kommen wird, in der die ethischen Standards derart gesunken sein werden, daß es schwierig werden wird zu leben, ohne andere zu verletzen, selbst wenn man sich sehr bemüht. Das muß der blonde Mann also vermutlich genauso wie wir ertragen ... Die Weisheit der Gleichheit entwickelt sich so lange gut und ohne den hier unerwünschten Effekt der Trennung, wie wir eine Kategorie nicht mit einer kategorischen Wertung gleichsetzen, das wäre der neurotische Aspekt der Weisheit der Gleichheit. Wenn wir also unterwegs feststellen sollten, daß ein Trend zur Wertung entsteht, machen wir unsere doppelte mentale Notiz: „Wertung, Wertung" und beginnen von vorne. Bei wertfreier Kategorisierung gehört der blonde Bart- und Brillenträger auf jeden Fall in die Kategorie „Lebewesen", und damit in die Kategorie „sterblich", so wie wir selbst. Andere Religionen nehmen die Existenz unsterblicher Götter an, im Buddhismus sind selbst die Götter sterblich und leben und sterben entsprechend der Qualität ihres Karmas. Letztlich haben alle Lebewesen unsere Anteilnahme, nicht etwa weil wir aus moralischen Gründen „Anteil nehmen sollten", sondern einfach deshalb, weil wir, ob wir das jetzt angenehm finden oder nicht, tatsächlich alle an derselben vergänglichen und bedingten Existenzform Anteil haben. Wir werden geboren, wir leben, wir altern und wir sterben.

4. Übung *Unterscheidende Intelligenz*

Damit wir nun nicht, von grenzenlosem, aber ungenauem Mitgefühl übermannt, die Notbremse ziehen, alle Türen blockieren und keinen mehr aus der Straßenbahn herauslassen, bis alle in der Bahn feierlich versprochen haben, zum Buddhismus überzutreten, entwickeln wir gerade noch rechtzeitig die unterscheidende Intelligenz. Diese Art der Wahrnehmung bezieht sich auf die Individualität von Personen und die spezielle Qualität von Situationen. Wir respektieren, daß jedes Lebewesen seine ganz eigene, nicht wiederholbare Eigenart und Lebensweise hat. Es reicht nicht aus,

unser Gegenüber nur als ein Lebewesen wie uns selbst zu sehen. Wenn wir von uns selbst auf andere schließen, liegen wir unter Umständen auch daneben. Die durch die Weisheit der Gleichheit entstandene Vereinheitlichung braucht eine Art von Differenzierung. Natürlich nehmen wir entsprechend der Weisheit der Gleichheit zurecht an, daß alle Lebewesen Glück anstreben und Leid vermeiden wollen, aber jedes Wesen hat eben seine ganz eigene Art, das zu tun. Im Grunde genommen reaktivieren wir auf dieser Ebene die Raumqualität aus der ersten Übung, wir lassen die anderen so, wie sie sind. Gleichzeitig aktivieren wir die reflektierende Intelligenz der zweiten Übung, die es uns erlaubt, die Unterschiede wirklich zu erfahren und zu genießen.

Daneben halten wir die Wahrnehmung aufrecht, daß unser Partner, wie alle Lebewesen, Freude und Leid empfindet, wenn auch vielleicht auf eine ganz andere Art, als wir das tun. Vielleicht ist der blonde Mann uns gegenüber Optiker und trägt seine Brille mit Stolz und nicht mit Mißbehagen, wie wir es vielleicht tun. Außerdem könnte er ein bedeutender buddhistischer Lehrer sein, dem es Spaß macht, uns zu beobachten und so nebenbei in unserer Aura unsere karmischen Muster zu lesen. Man weiß ja nie.

5. Übung *Selbsterfüllende Aktivität*

Die allererste Übung war in einem gewissen Sinn überhaupt keine Wahrnehmungsübung. Es ging nicht darum, sich irgendwelcher spezieller Aspekte der Wirklichkeit bewußt zu sein, sondern ganz generell darum, überhaupt *bewußt zu sein*. Die zweite Übung enthüllt den unglaublichen *Reichtum* an *Unterschieden* der Existenzformen, die dritte macht deren *fundamentale Gleichwertigkeit* bewußt, und die vierte Übung endlich *verbindet grundsätzliche Einheit* mit *individueller Vielfalt*.

Mehr gibt es nicht, es sei denn, wir beginnen tatsächlich, zu üben und auf der Basis dieser integrierten Wahrnehmungen zu handeln. Jede tantrische Schulung beruht, wie bereits früher dargestellt, auf drei Elementen: Sicht, Meditation und Handlung. Die Sicht ist die Beschreibung der fünf Buddhafamilien, die Meditation ist die Praxis der ersten vier Bewußtseins- und Wahrnehmungsübungen. Die Handlung besteht darin, entsprechend der so gewonnenen Erkenntnisse eigenständig und selbstverantwortlich zu handeln. Wenn es uns tatsächlich gelingt, den Aspekt bewußten Seins mit den drei speziellen Wahrnehmungsformen zu kombinieren, wird unser Handeln als dessen Quintessenz die Qualität von Erfüllung haben. Danach schließen wir den Kreis, indem wir am Ende unseres Tuns zur ursprünglichen, einfachen und offenen Bewußtheit des Raums zurückkehren, uns darin ausdehnen und uns einfach nur bewußt entspannen. Mit etwas Flexibilität, Sorgfalt und Geduld kann so ein harmonischer Zyklus entstehen, der Sein, Bewußtsein und Aktion zur Integration bringen wird.

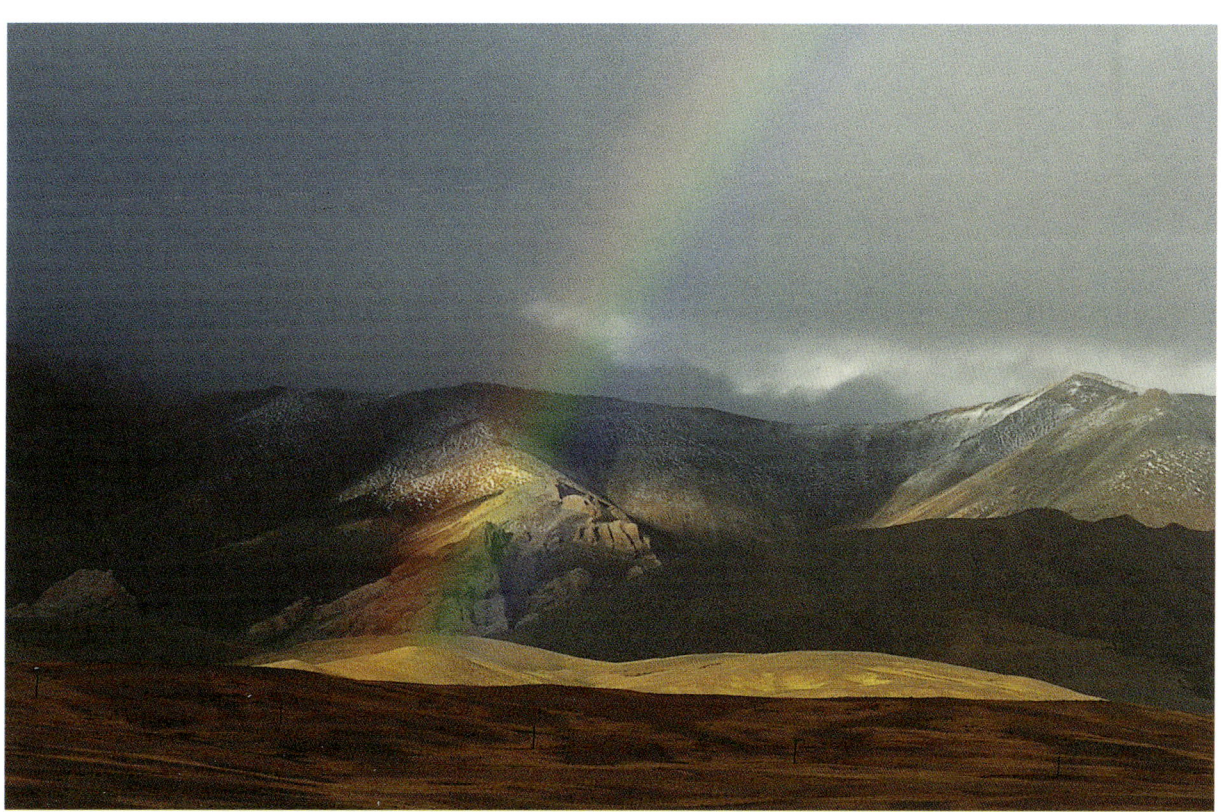

FÜNF ELEMENTE UND IHRE PSYCHOLOGISCHEN ENTSPRECHUNGEN

Element	Farbe	anfängliche Reaktion auf Raum	verzerrte Energie	befreite Energie
ERDE	Gelb	Unsicherheit Zerbrechlichkeit Hohlheit Unwirklichkeit	Halsstarrigkeit Stolz, Arroganz Eigensinn, Geiz Armut	Ausgeglichenheit Gleichmut Großzügigkeit Reichtum, Harmonie
WASSER	Weiß	Angst vor unmittelbar erkannten Bedrohungen	Wut, Haß Aggression Gewalt	Klarheit durchdringende Einsicht spiegelgleiche Weisheit
FEUER	Rot	Isolation Getrenntsein Trostlosigkeit Einsamkeit	blinde Besitzgier Besessenheit Zwang Verschwendungssucht	Mitgefühl Herzenswärme Unterscheidende Weisheit
LUFT	Grün	Verletzlichkeit Angst, Nervosität, Panik (über das Gefühl der Wehrlosigkeit gegenüber unüberschau- baren Situationen)	Neid Eifersucht Paranoia	selbsterfüllende Aktivität die Fähigkeit, frei und fließend zu handeln.
RAUM	Blau	Bestürzung darüber, von der Raumhaftigkeit übermannt, eingeschüchtert und überwältigt zu werden	absichtliche Ignoranz Stumpfsinn Introvertiertheit Depression	unbegrenzte Intelligenz Allwissenheit allesdurchdringende Weisheit Kontinuität Zeitlosigkeit

Nach Ngakpa Chögyam aus „Der fünffarbige Regenbogen", erschienen in der esotera Taschenbücherei.

Warum wird das kunstvoll gestreute Sandmandala wieder aufgelöst?

Die Grundhaltung des buddhistischen Seins ist es stets, herauszufinden, „was wirklich ist", was also Realität ist und was nicht. Unser Zugang dazu ist unser Bewußtsein, welches in seiner ganzen Flexibilität genutzt werden kann. Bleiben wir beim Bild des Mandala. Warum zerstören die tibetischen Mönche ihr in vielen Tagen kunstvoll gestreutes Sandmandala wieder, fegen es zusammen und übergeben diesen Sand dem Wasser eines nahegelegenen Flusses?

Unser Ich-Denken ist es, was eine klare und tiefe Wertschätzung anderer verhindert. Das Zentrum im Mandala, das unseren Blick auch stark anzieht, ist unsere eigene Egozentriertheit, die Kreise und Quadrate der Umgebung sind das kreative Spielfeld unseres flexiblen Bewußtseins. Wir haben immer die Möglichkeit, alle Phänomene, alle Menschen etc. von verschiedenen Standpunkten und Perspektiven anzuschauen – gemäß den Übungen der fünf Buddhafamilien –, anstatt ein schnelles Vorurteil zu fällen. So können wir von unserer verzerrten, subjektiven „Brille" mehr Abstand bekommen und eine weniger bedrohliche und diskriminierende Einstellung zur Welt erfahren.

Wir wandern mit unserer feinfühligen Wahrnehmung durch alle Tore des Mandala und nähern uns achtsam dem Zentrum, fixieren uns dort auch nicht allzu eng und verweilen mehr in der spielerischen und souveränen Vogelperspektive von Zentrum und Peripherie. Wir jagen nicht mehr mit der Vorstellung von einem festen Ich einem Phantom nach, das die Buddhanatur verschleiert und die Entfaltung der faszinierenden Möglichkeiten unseres Bewußtseins verhindert. Dies gehört auch zur tibetischen Lerndidaktik während der Erstellung eines Sandmandala.

Der Kosmos als Mandala

Das Mandala ist nicht nur ein Modell, mit dessen Hilfe wir unsere psychologische Struktur erforschen können, und es ist auch nicht nur eine im Buddhismus existierende Form, die Wirklichkeit zu betrachten. Es gibt kosmologische Mandalas in vielen alten Kulturen. China sah sich als das „Reich der Mitte". In der Weltschau des mittelalterlichen Europa galt Jerusalem als Nabel der Welt. Für den Moslem ist Mekka der Mittelpunkt der Erde.

Nach traditioneller buddhistischer Kosmologie stellt der Berg Kailash in Westtibet die materielle Manifestation des kosmischen Weltenberges Meru dar. Er soll eine energetische Ausdehnung von 600 000 Kilometern nach oben und von 2,4 Millionen Kilometern nach unten haben und in unserem Sonnensystem die energetische Achse bilden. Gemäß der Schrift *Abidharmakosha* (4. bzw. 5. Jh. n. Chr.) besteht das Universum aus einer nahezu unendlichen Anzahl von Weltsystemen. Jedes dieser Systeme hat eine Art „Sandwichstruktur". Die materiellen Ebenen, die Planeten, basieren „unten" auf einem Gaszylinder und sind „oben" von zahlreichen Himmelsschichten unterschiedlicher Energieniveaus umgeben. Deren Durchmesser gelten als unermeßlich groß.

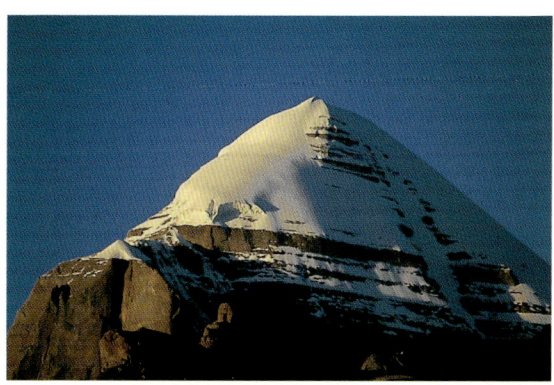

Berg Kailash

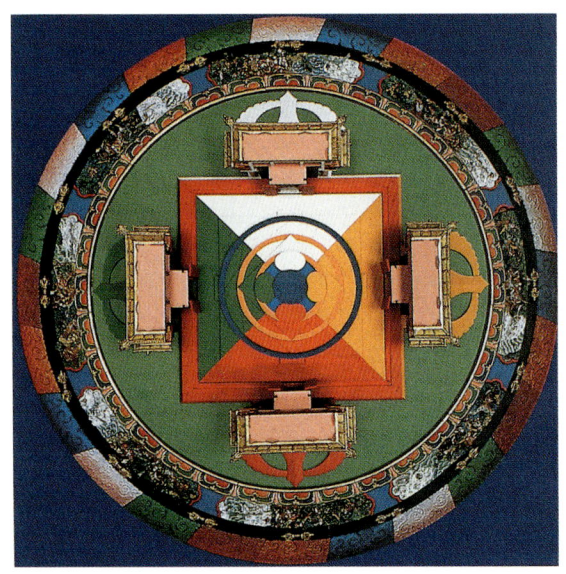

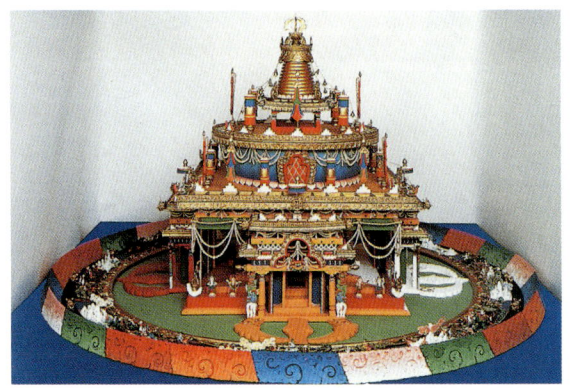

Bild oben: *Vollständiges dreidimensionales Mandala, der Palast symbolisiert das Universum und gleichzeitig unseren menschlichen Körper.*

Bild links: *Grundaufbau eines Mandala*

Unser Sonnensystem entstand nach dieser Kosmologie vor ca. 6 Milliarden Jahren durch die Kraft der kollektiven Taten der Lebewesen eines anderen, früheren Sonnensystems. Aus allen Richtungen kamen Stürme auf und erzeugten das Sonnensystem. Sie füllten den leeren Raum und trugen zur Bildung von Wolken bei, aus denen sich sintflutartige Wasser ergossen. Die tobenden Orkane formten aus dem Wasser den „untersten" Baustein des Systems, einen gigantischen Sockel aus Gas. Die Winde bewegten ihn vorwärts. Auf dem bewegten Wasser bildete sich Schaum, der immer schwerer, dicker, gelber und schließlich zu Materie wurde. In deren Mitte begann eine mächtige Bergsäule zu entstehen, geformt aus den edelsten Bestandteilen der aufgewühlten und gequirlten Wassermassen: Gold, Silber, Lapislazuli und Kristall. Aus dieser Säule entwickelten sich Terrassen, Bergwälle und dazwischen die Ozeane. Die Welt der Menschen, die Erde, liegt auf dem mittleren, südlichen Kontinent dieser

Materieanordnung. Auf mittlerer Höhe des Berges Meru ziehen, getragen vom feinstofflichen Wind, Sonne und Mond ihre Kreisbahnen. Soweit ein sehr verkürzter Ausschnitt aus der buddhistischen Kosmologie. Das wesentliche Ziel der Suche besteht nach dieser Kosmologie darin, wieder in die Mitte des Systems zu gelangen. Das buddhistische Weltbild setzt im Gegensatz zur Kosmologie des europäischen Mittelalters nicht die Erde und den Menschen ins Zentrum. Vielmehr bilden hier die feinstofflichen bis geistigen und formlosen Wesen mit ihren Himmeln die Mitte des Weltganzen, während die Menschen und die anderen Lebewesen ein Dasein an der Peripherie fristen, mit der klar definierten Perspektive, die Mitte zu finden.

Aus heutiger Sicht werden wir vielleicht sagen, all diese alten Kosmologien seien längst überholt. Im Zen wird eine Geschichte überliefert, nach der ein kosmologisch interessierter Mönch, völlig schockiert über die Tatsache, daß die moderne westliche Wissenschaft die

Wirklichkeit ganz anders darstellte als die traditionelle Kosmologie, mehrere Jahre damit zubrachte, ein Buch zur Verteidigung des alten Weltbilds zu schreiben. Schließlich trat er vor seinen Meister, um ihm sein Werk vorzulegen. Der Meister reagierte zur Überraschung des Mönchs mit dem Hinweis, daß die Lehre des Buddha darin bestehe, solche Meinungsverschiedenheiten zwischen den unterschiedlichen Weltmodellen nicht so ernst zu nehmen. Die wesentliche Differenz besteht darin, daß die ganzheitlichen, symbolischen Weltmodelle in erster Linie den spirituellen und inneren Zusammenhang des Universums bildhaft darstellen wollen, während sich die modernen Wissenschaften allein an den sinnlich wahrnehmbaren Fakten orientiert und spirituelle Zusammenhänge gar nicht thematisiert. Es gibt aber auch bemerkenswerte Übereinstimmungen. Es ist interessant, daß die Forschungsobjekte der modernen Wissenschaften – Atome, Moleküle, Kristalle, Zellen, Organe, Organsysteme, viele pflanzliche und tierische Lebewesen, viele meteorologische und geologische Phänomene, die Himmelskörper, Sonnensysteme und Galaxien – durchweg mandalaartige Strukturen aufweisen. Insofern haben auch die vorwissenschaftlichen Kulturen das universale Ordnungsprinzip des Universums intuitiv vollkommen richtig erkannt und daraus Schlußfolgerungen gezogen, die auch für moderne Menschen interessant sein können.

Das gegenwärtige Oberhaupt des tibetischen Buddhismus, der 14. Dalai Lama, hat mehrfach betont, daß heute jedes Individuum einen Teil der Verantwortung für den ganzen Globus trägt, und damit das individuelle Mandala mit dem universellen Mandala in Beziehung gesetzt. Insofern ist es nicht überraschend, daß während der letzten Jahre durch den Dalai Lama und andere hohe Würdenträger auch im Westen mehrfach vor Tausenden von Teilnehmern das Kalachakra-Ritual abgehalten wurde. Das Kalachakra-Ritual setzt Individuum und Universum miteinander in Beziehung. Es beruht auf den Kalachakra-Lehren. *Kala* heißt „Zeit" und *chakra* heißt „Rad". Die Lehre vom Zeitenrad ist eine komplexe Verbindung aus Astrologie, Kosmologie, Medizin, Psychologie und tantrischer Meditationspraxis. Nach der Überlieferung wurde das Kalachakra-Tantra von Buddha an Suchandra, den legendären König von Shambhala weitergegeben. Es ist also eng mit dem Shambala-Mythos verbunden, nach dem irgendwo nordöstlich von Indien ein Ort existieren soll, an dem eine erleuchtete Gesellschaft existiert, die von erleuchteten Königen regiert wird. Ähnlich wie in bezug auf das mythische Reich der Bönpos, Olmo Lungrig, wird von einigen gesagt, daß dieser Ort tatsächlich ein irdischer Ort ist, der aber nur von besonders wahrnehmungsfähigen Personen erkannt werden kann. Andere sehen Shambhala als eine spirituelle Dimension, die jeder von uns in sich trägt.

Nach den astrologischen Lehren des Kalachakra befinden wir uns seit mehreren Jahrhunderten in einer durch das Feuerelement geprägten Phase. Die breite Nutzung der Elektrizität, der Abbau von Uran und die militärische und industrielle Nutzung der Kernenergie werden dem Feuerelement zugeordnet, und als eine Intensivierung der Wirkungen des kosmischen Feuerprinzips verstanden. Der weltweit zunehmend schnellere Zeitgeist, die Beschleunigung aller Lebensrhythmen, die dadurch entstehenden Streßphänomene sowie die Zunahme von Gewalt und Aggression gelten als Wirkungen des intensivierten Feuerelements. Da unsere subtilen Energiekanäle ständig durch das Feuerprinzip energetisch aufgeladen werden, stellt sich aus dieser Sicht die Frage, ob unsere psychischen Grundmuster immer mehr in Richtung Gereiztheit, Ungeduld, Wut, Zorn und Aggressivität tendieren werden oder ob es uns gelingen wird, durch

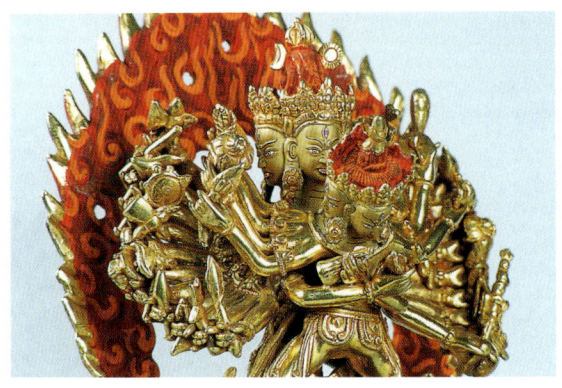

die *Unterscheidende Weisheit* des Feuerelements unsere Beziehung zu uns selbst und der Welt neu zu ordnen. Wir können zum hilflosen Opfer der permanenten Beschleunigung und der dabei entstehenden Überreizung durch Vielfalt werden, oder wir erlernen intelligentes Unterscheidungsvermögen. Wir lernen, das Wesentliche vom Unwesentlichen zu unterscheiden, und erfahren die Welt des Alltags aus einer Perspektive innerer Klarheit und Souveränität. Dies ist nicht nur eine individuelle, sondern eine kollektive Fragestellung.

Das tibetische Kalachakra-Tantra beschreibt die gegenwärtige Evolutionsphase als *Kali Yuga,* als das „Dunkle Zeitalter", weil durch die Beschleunigung der kosmischen Energie Verwirrung, Chaos, Ohnmachtsgefühle und Zerstörungswut zunehmen. Laut Kalachakra-Tantra wird diese Epoche des Kali Yuga noch 400 bis 600 Jahre anhalten. Das Kalachakra-Tantra ist nicht nur ein komplexes kosmologisches System, sondern auch eine mentale Schutzgottheit. Es ist das differenzierteste tibetische Tantra und besteht aus drei Ebenen:

- Die Äußere Ebene symbolisiert die physische Welt und beruht auf Astronomie und Astrologie.
- Die Innere Ebene symbolisiert die psychische Welt und beruht auf Psychologie und Medizin.
- Die Geheime Ebene symbolisiert die spirituelle Welt und beruht auf tantrischer Meditation.

Die gegenwärtige und zukünftige Entwicklung des Menschen wird entsprechend des Kalachakra-Tantra immer intelligentere und tiefer wirkende Methoden erfordern, um mit der zunehmenden Komplexität der Wirklichkeit Schritt zu halten. Es ist also kein Zufall, daß der 14. Dalai Lama und weitere hohe Rinpoches in den vergangenen zwei Jahrzehnten im Westen immer öfters Einweihungen in das außerordentlich komplexe Kalachakra-Ritual gegeben haben.

Kalachakra-Darstellungen. Oben: Statue, unten: Thanka

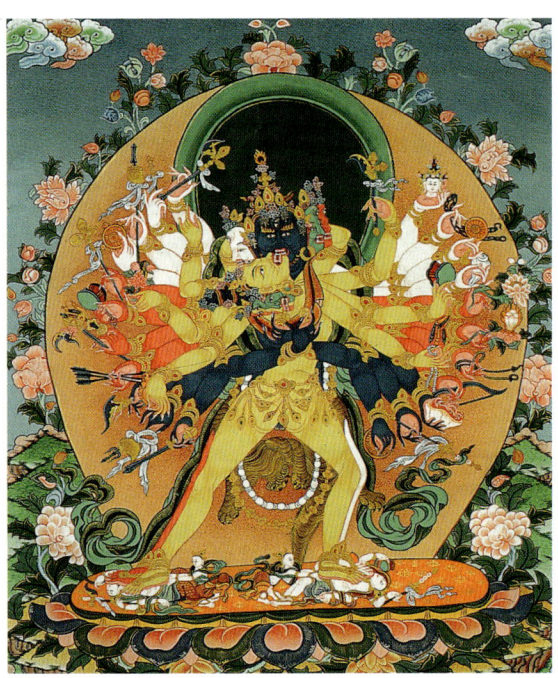

Das Kalachakra-Mandala arbeitet mit allem, was die buddhistische Weltschau an wichtigen Symbolen und Elementen enthält. Es beinhaltet die fünf Elemente Erde, Wasser, Luft, Feuer und Raum. Als zeitliche Struktur beinhaltet es sechs unterschiedliche Rhythmen: 60 Sekunden, 60 Minuten, 24 Stunden, die 360 Tage des Mondjahrs, einen 12jährigen Zyklus analog der Tierkreiszeichen und einen Zyklus von 60 Jahren, der jedes Tierkreiszeichen einmal mit jedem der fünf Elemente kombiniert. Die Kalachakra-Gottheit besteht aus einem weiblichen und einem männlichen Körper und hat insgesamt 32 Arme und 8 Gesichter mit jeweils 3 Augen. Sie trägt zahlreiche Attribute wie Schwert, Schlinge, Pfeil und Bogen, Muschel, Vajra, Glocke, Trommel und Lotus und viele andere. Diese Reichhaltigkeit und Komplexität entspricht genau dem Zeitgeist der gegenwärtigen Epoche. Wir können diesen Geist der Epoche sowohl als Verwirrung und Chaos, aber auch als das mehrdimensionale Ineinandergreifen von mehreren Ordnungen und Formen der Weisheit erleben. Jeder einzelne Aspekt der Gottheit hat eine ganz bestimmte Bedeutung. Zum Beispiel steht der Lotus einerseits für „Gier und Anhaftung" und andererseits im transformierten Zustand für die „Unterscheidende Weisheit", wie sie unter der Padmafamilie innerhalb der fünf Buddhafamilien beschrieben wurde. Schrittweise werden alle Aspekte der Erfahrungswelt, die durch die zahlreichen Attribute symbolisiert werden, in die Kalachakra-Meditation einbezogen, transformiert und geheilt.

Wir erhalten also in der Kalachakra-Einweihung eine umfassende symbolische Weltordnung, die uns hilft, unsere Erfahrungen auf der Äußeren, Inneren und Geheimen Ebene immer feiner und tiefgründiger zu verwandeln und letztendlich zu befreien.
Als Visualisierungsobjekt kann eine Statue als figürliches Hilfsmittel oder ein Mandala gewählt werden.

Die tibetische Art zu lehren arbeitet mit unterschiedlichsten Mitteln, da die individuellen Voraussetzungen verschiedene Ansätze erfordern. Im zweidimensionalen Mandala symbolisiert die Kalachakra-Gottheit selbst und der enge, innere Kreis die erleuchtete Energie. Dort wird alles unter dem Aspekt der Befreiung gesehen. Zeit und Raum und alles, was in Zeit und Raum geschieht, werden als Erscheinungsformen der erleuchteten Dimension erfahren.

Körper   Sprache   B e w u ß t s e i n   Sprache   Körper

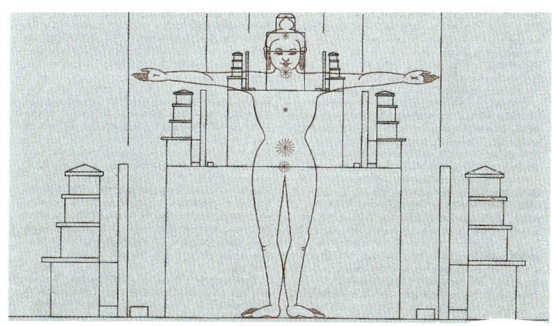

Die Präsenz des menschlichen Körpers im Mandala.

Körper   Sprache   B e w u ß t s e i n   Sprache   Körper

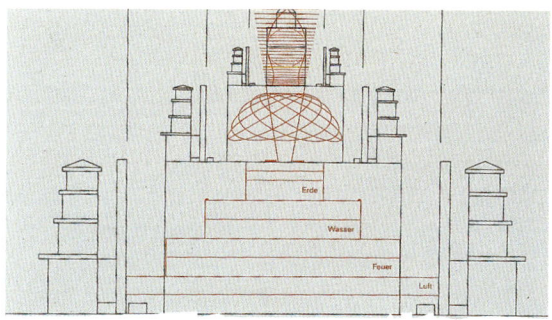

Die Präsenz des Universums im Mandala

HEILUNG DES BEWUSSTSEINS

DHARMA ALS MEDIZIN

Bei der Seltenheit vieler Heilpflanzen Tibets wird es in Zukunft nicht möglich sein, mit der reinen Kräutermedizin Millionen von Menschen zu heilen. Es gibt in alten tibetischen Medizinschriften die Vorhersage, daß die außergewöhnliche Heilkraft unseres Bewußtseins, gefördert durch Meditation, Mantren und spirituelles inneres Wachstum, in den kommenden Jahrhunderten von großer Bedeutung sein wird.

Unter „Dharmamedizin" versteht der Tibeter das Bemühen, sich spirituell zu entwickeln und vom Zustand der Verblendung zu vollem Gewahrsein zu erwachen. Der Sanskritbegriff *dharma* bedeutet unter anderem „das, was einen auf dem Weg hält", auf dem Weg zur Erleuchtung. Im Tibetischen entspricht er *chos* (gesprochen: tschö), was „heilen" bedeutet. Diese Bedeutung unterstreicht eine häufig verwendete Analogie. Darin wird Buddha symbolisch als Arzt und seine Lehre, das Buddhadharma, als Medizin gesehen. Buddhistische Theorie und Praxis gelten als die Mittel gegen alle geistigen und seelischen Störungen, die nicht nur als Ursache aller Krankheiten gelten, sondern auch die direkte Erfahrung unserer eigenen erleuchteten Buddhanatur verschleiern.

Praktiziertes Dharma im Alltag besteht darin, daß wir unsere unbewußte Instinktnatur von Gier, Haß und Verblendung schrittweise ersetzen durch die bewußte Instinktnatur in Richtung:

Geduld	statt Gier
Mitgefühl	statt Haß
Weisheit	statt Verblendung

Die Besonderheit des tibetischen Weges besteht darin, daß diese Umwandlung intensiviert wird durch die bewußte Identifizierung mit den in uns schon angelegten persönlichen Archetypen oder Gottheiten, wie Taras, Chenresig, Manjushri, Amitabha und viele andere, sowie dem wiederholten Sprechen der dazugehörigen Mantren.

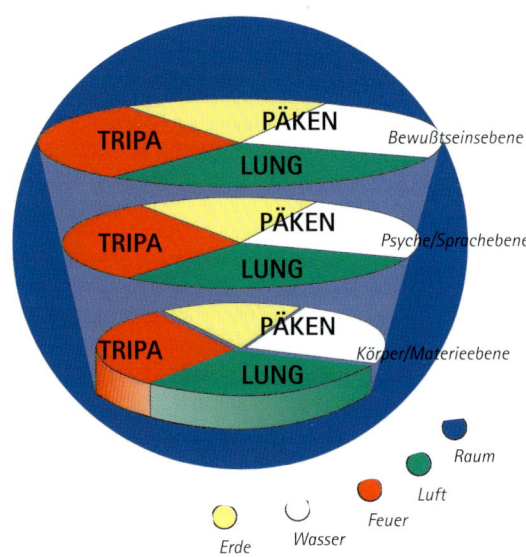

Die drei Energieebenen in ganzheitlicher Sicht

Die Tatsache, daß die Erleuchtung latent vorhanden ist, wird im Tibetischen durch die Gestalt des Urbuddha oder Adibuddha versinnbildlicht.

Aus dem ursprünglichen Buddhawesen sind nach Auffassung des tantrischen Buddhismus zahllose Buddhas hervorgegangen, in allen Zeitaltern und Richtungen des Universums, und dies wird auch in Zukunft geschehen. Der historische Buddha Gautama oder

Shakyamuni Buddha ist der Buddha des gegenwärtigen Zeitalters seit etwa 2 500 Jahren und vielleicht noch einmal so lange. Er ist der vierte in einer Reihe von tausend Buddhas, die in diesem Universum erscheinen werden. Der kommende Buddha heißt Maitreya, der „Buddha der Liebe, der keine Bedingungen stellt". Der Weg des Buddha heißt auch der „Mittlere Weg", da er die beiden Extreme, strenge Askese und üppiges Leben, meidet. In seiner letzten Unterweisung als Achtzigjähriger betonte er nochmals, daß die Erkenntnis der Vergänglichkeit aller Dinge und die Eigenverantwortlichkeit das Herz des Dharma bilden. Seine Vier Edlen Wahrheiten schließen mit der Aussage: Es gibt für alle Ursachen von Problemen heilende Gegenmittel. Wir müssen diese mentalen Heilmittel selbst erkennen und anwenden. Der Buddhist sieht den spirituellen Freund oder Lehrer als Arzt, das Dharma als Medizin und seine persönliche Praxis als Therapie oder Heilbehandlung. Das eigentliche Therapieziel ist die Entwicklung von Weisheit und Mitgefühl, die als die wertvollste Medizin betrachtet werden, weil sie letztlich alle Krankheiten unter Kontrolle bringen und alles Leiden beenden werden.

Unser Bewußtsein ist keine feste Größe.
Es ist immer Veränderungen unterworfen.
Es hat keine gleichbleibende Existenz.
Es ist leer von starren Konzepten.
Es hat kein innewohnendes Selbst.
Es ist leer. Es ist grenzenlos offen
wie der Raum und voller Fülle.

Buddhadharma, 6. Jh. v. Chr., Indien

Oder wie Heraklit einfach sagte:

PANTHA RHEI – Alles fließt

6. Jh. v. Chr., Griechenland

MENTALES HEILEN

Handelt es sich um größere psychische Probleme, Geisteskrankheiten oder allgemein um schwer heilbare Krankheiten, welche dann in den Bereich besonderer karmischer Krankheiten fallen, so muß der Arzt oder Lama direkt in den feinstofflichen Körper eingreifen. Da dieser dem Einfluß der Planeten unterliegt, durch deren Schwingung Makrokosmos und Mikrokosmos verbunden werden, muß auch der Astrologe hinzugezogen werden, um den besten astrologischen Tag sowie die Tageszeit festzustellen, der/die für die optimalen Heilwirkungen günstig ist. Diese feinstoffliche Kanal- und Chakraheilung ist nur Lamas vorbehalten, da sie traditionsgemäß die geübteren Tantriker waren. Der Lama visualisiert dann kraft seines Bewußtseins den Blauen Medizinbuddha in sich. Sein Körper ist, von außen her betrachtet, klar und durchsichtig, auch von innen nach außen gesehen ist er klar und trotz blauem Licht durchsichtig.
Er spricht Gebete und singt Mantras, überträgt dabei mit seinem Atem die Macht der Gebete und Mantras auf den Körper des Kranken. Aus dem Herzchakra des Medizinbuddhas strömen vielfarbige Lichtstrahlen hervor, welche die drei Bewußtseinsverblendungen, die Wurzeln aller Krankheiten, auflösen sollen.
Der Rhythmus der Mantras harmonisiert dabei die blockierten Schwingungen des feinstofflichen Körpers in den Kanälen und Chakras des Kranken. Auf diese Weise beeinflußt die Kraft von Mantras und meditativem Gleichgewicht die Wirkkraft der Arzneimittel.

Die buddhistische Medizin unterscheidet drei Ebenen der Wirkkraft von Arzneien:

• die Ingredienzien der Arznei selbst,
• die in ihr enthaltene Kraft des Mantra und
• die Kraft des meditativen Harmonisierens.

Ein tantrischer Meister kann die Fähigkeit gewinnen, in der Meditation eine vollkommen klare Sicht des uns verborgenen Inneren des menschlichen Körpers zu erlangen. Diese Lehre der Mentalheilung wird in den medizinischen Texten nicht erwähnt, ist aber die Basis des Kalachakra-Tantra, in denen uralte meditative und astrologische Erfahrungen verarbeitet sind.

Die Bewußtseinshaltung des tibetischen Arztes

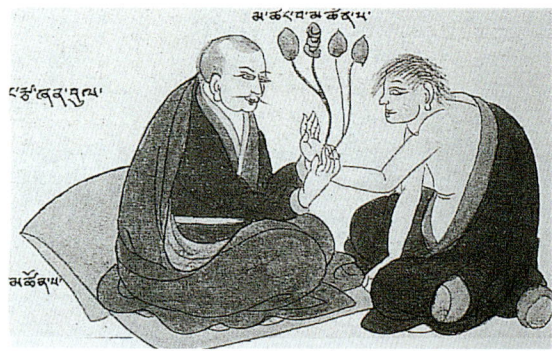

Lama bei der Pulsdiagnose

Bei jeder Behandlung soll sich der Arzt vorstellen, wie schwierig es ist, eine menschliche Wiedergeburt zu erlangen. Denn nur der menschliche Körper ist der wirkungsvollste Träger des Erleuchtungsbewußtseins. Um dies zu erlangen, sind viele Leben, ein gesunder Körper und ein waches Bewußtsein nötig. So empfindet er den Respekt und die Verpflichtung, mit seiner Kunst den Patienten auf seinem schwierigen, aber spannenden spirituellen Weg unterstützend zu helfen. Wenn sich der Arzt in den Medizinbuddha transformiert, dann wirkt seine Medizin nicht nur wie jedes weltliche Heilmittel auch, sondern darüber hinaus wie der Segen des

Buddha. Diese Einstellung kann er bei vielen Kranken täglich nur durchhalten, wenn er gelernt hat, Mitgefühl und weise Vorausschau für seine Patienten zu entwickeln. Mitgefühl ist nicht nur eine intellektuelle Haltung des Bewußtseins, sondern entwickelt sich aus einer methodisch geschickt durchgeführten Verfeinerung des menschlichen Bewußtseins.

Mitgefühl wurzelt in der Klarheit der augenblicklichen Präsenz und einer Qualität von Offenheit und Feinfühligkeit gegenüber dem konkreten Geschehen im Patienten. Deshalb wird im Tibetischen das Mitgefühl als etwas „von Weisheit Untrennbares" beschrieben.

Diese liebende Grundhaltung ist die entscheidende Vorbedingung für den Heiler, der die Gedanken und Haltungen seiner Patienten lesen und ihnen auf ihrer Reise ins Innere echte Hilfestellung leisten will.

Nur ein Arzt, der selbst dem Bodhisattva-Ideal folgt, kann nach Auffassung der tibetischen Ärzte mehr als nur punktuelle Erfolge erzielen. Dadurch wird die Tibetische Medizin zu einer durch und durch buddhistischen Medizin und unterscheidet sich von allen anderen traditionellen Medizinsystemen.

Symbole

Die tiefe Weisheit und überzeugende, innere Struktur des Diamantweges zeigt sich auch in der Symbolik seiner wichtigsten Ritualobjekte. Das Diamantzepter, im Sanskrit *vajra* und auf Tibetisch *dorje*, wörtlich „Herr der Steine" genannt, symbolisiert durchdringende Klarheit und Intelligenz unserer Buddhanatur. Sie wird mit einem Diamanten verglichen, weil sie unzerstörbar, absolut perfekt und makellos rein ist. Klar und transparent spiegelt sie alle Energien und Manifestationen als Regenbogenlichter. Der Vajra steht für das Wesen des erwachten Bewußtseins und die intelligente Anwendung tantrischer Methoden aus Mitgefühl.

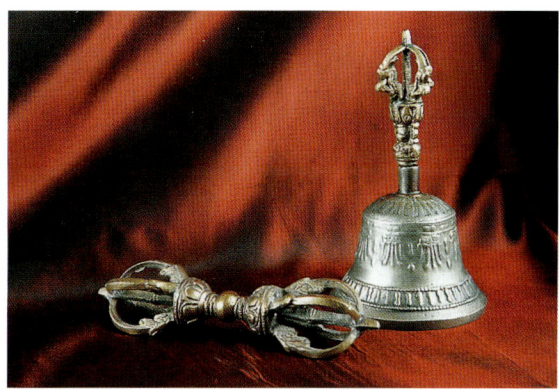

Sein ergänzendes Gegenstück ist die Ritualglocke. Sie symbolisiert die Leere, die raumartige grenzenlose Weisheit und Freude unserer Buddhanatur und nicht zuletzt deren Humor.

Im Vajrayana wird unsere ursprünglich Buddhanatur als zeitlose, unbegrenzte und unzerstörbare Wirklichkeit verstanden und durch den Urbuddha symbolisch dargestellt. Er wird als *vajradhara* (tibetisch als *dorjechang*) bezeichnet, was „Diamanthalter" bedeutet, oder als *samantabadhra* (tibetisch: *kuntuzangpo*), was „Der Allumfassend Gute" heißt. Unser wahres Wesen ist nichts anderes als dieser Urbuddha. Sowohl der Urbuddha, der den Dharmakaya symbolisiert, wie der Medizinbuddha werden in Tibet blau dargestellt, mit der Symbolfarbe des grenzenlosen, raumartigen, klaren und frischen Bewußtseins.

Ein anderes Bild für unsere absolute Natur ist der grenzenlose Himmel, er steht für unsere wache Bewußtheit, die grenzenlos ist und unendlich klar. Als unsere relative Natur – Gedanken, Gefühle und Intuitionen – gelten die Wolken, die am Himmel ziehen. Beides ist natürlich und, um es banal zu formulieren, vollkommen normal. Jeder Mensch hat sowohl die relative menschliche Natur als auch die Buddhanatur. Schwierig wird es in dem Moment, wo wir versuchen, die Wolken festzuhalten, was ohnehin naturgemäß unmöglich ist, sie sind nämlich vergänglich, oder wenn wir versuchen, uns dauerhaft mit unserer relativen Natur zu identifizieren. Zunächst lernen wir, „die Wolken wieder loszulassen" und ihre natürliche Vergänglichkeit zu akzeptieren. Statt dessen beginnen wir, uns zunehmend im Himmel wiederzuerkennen. Schließlich lernen wir, die Wolken und was sonst noch so am Himmel erscheint – Regenbögen, Stürme, Kometen sowie die Himmelskörper und deren Strahlung – als das natürliche, spontane und schöpferische Spiel des Grenzenlosen zu erkennen.

MEDITATION

Wissen alleine ändert nur selten unser Verhalten. Was im „Labor" der Meditation erfahren wurde, gilt es im Alltag zu halten und umzusetzen.

Wir verbringen unser Leben in intensivem und angstvollem Kampf, in einem Strudel aus Hektik und Aggression, in ehrgeiziger Konkurrenz, in Greifen, Verlangen und Besitzenwollen und belasten uns meist unaufhörlich mit sinnlosen Aktivitäten und Konzepten. Meditation ist das Gegenteil.

Meditation bedeutet, aus unseren normalen Handlungsmustern vollständig auszubrechen, denn sie ist ein Zustand ohne alle Sorgen und Bedenken, in dem es keinerlei Wettbewerb gibt, keine Gier, irgend etwas ergreifen oder besitzen zu wollen, keinen angstvollen Kampf und keinen Zwang, irgend etwas erreichen zu müssen. Meditation ist ein Zustand ohne Ehrgeiz, in dem es weder Annehmen noch Ablehnen gibt, weder Hoffnung noch Furcht; ein Zustand, in dem sich langsam alle Emotionen und Konzepte, die uns schon so lange gefangen gehalten haben, auflösen in den Raum natürlicher Einfachheit.

Wir brauchen eine Methode, um unseren Geist heimzubringen, um eine Veränderung, ein Kippen herbeizuführen. Damit wir, statt weiter achtlos, gehetzt und vom Wesentlichen abgelenkt zu bleiben, präsent und achtsam, ruhiger und souveräner werden.

Die Natur nutzen.
Die Natürlichkeit in sich selbst inspirieren.

Das Großartige an der Natur ist ihre Natürlichkeit.
Wenn wir Berge sehen, dann inspiriert dieser Anblick die Natürlichkeit in uns selbst.
Wenn wir im Freien sitzen, so können wir diese Natur als Inspiration nutzen – um Meditation hervorzurufen. Grundsätzlich brauchen wir einen Auslöser, etwas, das uns verändert, transformiert – eine Methode, die den Brennpunkt unserer Aufmerksamkeit verschiebt.

Einfach still sitzen.
Den Atem schweigend beobachten.
Dem Fluß des Atems ganz einfach und
natürlich folgen.

Das Denken in Urlaub schicken.
Grundsätzlich müssen wir einfach unser Denken loswerden.

Sie werden jetzt einwenden: „Aber wenn ich sitze, steigt alles Mögliche auf." Das Problem ist nicht das, was aufsteigt. Das, was aufsteigt, ist in Ordnung. Das Problem ist das Denken. Denken findet dann statt, wenn wir nach einer Wahrnehmung, einem Gedanken zu greifen beginnen, wenn wir zu analysieren und urteilen beginnen. Wenn wir fragen: „Warum? Wie?"

Was immer erscheinen mag, wir lassen es erscheinen. Wie die Wellen im Ozean: Sie erscheinen, sie erheben sich und dann sinken sie einfach wieder zurück in den Ozean. Ganz zufrieden. Nur durch unser Denken, unsere Interpretationen und unser Urteilen schaffen wir haftende Eindrücke in unserem Geist – hier beginnt schon das Erschaffen von Karma.

Das ist die Wurzel für die Arbeit mit Emotionen, wie wir die Emotionen befreien können.
Wir unterdrücken sie nicht, noch schwelgen wir in ihnen. Wir bleiben aber immer ganz präsent, im echten Kontakt mit dem, was erscheint. Wir verstricken und verwickeln uns nicht in alle möglichen Arten von Emotionalität. Aber wir sind uns aller Emotionen dennoch gewahr und erleben sie – nur bewußter!

Die Rezitation eines Mantra
verändert die Energie.

Das Sprechen, Fühlen oder Singen eines Mantra wirkt auf der Ebene der Energie.

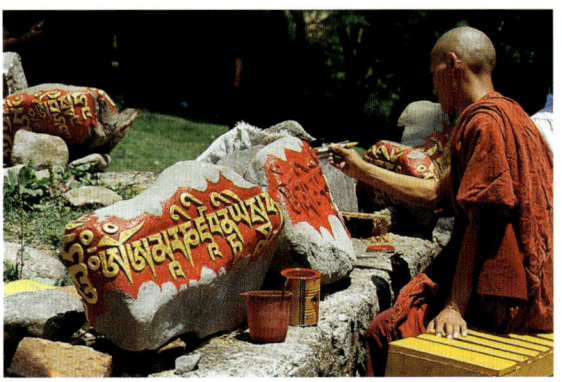

Mönch gestaltet ein Mantra auf Stein

Meditation
nach Dudjum Rinpoche

Alles wird im Geist hervorgebracht. Damit ist dieser die Ursache aller Erfahrung, ob gute oder schlechte. Deswegen ist es notwendig, zuallererst zu lernen, mit dem Geist zu arbeiten.

Entspanne dich.
Richte dein Gewahrsein in den klaren Raum, um Frische zu erzeugen. Beobachte deinen Geist: Er ist völlig unvorhersagbar. Es gibt keine Grenzen für die feinen und phantastischen Schöpfungen deines Geistes, die auftauchen, für seine Stimmungen und dafür, wohin sie dich führen. Die leuchtende Bewußtheit der Meditation ist die Erkenntnis von beidem: Stille und Wechsel. Das ist der reine Aspekt deines Geistes, deine *grundlegende Natur*.

Sei der auftauchenden Gedanken nur sanft gewahr, fange sie nicht und reagiere nicht auf sie. Selbst wenn dein Geist unruhig ist, angstvoll und argumentierend, wird er sich selbst ausagieren und beruhigen. Er wird nach und nach zu einer widerhallenden Stille kommen – klar, leer und ungezwungen. Die ruhige Klarheit friedvollen Verweilens während der Meditation ist unsere *grundlegende Intelligenz*.

Geist ist wie der Wind, er kommt und geht. Je bewußter dir diese Tatsache wird, desto mehr fangen alle Dinge an, sich etwas unwirklich anzufühlen, an Wirklichkeit zu verlieren, die du ihnen sonst zumißt. Im Üben und Entwickeln von Achtsamkeit erreichst du durch Meditation die Sicht, daß alles, was erscheint, nichts anderes ist als die Selbstentfaltung oder Projektion des Geistes.

Führe diese Sicht in den Ereignissen und Aktivitäten des täglichen Lebens fort.

Mit fortschreitender Übung entwickelst du die *Fähigkeit, Wahrnehmung aufzulösen*.
Du führst das fließende Gewahrsein der Meditation im täglichen Leben fort und erkennst alles als das sich selbst offenbarende Spiel deines Geistes.

Durch Weiterführen dieses Gewahrseins im Alltag wirst du das, was getan werden muß, ruhig und still tun – mit Einfachheit und ohne Aufregung.
Halte diesen feinen Faden von Achtsamkeit und Gewahrsein aufrecht, fließe nur.
Ob du gehst, sitzt, ißt oder schläfst – habe ein Gefühl von Leichtigkeit und Präsenz des Geistes.

So wird dir einerseits alles wie ein Traum erscheinen, illusorisch.
Andrerseits aber fährst du humorvoll damit fort, deine täglichen Verrichtungen zu tun.

So lernst du, die *Welt nicht auf dualistische Weise* zu sehen.
Du wirst *frei sein von Anhaftung* ebenso wie von *Negativität*.

Nicht-Dualität

Die Nicht-Dualität ist wie eine Bewußtheit ohne Inhalt, ein Niemandsland des Klaren Lichts voller Fülle. Diese Leere ist in unserer menschlichen, begrenzten Sprache nicht kommunizierbar.

Ein bekanntes Zen-Koan lautet: Beschreibe das Geräusch einer Hand, die klatscht.

Man wird bald merken, daß jede Antwort falsch ist; aber der Meister wird seinen Schüler trotzdem Monate, ja sogar Jahre an der Antwort arbeiten lassen. Doch wenn du dich intensiv genug konzentrierst und ein bißchen Glück hast, dann wird in deinem Denken eines Tages ein Kurzschluß eintreten – das Denken wird einfach aufhören. Das ist der Augenblick, in dem du dich selbst ohne „Denken" erfährst: eine Erfahrung des Nicht-Denkens, der Leere.

Solange unsere menschliche Instinktnatur sich der Notwendigkeit entziehen will, daß das Ich immer öfters verschwinden sollte, so lange kann der Mensch nicht ganzheitlich werden.

Um einen „Geschmack" von der Leere-Qualität zu bekommen, erinnern wir uns an den Augenblick des Einschlafens. Wenn der Schlaf noch nicht gekommen ist, aber das äußere Wachsein schwindet, in diesem Moment offenbart sich kurz eine nicht-duale Leere. In dieser feinen Lücke ist die Leere – deine Buddhanatur – verborgen.

Meditations-Meister sagen uns, daß wir im normalen, sogenannten „Wachzustand" zu 99 Prozent unbewußt sind; unser gewöhnliches Bewußtsein ist nur ein schwaches Fünkchen verglichen mit unserer wirklichen Natur.

In beiden Extremen menschlicher Aktivität und Emotion zeigt sich dieses Phänomen.

Sowohl im absoluten Stillwerden wie auch in der äußersten Ekstase, dem Orgasmus.

Im Orgasmus wächst der Mensch für kurze Zeit über das Gefühl des Getrenntseins, das Gefühl von „ich selbst" und „der andere", hinaus. Noch heute ist der Orgasmus der einzige Augenblick, in dem der Durchschnittsmensch wirklich echt und ganz wird. Das Glück des Hinauswachsens über jede Dualität bewegte die Mystiker aller Kulturen, nach Methoden zu suchen, die es verlängern konnten. Sie versuchten, dieses Gefühl durch andere Techniken als durch Sexualität zu erreichen.

Der Naturwissenschaftler Prof. David Bohm drückt dies einfach und klar aus:

„Wir können erst wahrnehmen, was jenseits des Denkens ist, wenn kein Denken mehr da ist.

Solange Denken da ist, können wir nicht erfassen, was jenseits davon liegt."

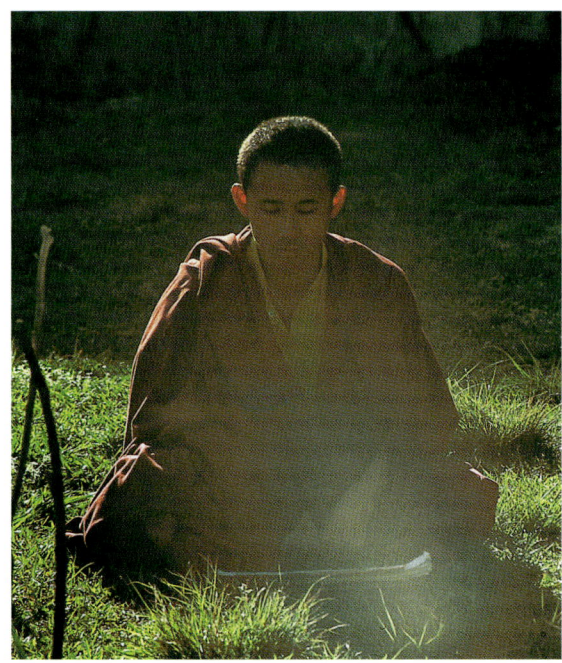

In der Stille ruht die Kraft

Eln Ratschlag für den Meditierenden
von Lama Gendün Rinpoche

Außen und innen,
das Gefäß und sein Inhalt,
alles ist deine eigene Erscheinung.
Erscheinend und dennoch leer,
leer und dennoch manifest,
untrennbar erscheinend und leer.
Vergleichbar einer Illusion, einem Traum,
nicht seiend und dennoch fähig zu erscheinen,
wie der Mond im Wasserspiegel.
Dies zu erkennen befreit völlig
vom Anhaften und Festhalten
und Wandern von einem Extrem zum andern.
So bleibt einem nur,
sich selbst in Gelassenheit aufzugeben,
in unausgedachter Erleichterung
auf dem Grund der Essenz selbsterkennenden
Gewahrseins.
Außer diesem gibt es nichts zu denken
oder zu meditieren.
Ohne Denken, Handeln, Meditation
und ohne Zerstreuung
bleibe bitte einfach natürlich und
„meditiere".

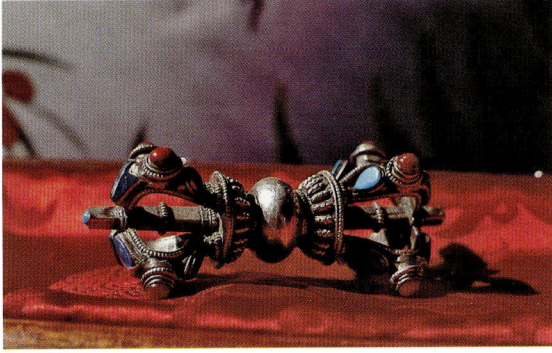

HEILMEDITATIONEN

Meditation mit weißem Licht

Bei dieser und allen folgenden Meditationen ist die Einstellung am Anfang das Entscheidende. Wenn wir uns während einer Krankheit immer nur mit unserem Schmerz identifizieren, dann entmutigen wir uns zu sehr und erschöpfen unsere Selbstheilungskräfte. Es wäre gut, wenn wir trotz des Krankheitszustandes im Auge behalten könnten, daß wir nicht alleine sind im Schmerz. Der Schmerz, den wir empfinden, ist auch der Schmerz der Welt. Wir leiden mit vielen Lebewesen gemeinsam. Mit dieser Einstellung zur Heilung kommen wir dem Boddhisattva-Ideal näher.

Wenn wir also lernen, vollständige Verantwortung für uns selbst zu übernehmen, so übernehmen wir gleichzeitig Verantwortung für die Heilung des Planeten.
In dem Moment, wo wir lernen, unser Bewußtsein umzugestalten, heilen wir auch schrittweise die äußere Welt.

Motivation
Erzeuge eine positive Einstellung zu deinem Leben und stelle dir die Frage: „Was ist der Sinn und Zweck meines Lebens?"
Mache dir klar: Der Sinn meines Lebens kann nicht allein darin bestehen, meine eigenen Probleme zu lösen und nur für mich Glück und Harmonie zu erlangen.

Ganz offensichtlich stehen alle Lebewesen unter dem Einfluß vieler Täuschungen und leiden deshalb. Wie kann ich all ihr Leiden ignorieren? Der Zweck meines Lebens ist nichts Kleines und Enges, sondern etwas sehr Weites – wie der unendliche Raum.
Also sollte ich Weisheit und Mitgefühl für alle Wesen entwickeln.

Vorbereitung

Suche dir ein Objekt, das für dich das vollkommen reine, erwachte Bewußtsein, die universelle Heilenergie, symbolisiert. Das könnte ein Buddhabildnis, eine Stupa, aber auch ein Jesus- oder Mariabildnis, ein Kristall, eine Blume usw. sein. Entspanne dich, nimm eine Sitzhaltung ein, die dir angenehm ist, oder lege dich hin. Deine Körperhaltung ist nicht das wichtigste, wichtiger ist, daß dein Bewußtsein meditiert.

Die Meditation

Atme langsam ein. Stell dir dann beim Ausatmen vor, daß all deine Krankheiten, alle deine karmisch negativen Gedanken und Handlungen sowie deren Eindrücke auf deinen Bewußtseinsstrom in Form von schwarzem Rauch aus deinem Körper ausströmen. Dein materieller Körper löst sich dabei mehr und mehr in seine leichte und durchlässige Lichtnatur auf. Du erlebst dich dabei durchsichtig, leicht und immer transparenter.
Stell dir nun beim Einatmen vor: Von dem Objekt vor dir, das die universelle Heilenergie symbolisiert, gehen kraftvolle weiße Lichtstrahlen aus, füllen deinen Körper ganz aus und befreien dich bei jeder Wiederholung mehr und mehr von den mentalen Wurzelursachen deiner Krankheit.
Bleibe für eine Weile bei dieser Vorstellung und verweile in deiner Selbstbeobachtung durch wiederholtes Aufnehmen der Meditationsaufgabe.
Spüre, daß dein ganzer Körper Lichtnatur annimmt und leichter, freudvoller wird. Dein ganzer Körper, vom Scheitel bis zur Sohle, ist von einem Gefühl größter Freude durchdrungen.
Sage dir, daß sich nun durch die Erfahrung dieser Freude, die dich leicht macht, deine positive Energie, die Ursache für Glück und Erfolg, vermehrt hat. Deine aufbauenden Eigenschaften für Weisheit und Mitgefühl wurden gestärkt, und du hast ein tieferes Verständnis für dein Leben und deinen spirituellen Weg gewonnen.

Widmung

Verteile und widme die durch deine Erfahrung entstandene positive Energie den Heilprozessen und dem Wohlergehen aller Lebewesen – auch den Tieren. Reflektiere kurz und intensiv das ganze Universum.

Dauer der Übung: 20–30 Minuten, nach etwas Meditationserfahrung auch länger.

Meditation über die universelle Liebe

Liebe ist der Wunsch, ein anderes Wesen glücklich zu sehen. Universelle Liebe bedeutet, daß wir allen Wesen Glück wünschen, ohne zwischen Freunden, Fremden und Feinden zu unterscheiden. Voraussetzung für diese umfassende Empfindung ist, daß wir die Wesen nicht mehr unterteilen in solche, die uns nutzen, solche, die uns schaden oder die uns gleichgültig sind, sondern die grundlegende Gemeinsamkeit zwischen uns und allen anderen Lebewesen wahrnehmen.
Dieses Gefühl der universellen Verwandtschaft und der tatsächlichen Nähe zu allen Wesen ist die Voraussetzung für die folgende Meditation.

Die Meditation

Nimm eine entspannte und aufrecht sitzende Körperhaltung ein.
Laß deinen Körper und dein Bewußtsein zur Ruhe kommen, indem du auf deinen Atem achtest und alle grübelnden oder aufgeregten Gedanken losläßt. Bleibe bei dieser Übung, bis du ganz in der Gegenwart angekommen bist und dein Geist sich klar und wach anfühlt. Dann stelle dir vor: Wie toll wäre es, wenn alle Lebewesen glücklich wären.
Male dir ganz plastisch aus, wie sich das Leben verändern würde, wenn sich alle Menschen, die dich umgeben, wohl fühlten und rundum zufrieden wären.

Beginne mit deinen Nächsten, mit deinem Partner oder deiner Partnerin, deiner Familie, deinen Arbeitskollegen.

Stelle dir dann vor, wie es wäre, wenn auch die Leute, die du nicht kennst, denen du aber täglich begegnest – z.B. Passanten, Verkäuferinnen, Busfahrer, Sachbearbeiter in Behörden – glücklich wären. Wie würde sich die Atmosphäre deines Alltags verändern?
Dann denke an die Menschen, mit denen du Schwierigkeiten hast. Wahrscheinlich entwickeln sie die Eigenschaften, die du bei ihnen verurteilst, nur deshalb, weil ihnen innerer Frieden und Glück fehlen. Wenn sie glücklich wären, hätten sie beispielsweise keinen Grund, verschlossen, mißgünstig oder aggressiv zu sein. Stelle dir genau vor, wie sie sich verändern würden, wenn sie ganz und gar zufrieden wären.
Auch diejenigen, die die Richtungen des politischen und wirtschaftlichen Weltgeschehens bestimmen, würden oft anders entscheiden, wenn sie den Schlüssel zu wirklichem Wohlbefinden finden und anwenden würden. Wie würde sich die Welt verwandeln?
Hast du klar erkannt, wie toll es wäre, wenn alle Wesen Freude empfinden könnten, und wie kurzsichtig es ist, jemandem etwas anderes als Glück zu wünschen, laß den Wunsch in dir entstehen, daß ausnahmslos alle Wesen glücklich sein mögen.
Denke zunächst an diejenigen, die dir am nächsten stehen, und spüre, wie die Kraft der Liebe, die in diesem Gedanken liegt, zu ihnen hinfließt. Spüre, wie eine warme, leuchtende Energie, die aus deinem Herzen kommt, zu ihnen gelangt und ihren Körper und ihr Bewußtsein durchdringt. Spüre, daß diese Kraft alles auflöst, was dem Glück dieser Wesen im Wege steht.
Denke dann an die Menschen, die dir normalerweise gleichgültig sind und die du vielleicht nur flüchtig kennst. Schicke auch ihnen diesen wohltuenden, liebevollen Wunsch und spüre, daß er sie erreicht.

Selbst die Menschen, die dir oder anderen Unrecht tun, brauchen Glück. Wünsche es ihnen. Spüre, wie sie den Strom deiner guten Energie empfangen und sich verwandeln. Stelle dir vor, wie sich ihre Hindernisse schaffenden Einstellungen durch die Kraft der Liebe lösen. Liebe ist die einfachste und wirksamste Aktivität zur Vermehrung der Ordnungsenergie im Universum.
Verweile in dieser liebenden Atmosphäre, solange es dir möglich ist.

Widmung
Widme zum Schluß die positive Energie aus dieser Meditation allen Wesen, damit sie Frieden finden mögen.

Medizinbuddha-Meditation

Wenn du krank bist, ist es nicht so wichtig, welchen Namen dein Arzt dieser Krankheit gibt. Einfacher ist es, die heilende Medizinbuddha-Energie zu visualisieren und die Meditation zu üben. Diese Meditation weckt die persönlichen Selbstheilungskräfte für die gegenwärtige Krankheit, solange die Krankheitsursachen nicht zu lange verschleppt wurden. Die beste Zeit für diese Meditation ist die Morgendämmerung.

Vorbereitung
Nimm eine aufrechte Sitzhaltung ein, entspanne dich, prüfe den Sinn deines Lebens, und entwickle eine altruistische Motivation.

Meditation
Visualisiere dich selbst in deinem physischen Körper. Stelle dir dein Herz in Lichtform vor – also reine Lichtenergie ohne Materie. Der Heilende Buddha sitzt in Meditationshaltung in deinem Herzen und schaut in dieselbe Richtung wie du. Sein heiliger und heilender

Körper ist durchscheinend und von dunkelblauem Lapislazuli-Licht.

Er hält die heilende Arura-Pflanze in der rechten Hand und eine Almosenschale in der linken.

In seinem Mandala sitzen vier weibliche Göttinnen als Energiekörper.

Vor ihm die Weiße, zu seiner Rechten die Gelbe, hinter ihm die Rote und links die Grüne. Alle sind aus purem Licht und sitzen in einer Meditationshaltung, die dem Heilenden Buddha Verehrung erweist.

Denke ganz stark an die heilende Kraft des Medizinbuddha und seiner vier Heilenden Göttinnen.

Lichtstrahlen in den fünf Farben gehen nun von den fünf Gottheiten in deinem Herzen aus. Dein Herz und dein Körper füllen sich mit Freude und Zuversicht spendendem Licht, das alle Krankheiten und Ursachen zusammen mit ihren karmischen Eindrücken hinwegwäscht. Fünffarbige Lichtstrahlen gehen von allen Poren deines Körpers aus, während Nektar aus der Almosenschale des Medizinbuddha und den Gefäßen der vier Heilenden Göttinnen fließt und dein Herz und deinen Körper füllt.

Entwickle die Überzeugung, daß du damit deinen Lichtkörper heilend bestärkt hast.

Halte diese Visualisierung mit einsgerichteter Konzentration aufrecht, und rezitiere das Mantra des Medizinbuddha hundertachtmal oder öfters.

Falls du krank bist, nimm etwas Speichel in die linke Handfläche, verreibe ihn mit dem Ringfinger deiner rechten Hand, lege diese Fingerspitze auf dein rechtes und linkes Nasenloch, wo sich der „Allesvollbringende Wind" befindet, und bringe den Speichel dann auf die erkrankten Körperstellen.

Rezitiere dann so viele Mantras der sanskritischen Vokale und Konsonanten, wie du kannst, sowie das Herzmantra des Abhängigen Entstehens.

Sanskritische Vokale:

OM A AA I II U UU RI RII LI LII E AI O AU AM AH SVAHA

Sanskritische Konsonanten:

OM KA KHA GA GHA NGA TSA TSHA DZA DZHA NYA TA THA DA DHA NA TA THA DA DHA NA PA PHA BA BHA MA YA RA LA VA SA SHA SA HA KSHA SVAHA

Herzmantra des Abhängigen Entstehens:

OM YE DHARMA HETU-PRABHAVA HETUN TESHAN TATHA-GATO HYA VADAT TESHAN CA YO NIRODHA EVAM-VADI MA HASRAMANAH YE SVAHA

Widmung
Möge aufgrund all meiner/unserer positiven Handlungen der Vergangenheit, Gegenwart und Zukunft das letzendlich gute Herzensbewußtsein, das im Verborgenen alle Wesen besitzen und die Quelle allen Glücks der drei Zeiten für mich selbst und alle anderen darstellt, im Geist all jener entstehen, in denen es noch nicht entstanden ist, und sich dort vermehren, wo es bereits entstanden ist.

Anmerkung: Wer tantrische Meditationen und Texte dieser Art ernsthaft üben möchte, sollte zur besseren Wirkung dieser an einer Initiation teilnehmen.

Von verschiedenen tibetischen Meditationsmeistern werden diese des öfteren auch in Europa und im deutsch sprachigen Raum gegeben.

Das Kailash-Institut Freiburg bietet diese Einweihungen ebenfalls jährlich ein- bis zweimal an.

TRANSZENDENTE BUDDHAS

Der Medizinbuddha

Tibetisch: Sangye Menla („der Strom des Lapislazuli")
Sanskrit: Bhaishayaguru Vaiduryprabha („der heilende Meister des Lapislazuli")

- sitzt im Lotussitz
- trägt Mönchsrobe
- linke Hand: Mudra der Meditation (Mitgefühl), Nektarschale mit Früchten der Dharmapraxis (Unzerstörbarkeit des Bewußtseins).
- rechte Hand: ruht auf dem Knie, Handfläche zeigt nach außen (Mudra des Segengebens; hält Myroba-lan-Pflanze (*Terminalia chebula*, omnipotente Heil-pflanze, heilt körperliche, emotional-psychische und geistige Krankheiten.

- Farbe: Lapislazuliblau = Raumelement
- psychisch: Ignoranz wird zur allesdurchdringenden Weisheit transformiert.

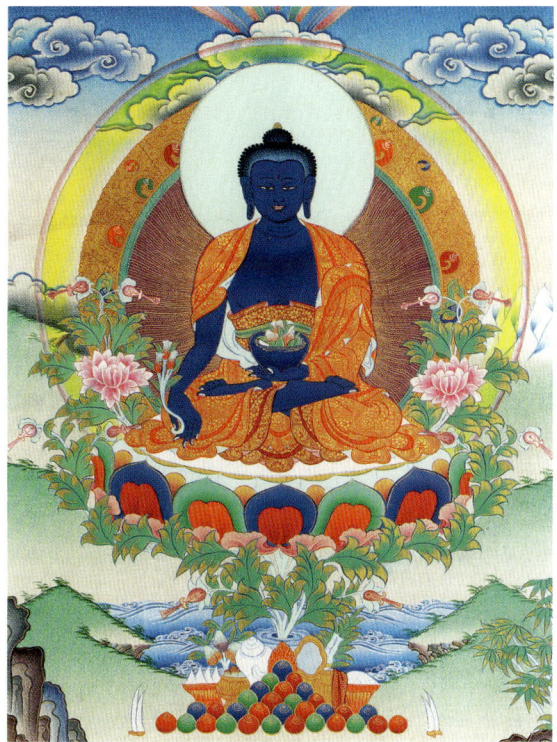

Mantra: **TAYATHA OM BEKANZE BEKANZE MAHA BEKANZE RADSA SAMUD GATE SOHA**

Der Lapislazuli gilt seit über 6000 Jahren in den Kulturen Asiens als sehr kostbar und selten, zu finden ist er in den ent-legensten und schwer zugänglichen Gebieten jenseits des Hindukusch, nordöstlich von Afghanistan.
Wenn die körperlichen und psychischen Therapieformen jedoch nicht auch von spiritueller Umwandlung begleitet sind, werden sie keine dauerhafte Wirkung haben.
Deshalb werden die Buddhas wie Shakyamuni und der Medizinbuddha-Aspekt Sangye Menla als große Heiler bezeichnet, weil ihre Methoden das Mitgefühl, die Weisheit und subtilere Wirksamkeiten in uns entwickeln können, mit deren Hilfe die Wurzelverblendungen in uns erkannt und behandelt werden, die allen geistigen und körperlichen Beschwerden zugrunde liegen.

Weiße Tara

Tibetisch: Dölma (Befreierin)
Weiblicher Bodhisattva der Reinheit
Aspekt klarsichtiger Weisheit u. Mitgefühl

Die Siebenäugige
- mit übernormalen Wahrnehmungsorganen
- besitzt sieben Augen: das dritte Auge auf der Stirn und vier weitere auf Hand- und Fußinnenflächen
- Farbe: Weiß
- sitzend im vollen Lotus auf Mondscheibe
- rechte Hand: nach unten geöffnet (Gewährungsgeste)
- linke Hand: nach oben geöffnet (Ermutigungsgeste) mit weißem Lotus

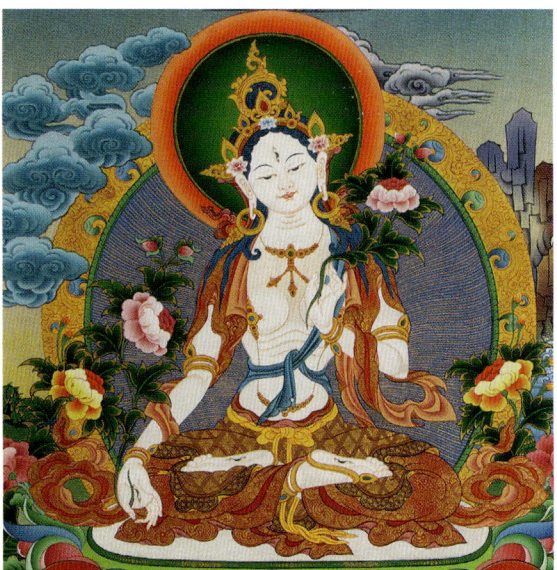

Mantra: **OM TARE TUTTARE TURE SOHA**

Die Praxis mit diesem weiblichen transzendenten Bodhisattva steht für das Ziel, das eigene Leben zu verlängern und lebensbedrohliche Hindernisse zu überwinden. Die übende Person strebt an, sich mit dieser Gottheit zu identifizieren und dadurch alle einem langen Leben hinderlichen Umstände zu klären. Diese Methode kann auch für jemanden angewendet werden, dessen Leben in Gefahr ist. In diesem Fall identifiziert sich die praktizierende Person mit Tara und visualisiert die betroffene Person im eigenen Vajra-Herz, eingehüllt in reinigendes weißes Licht, das Tara-Mantra sprechend.
Die Heilwirkung kann verstärkt werden, wenn die praktizierende und die kranke Person innerhalb von 24 Stunden nach der vorhergegangenen Meditationsaufgabe ein Bild einer Weißen Tara oder einer anderen Langlebensgottheit (z.B. Amitayus bzw. Öpame) malen.
Eine Legende beschreibt, aus den mitfühlenden Tränen des Avalokiteshvara habe sich ein See gebildet, aus dem eine auffallende Lotusknospe emporsproß. Als sich ihre Blütenblätter entfalteten, saß Tara in ihrer Mitte! Eine glaubhafte Überlieferung erklärt, warum eine Weiße und eine Grüne Tara unterschieden werden. Der tibetische König Songtsen Gampo (617–649) habe zu seinen vier einheimischen Frauen zwei weitere Gattinnen hinzugenommem. Eine hellhäutige (*sita*) Chinesin und eine dunkelhäutige (*syama*) Nepalesin. Beide waren Buddhistinnen und begeisterten den König für die Lehre des Buddha. Ihre zahlreichen guten Taten und der Umstand, daß sie wie überweltliche Wesen kinderlos blieben, bewirkten, daß man sie als Erscheinungsformen des Bodhisattva Tara betrachtete und sie als Sitatara und Syamatara unterschied. Da Tara – wie alle transzendenten Bodhisattvas – verschiedene Gestalt annehmen kann, hat der Buddhismus insgesamt 21 weibliche Wesenheiten zum „Tara-Komplex" erweitert. So gibt es auch gelbe, blaue, rote und regenbogenfarbene Taras. Daneben gibt es 108 Ehrentitel für Taras, so daß zu jeder Perle der buddhistischen Mala eine Preisung der Tara gesprochen werden kann.

Grüne Tara

Tibetisch: Dölma (Befreierin)
Weiblicher Bodhisattva zur Befreiung von Ängsten
Gefährtin von Amogasiddhi

- rechte Hand: Gewährungsgeste (nach unten)
- linke Hand: Ermutigungsgeste (nach oben)
- blauer Lotus (*utpala*) in beiden Händen Tag- und
  Nachtlotus, d.h., Tara ist allzeit präsent
- Finger: Daumen und Ringfinger berühren sich, d.h.,
  Methode und Weisheit vereinen sich, drei erhobene
  Finger symbolisieren die drei Zufluchtsjuwelen.
- Farbe: Grün; Windelement/Aktivität
- Sitzhaltung: rechter Unterschenkel halb gestreckt
- sitzt auf einem Lotus,der über einem See blüht.

Mantra: **OM TARE TUTTARE TURE SOHA**

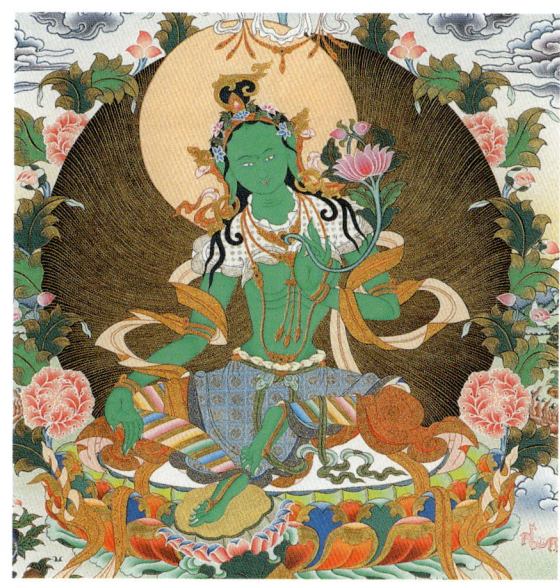

Tara ist in Tibet die wichtigste weibliche Manifestation des Erwachens. Zu Zeiten eines früheren Buddha, also vor mehreren Äonen, entstand sie aus den mitfühlenden Tränen von Avalokiteshvara. Eine andere Legende berichtet: Vor vielen Äonen praktizierte sie als Prinzessin Jachandra („Weisheitsmond") den Dharma, erzeugte die reine, altruistische Bodhicitta-Motivation und betrat dadurch den Bodhisattva-Pfad. Darauf drängten einige Mönche, die ihr großes Potential erkannten, die Prinzessin, sie möge um eine Verwandlung beten, so daß sie als männliches Wesen wirken könne. Diesen Rat wies sie mit den Worten zurück: „Hier gibt es keinen Mann, keine Frau, kein Selbst, keine Person und kein Bewußtsein. Die Benennung „männlich" oder „weiblich" ist wesenlos, ein Trugbild unklarer „Sichtweise." Daraufhin legte sie folgendes unerschütterliche Gelöbnis ab: „Bis Samsara leer ist, werde ich in einem weiblichen Körper zum Nutzen der fühlenden Wesen wirken." Ihr spiritueller Lehrer prophezeite ihr: „Solange du die unübertroffene Erleuchtung manifestierst, wirst du unter dem Namen „Göttin Tara" bekannt sein." Die Versammlung der 21 Taras wird oft als Gruppe um eine Grüne Tara visualisiert und rezitiert:

OM, ich verneige mich vor der Befreierin, der Edlen Gesegneten Mutter.
       Ich verneige mich vor der Glorreichen Mutter, die mit Tare rettet.
       Die mit Tuttare alle Ängste beseitigt,
       Die mit Ture jeglichen Erfolg gewährt.
       Soha und den anderen Silben erweisen wir tiefste Verehrung.

Das Anrufen von Tara soll die Praktizierenden auf den Weg zum vollkommenen Erwachen führen.

Manjushri

Tibetisch: Jampayang
Boddhisattva der Weisheit durch Wissen.

- rechte Hand: flammendes Weisheitsschwert
  Schwert: Abschneiden aller Wurzeln von Unwissenheit
  Flamme: mit enthusiastischer Freude handeln und
  Licht ins Dunkel bringen

- rechte Seite: dynamischer, männlicher Aspekt
  schwingt das Weisheitsschwert
- linke Seite: weibliche Seite – Weisheitsaspekt
  eine Lotusblüte, wächst aus der linken Hand, hält
  das Buch der Transzendenten Weisheit
  (tibetisches Blockbuch)

- Farbe Gelb; Erdelement (Intellekt, Klarheit)
- starke Brustmuskeln: geistiger Krieger
- meditiert in vollem Lotussitz

Mantra: **OM ARA PADSANA DHIH – DHIH – DHIH –**
(Die DHIH-Silben werden während der ganzen Ausatemphase wiederholt)

Manjushri, der Sanfte, Glorreiche, Wohltönende – all seine Attribute deuten auf die durch ihn personifizierte unendliche Weisheit hin. Sein zweischneidiges Schwert durchtrennt die Illusionen falscher Vorstellungen und unterscheidet exakt zwischen der unabhängigen Weise, in der die Dinge zu existieren scheinen, und der abhängigen Weise, in der sie tatsächlich existieren. Das Sutra von der Vollkommenheit der Weisheit, das er trägt und das als Buddhas tiefgründigste Deutung der letztendlichen Natur der Wirklichkeit gilt, ist ein weiterer Hinweis dafür, daß Manjushris allesdurchdringende Einsicht in die wahre Natur der Dinge von höchster Qualität sind.
Es ist bei tibetischen Schulkindern und bei Mönchen wie Nonnen Sitte, jeden Morgen als erstes Manjushris Mantra zu rezitieren und die Keimsilbe DHIH, die die Essenz seiner Weisheitsdynamik verkörpert, viele Male zu wiederholen. Die Klangkraft dieser Silbe dringt durch den ganzen Kopfraum wie ein klarer Strahl zur Konzentrationssteigerung unter die Schädeldecke und wirkt u.a. auf die zentralen Hormondrüsen im Gehirn. Wie auch Avalokiteshvara wurde Manjushri mit vielen der wichtigen Schutzpatrone und Gurus identifiziert, mit deren Hilfe der Buddhadharma in Tibet verbreitet und überliefert wurde. Manjushri-Inkarnationen sollen gewesen sein: König Trisong Detsen (724–798), der Padmasambhava aus Indien einlud, um den Vajrayana-Buddhismus nach Tibet zu bringen, ebenso Sakya Pandita, der große Nyingma-Lama Longchen Rabjampa und der Gelugpa-Meister Je Tsongkhapa.

Amitayus

Tibetisch: Tsöpame
Buddha des langen Lebens

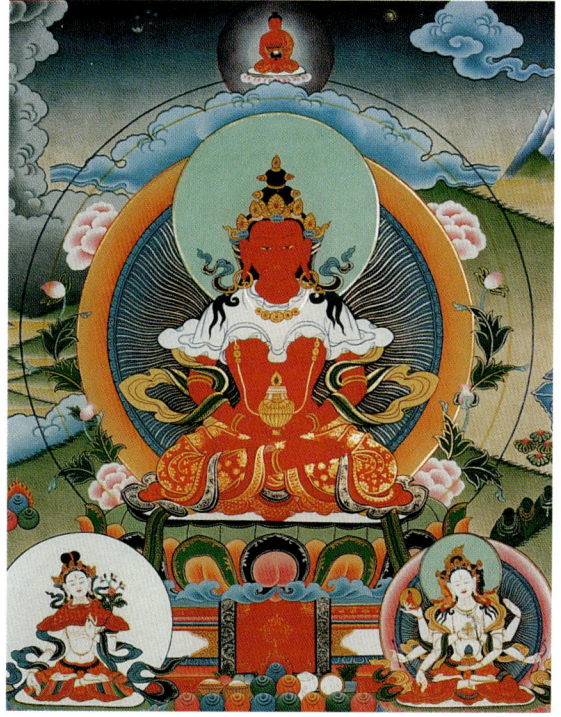

- beide Hände sind in Meditationsgeste und halten die Nektarschale (Lebensessenz)
- Darstellung im schmuckvollen Sambogakaya ekstatischer Freudenzustand

- Farbe: Rot (aufgehende Sonne)
- Sukavati (Reines Land Dewachen)

- Juwelen symbolisieren geistigen Reichtum
- seidene Gewänder: geistige Frische/Leichtigkeit

Mantra: **OM AMARANI TSEWANTI YE SOHA**

Amitayus und Amithaba sind im Wesen identisch, also einer jeweils das Spiegelbild des anderen. Die Sutras, in denen Buddha Shakyamuni die Herrlichkeiten von Sukavati, dem Reinen Land, darlegt, nennen als höchsten Buddha dieses westlichen Paradieses manchmal Amithaba („Unermeßliches Licht") und manchmal Amitayus („Unermeßliches Leben").

Die Praxis von Amitayus war unter den Tibetern eine der beliebtesten, und viele Überlieferungslinien seiner lebensverlängernden Methoden haben sich bis heute erhalten. Oft werden die Übungen bestimmter Gottheiten des langen Lebens miteinander kombiniert, und Thangkas, die Amitayus, die Weiße Tara und Uschnisha Vijaya gemeinsam darstellen, sind ganz besonders beliebt. Insbesondere wenn ein junger inkarnierter Rinpoche oder Tulku wiedererkannt wird, geben seine Angehörigen, seine Schülerschaft oder sein Kloster ein großes Thangka dieser drei Gottheiten in Auftrag, um widrige Einflüsse abzuwehren, die das Leben des sensiblen und verletzbaren Kindes gefährden könnten.

Ob diese Übungen tatsächlich lebensverlängernde Wirkung haben können, hängt von vielen verschiedenen Faktoren ab, u.a. von der Weisheit, dem Vertrauen und der Konzentration der Praktizierenden und derer, denen sie helfen wollen. In Sukavati gibt es kein Eigentum und keine sozialen Unterschiede.

Die Wesen erleben Gleichmut, da sie wissen, daß ihnen Erleuchtung unmittelbar bevorsteht.

RÄUCHERWERK UND BEWUSSTSEIN

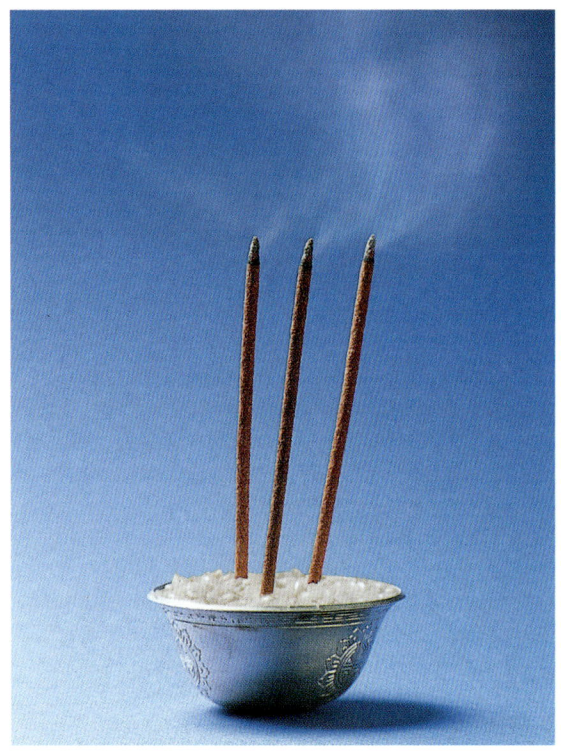

Räuchern ist eine Heilmethode der Tibetischen Medizin. Sie hat dort einen ähnlichen Stellenwert wie bei uns die Aromatherapie. Kurz die Geschichte: Der Gebrauch von Räucherstoffen für religiöse, magische und medizinische Zwecke findet sich fast überall. Räuchern ist ein transkulturelles Phänomen. In den meisten Kulturen wird Weihrauch als „Nahrung der Götter" angesehen. Der kulturelle Gebrauch von Räucherwerk war in der Antike auf dem ganzen alten Kontinent so üblich wie in Indien, im Himalaja-Raum und in Mittelamerika.

In späten ägyptischen Gräbern fand man mit aromatischen Substanzen gefüllte Gefäße, die mit indischen und chinesischen Schriftzeichen versehen waren. Die Griechen und Römer ordneten die zahlreichen Räucherstoffe – zum Teil aufgrund ihrer pharmakologischen Wirkung – den einzelnen Göttern und Planeten zu. Die taoistischen Alchimisten Chinas teilten alles in Fünfergruppen auf, die Fünf Elemente, den fünffarbigen Rauch usw. Dieser Rauch ist es, nach alter Anschauung, der die Botschaften der Menschen den Wesen im Raum überbringt. Räucherwerk ist der Atem des kosmischen Drachens.

Ein japanischer Zen-Mönch im 16. Jahrhundert benennt die Tugenden des Duftes von Räucherwerk wie folgt:

- Räucherwerk ermöglicht die Kommunikation mit dem Transzendenten.
- Räucherwerk reinigt Körper, Psyche und Bewußtsein.
- Räucherwerk vertreibt negative Schwingungen aus der Umgebung.
- Räucherwerk hilft uns, achtsam zu bleiben.
- Räucherwerk garantiert uns Momente des Friedens in einer geschäftigen Welt.

Die Tibeter stellen seit Jahrtausenden Räucherstäbchen für rituelle und medizinische Zwecke her. Die Rezepte sind oft das Geheimnis eines Klosters. Die am häufigsten verwendeten Zutaten sind: Rotes und Weißes Sandelholz, Kampfer, Safran, Aloeholz, Jasmin, Narde, Kardamom, Muskat, Agarbaum, Rhododendron, Wacholder, Vetiver, Bambus, Guggul, Myrobalane – insgesamt jeweils 31 oder 35 Ingredienzen. Sie stammen fast ausschließlich aus dem Himalaja. Ihre Wirkung soll wegen ihrer Herkunft aus höhergelegenen Regionen reiner und stärker sein als die vergleichbarer Pflanzen aus niedriger gelegenen Zonen.

Beim Einatmen der ätherischen Pflanzenessenzen gelangen die aromatischen Düfte über die Nase in das limbische System im Zwischenhirn, in welchem neuro-vegetative und unterbewußte emotionale Verarbeitungsvorgänge unseres Geistes geschehen. Dies erklärt die unmittelbare Wirkung auf Geist und Psyche – und somit auf das ganzheitliche Wohlbefinden. Die Wirkung erklärt sich durch den Wohlgeruch der Aromen, die über die Sinnesorgane den psychischen und mentalen Bereich harmonisieren und das innere Mandala ordnen.

Damit werden störende Emotionen wie Wut, Ungeduld, Neid, Aggressionen oder Depressionen verringert und leichter kontrollierbar. Diese reinigende und klärende Energie kann man auch nutzen, um morgens generell Räume zu reinigen, verbrauchte Luft zu reorganisieren oder den Meditationsraum zu vitalisieren. Man soll die Räucherstäbchen immer nach individuellem Bedarf abbrennen, aber auch immer wenn man sich sehr gestreßt und angespannt fühlt.

Die Tibeter wenden sie an, um Rastlosigkeit, Nervosität, Schlaflosigkeit, Verspannungen, Aggressionen, Angstzustände und Depressionen zu beseitigen. Sie sagen, dies bringe einen wieder auf die Erde zurück. Räucherstäbchen fehlen weder bei den von Lamas durchgeführten religiösen Ritualen im Tempel oder im Freien noch bei Heilmeditationen und Sterbebegleitungen.

Betende Tibeterin beim Neujahrsfest in Dharamsala

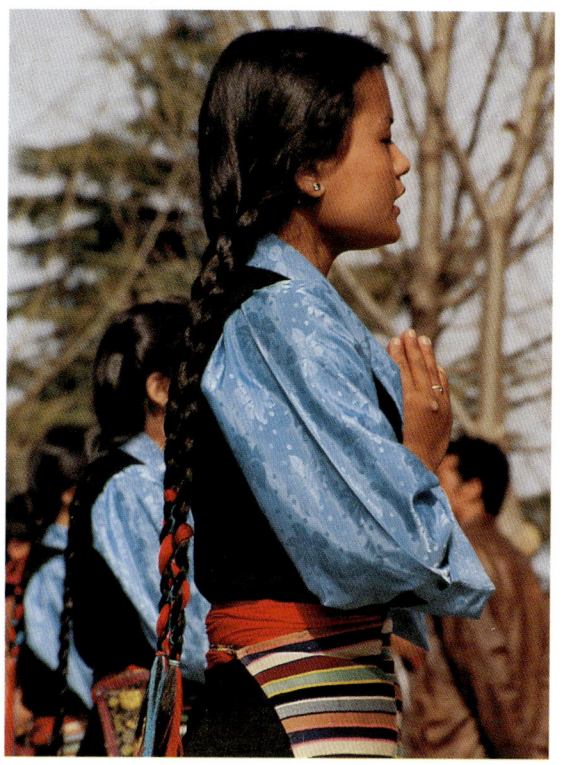

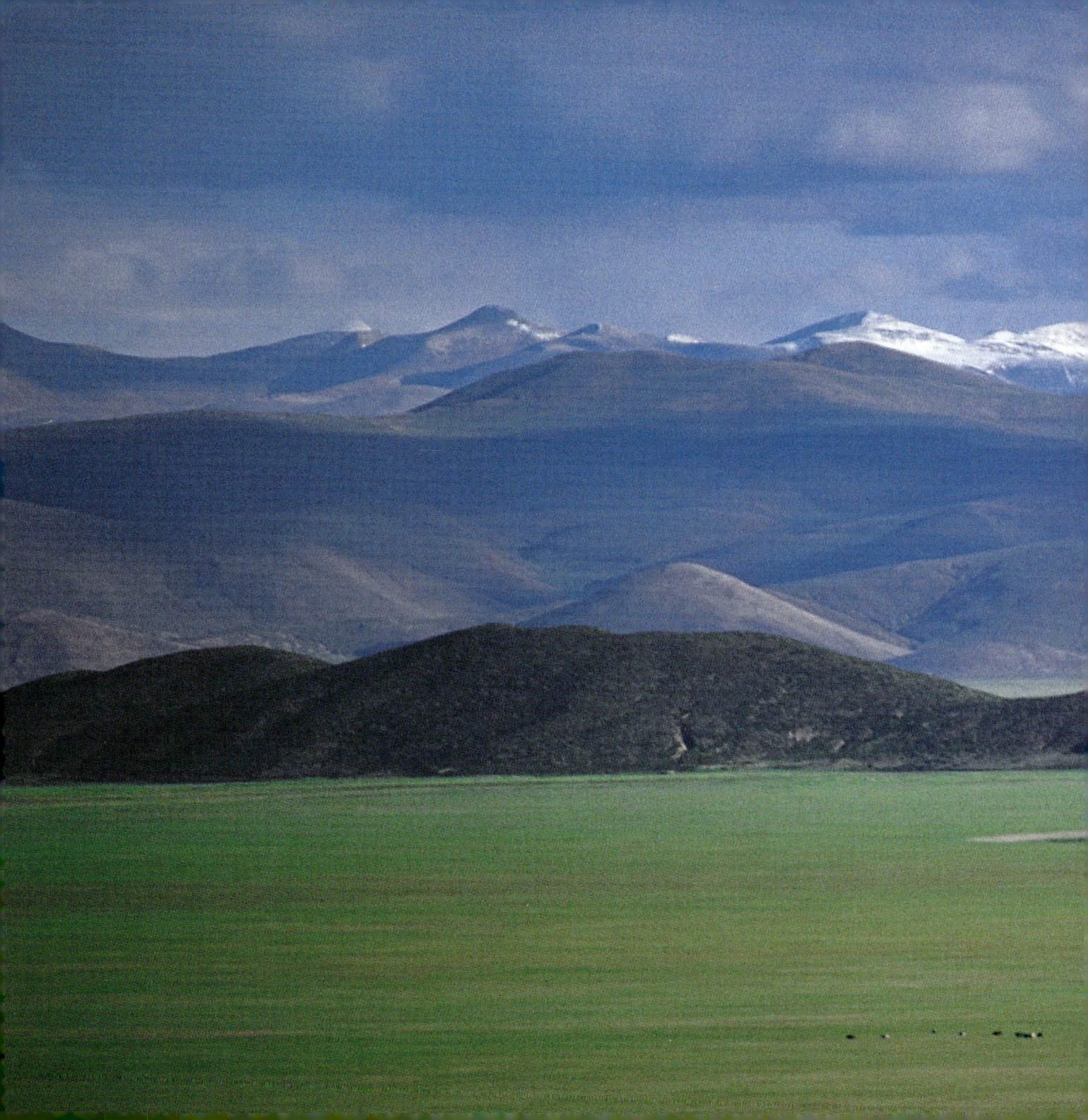

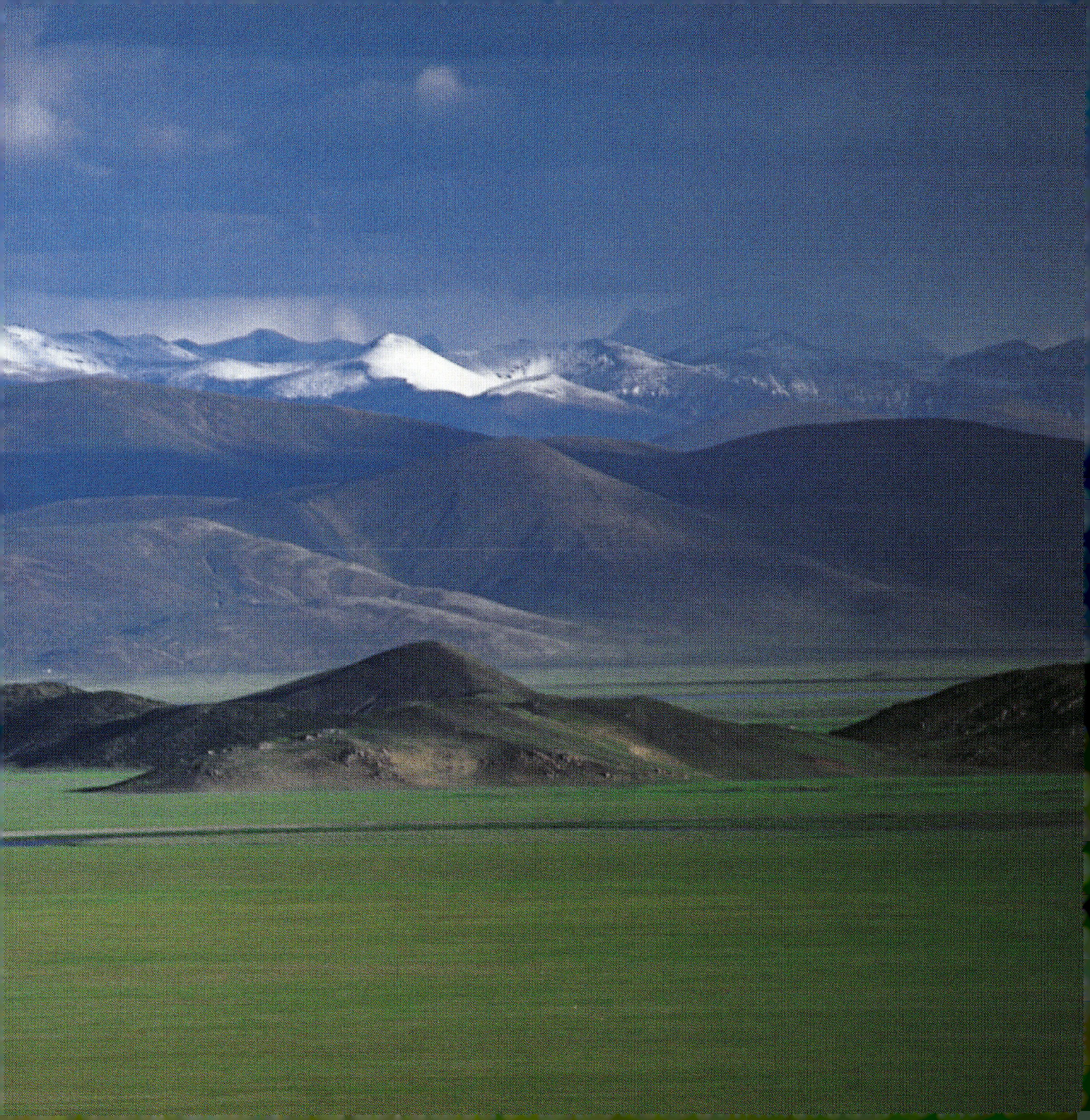

Buddhistische Ökologie

Ein ökologisches System, mit der Fähigkeit zur Selbstheilung und -regeneration lebt von der Vielfalt seiner Faktoren und deren Vernetzung. Eine Monokultur ist genauso lebensfeindlich wie eine Diktatur. Eine multikulturelle Gesellschaft benötigt für eine friedliche Koexistenz Toleranz, und diese kann sich nur in Menschen entwickeln, die gelernt haben, die Wirklichkeit aus mehreren Perspektiven zu betrachten.

UNIVERSELLE VERANTWORTUNG DES EINZELNEN

Alle Dinge sind miteinander verbunden.
Wenn du einen Baum fällst, dessen Wurzeln mit allem
verbunden sind, mußt du ihn um Verzeihung bitten,
sonst fällt ein Stern vom Himmel.

Ein Sprichwort der Navajo-Indianer

Die Heimat der Navajo-Indianer liegt auf der Tibet gegenüberliegenden Seite dieses Planeten. Die Kulturen beider Völker zeigen erstaunliche Gemeinsamkeiten in ihrer spirituellen Ökologie, Kosmologie, ihren Mythen und ihrer Symbolik bis hin zum Mandala.

Das Diamant-Sutra des Buddha lehrt, daß der Mensch aus „Nicht-Mensch-Elementen" besteht. Ohne Pflanzen, Früchte, Wasser und Wolken kann der Mensch nicht existieren. Wenn wir in dieser Weise tief in die Phänomene der Natur hineinschauen, berühren wir die Wirklichkeit, und leben ein Leben voller Achtsamkeit und Fülle – ganz aus uns selbst heraus. Alles berührt uns als Erfahrung, nicht als intellektuelle Vorstellung.

Analysieren Sie kurz die natürliche Herkunft des Papiers, das Sie in der Hand halten. Denken Sie an die Entstehungsschritte und die Elemente, die nötig waren, bis dieses Stück Papier beschrieben in ihre Hände gelangte: Ein Pflanzensame mußte im Einfluß der Fünf-Elemente-Qualitäten keimen, dazu brauchte es natürlich auch das Sonnenlicht, bis er zu einem nutzbaren Baum herangewachsen war. Maschinen und Arbeiter haben ihn gefällt, geschält, zerkleinert und zu Papier verarbeitet. Das Rohpapier erfuhr mehrere Orts- und Zustandsveränderungen, bis es zur Druckerei kam. Der Text, mit dem es bedruckt ist, bedurfte der Berufserfahrung verschiedenster Menschen aus unterschiedlichen Kulturen und Epochen, bis er die Form erhielt, die er jetzt hat. Diese Schrift, die auf Dauer keine eigenständige Existenz besitzt, und aus vielen Nicht-Buch-Elementen entstand, ist das Ergebnis einer langen Reihe von einzelnen Vorgängen.

Die Vorstellung, daß der Mensch wichtiger sei als die anderen Lebewesen, erweist sich dann von selbst als falsch und absurd. Der Gedanke, daß der Mensch auf Kosten der sogenannten „Nicht-Mensch-Elemente" alles tun könne, ist eine sehr gefährliche Idee.

Wechselseitige Abhängigkeit ist ein fundamentales Gesetz der Wirklichkeit. Nicht nur Millionen Formen in der Natur, sondern auch die subtilsten Bereiche der Materie sind von dieser Abhängigkeit untereinander bestimmt. Alle Phänomene auf dem Planeten, den wir bewohnen, die Ozeane, Wolken, Wälder und Pflanzen, die uns umgeben, entstehen aus feinsten Mustern von Energie. Ohne ihre lebendige Interaktion lösen sie sich auf und vergehen. Wir müssen lernen, diese Gegebenheiten der Natur wichtiger zu nehmen, als wir das bisher getan haben. Wir sollten das empfindliche Gefüge der Natur achten und ihm Gelegenheit zur Erneuerung geben. Wir können nicht länger rassische oder ideologische Unterschiede oder Barrieren, die uns trennen, vorschieben, ohne zerstörerische Rückschläge zu erleiden.

Der 14. Dalai Lama sagt dazu: „Im Kontext unserer neuen Abhängigkeiten erkennen wir, daß die Einbeziehung der Interessen anderer gewiß die wirkungsvollste Ethik ist, sich selbst zu nützen. Dies entspräche einem neuen intelligenten Egoismus. Wenn das unbeaufsichtigte Anzapfen der Ressourcen dieses Planeten unkontrolliert weitergeht, werden alle Menschen und Tiere auf allen Kontinenten ausnahmslos leiden müssen."

Die buddhistische Weltsicht erklärt, wie sich die feinstoffliche Ebene der Wirklichkeit nach ökologischen Gesetzmäßigkeiten erhält. Eine in jeder Sekunde wirkende Resonanzkraft durchdringt alle Ebenen gleichzeitig, die körperliche, die psychische und die mental-informative, sowohl nach innen ins biologische System wie auch nach außen in die Mitwelt, den offenen Raum bis in den Kosmos. Diese Resonanz berührt alles: den Strom unserer Gefühle und die physiologischen Prozesse in unserem Körper, die Wolken am Himmel, das Klima, die Qualität unserer Nahrungsmittel genauso wie die Bewußtseinszustände unseres Alltags und die Gene unserer Körperzellen.

Mit den Worten von Namkhai Norbu Rinpoche: „Die Summe aller Einflüsse, welche die vorherrschende Energie eines Tages bestimmt, könnte man mit einem Lichtstrahl vergleichen, der verschiedene Materialien je nach ihrer Beschaffenheit leicht, fast nicht oder gar nicht durchdringen kann. Ebenso durchdringen kosmische/astrologische Einflüsse die gesamte Existenz, auch die unsere. Doch je nach der Dichte, auf die sie treffen, können wir verschiedene Effekte wahrnehmen."

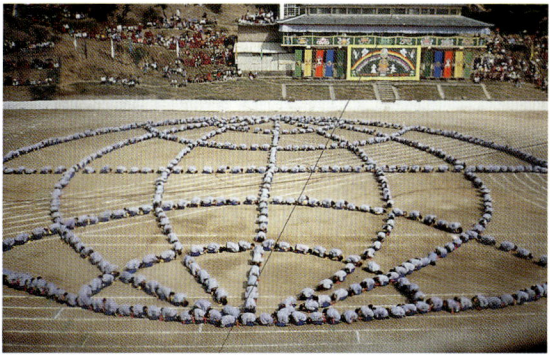

Tibetische Kinder in Dharamsala

Dieser Lichtstrahl oder diese Schwingung vibriert nun mit manchen Elementen, Qualitäten und Handlungen harmonisch, mit anderen disharmonisch. Es hängt allein von uns ab, ob weitere Spaltungen entstehen oder ob es zur Integration kommt. Aus buddhistischer Sicht, ist die Idee eines von der Wirklichkeit getrennten Ego die Ursache allen Leidens und nichts als Illusion.

Die Argumentation,
der einzelne könne doch nichts bewirken,
entspricht nicht dem buddhistischen
Weltbild.
Nach der Lehre vom bedingten Entstehen
und der vom Karmagesetz haben jede Tat
und jeder Entschluß, aber auch jedes
Unterlassen bestimmte Konsequenzen,
die in das wechselseitige Netz
der Bedingungen allen Seins eingehen
und dort Wirkungen in verschiedenen
Richtungen entfalten.
Kleine Anstöße können eine Lawine
ins Rollen bringen.
Es ist der Bewußtseinswandel
vieler einzelner,
der Veränderungen hervorrufen kann.
Das gilt auch für den politischen Bereich.

In seiner Existenz und Qualität ist der Mensch weder gut noch schlecht. Unser Bewußtsein gestaltet selbst die Wirklichkeit, die es erfährt. Angst erzeugt Zerstreuung und Abspaltung von der Resonanz. Freude und stabiles Selbstwertgefühl erzeugen selbstordnende Dynamik und konstruktive Vernetzung im persönlichen und globalen Mandala.
Namkhai Norbu Rinpoche beschreibt es so: „Wir selbst sind dieses Universum, dieses universale Mandala, in dem sich alles bewegt und verändert. Wir sind diese Galaxie, die im Rhythmus der Elemente tanzt, jenen immensen Tanz durch Raum und Zeit, den wir *das Sein* nennen. Nein, da draußen ist kein fremdes Universum, sondern ein Spiel der Spiegelungen, des vollkommenen Vernetzt-Seins."

Die tibetische Kultur enthält ein jahrtausendealtes interdisziplinäres Wissen über Astrologie, Psychologie, Medizin und die Natur des Bewußtseins. Schon in der uralten Bön-Kultur Tibets verfügten die Menschen über tiefgründige und effektive Methoden, ihre körperliche, emotionale und mentale Energie zu kontrollieren. Durch unsere Fähigkeit, tief in die Dinge hineinzuschauen, Thich Nhat Hanh nennt es ein „Intersein", können wir die Natur des Miteinander-Verbundenseins aller Dinge erkennen.
Selbst wenn wir ein Einzelding betrachten, erkennen wir darin das gesamte Universum. Das eine besteht aus den vielen. Wenn wir achtsam mit uns selbst umgehen, übertreten wir auch nicht die Grenzen derer, die uns umgeben. Ihr Wohlbefinden, ihre Ausgeglichenheit und ihre Stabilität sind unser Glück und unsere mentale Stabilität. Wir erleben das Phänomen der Gleichzeitigkeit immer unmittelbarer und ganz persönlich.

Wir erkennen, daß der Präsident unseres Landes aus „Nicht-Präsident-Elementen" besteht. Dazu gehören andere Politiker, Medien, Wirtschaft, Kooperation, Haß, Macht, Gewalt, Einsicht, Mißverständnisse, Egozentrik, Intrigen, Freude usw.
Wenn wir diese Elemente, die den Präsidenten ausmachen, genau anschauen, dann sehen wir auch die Wirklichkeit unserer Persönlichkeit, unseres Landes, die Wirklichkeit unserer Welt. Alles, was sich auf unsere Zivilisation bezieht, kann in dieser einen Person gefunden werden; unsere Fähigkeit, zu streiten, zu tolerieren, zu hassen, zu verstehen … einfach alles.
Ein Phänomen birgt jedes andere Phänomen in sich. So waren auch die Qualitäten der früheren Dalai Lamas in Tibet auf der äußeren Ebene von unterschiedlicher Art.

In der kriegerischen Epoche des 18. und 19. Jahrhunderts wurde keiner älter als 18 Jahre und die innere Struktur Tibets zerfiel phasenweise. Wir verdienen als Kollektiv unsere Regierung und unseren Kanzler, denn sie spiegeln die Wirklichkeit unseres Landes wider, die Art und Weise, wie wir selbst denken und fühlen, die Art, wie wir unseren Alltag gestalten.

1995 stellte ich dem 14. Dalai Lama die Frage, ob er sich vorstellen könne, sich zukünftig auch als Frau zu inkarnieren. Er antwortete darauf, wie bereits oben erwähnt: „Warum nicht! Ich werde zu dem, was sich aus der Wunsch- und Gedankenkraft der Mehrheit der fühlenden Wesen dann ergibt."

Wenn wir erkennen, daß unser Kanzler nicht nur unser Kanzler ist, sondern daß er mit uns im Grunde genommen identisch ist, werden wir ihm auch nicht länger Vorwürfe machen oder ihm Schuld zuweisen. Wir wissen, daß er ein verzögertes Spiegelbild unserer Gesellschaft auf der mental-energetischen Ebene darstellt. Daraus ergibt sich, wie wir unsere persönlichen Energien nutzen können, um eine bessere Regierung zu bekommen. Wir sollten uns um die Nicht-Regierungs-Elemente und Nicht-Kanzler-Elemente in uns selbst und in unserer Umgebung, um unser persönliches Lebensmandala kümmern, und zwar auch praktisch, nicht nur theoretisch.

Betrachten wir ein Räucherstäbchen: Der Rauch, der von seiner glühenden Spitze ausgeht, bildet verschiedenartige vergängliche Kringel und Muster in der Luft. Der Moment, in dem das Räucherstäbchen verglüht, ist besonders spannend. Wenn das Räucherwerk fast aufgebraucht ist, wird das Feuer für einen winzigen Augenblick noch ein letztes Mal ganz stark aufflackern und dann verlöschen. Wohin ist die Flamme gegangen? Wenn ein Mensch dem Tode nahe ist, kommt es oft vor, daß er im allerletzten Augenblick hellwach und aufmerksam wird, um wie das Räucherstäbchen zu erlöschen. Wohin geht dann das Bewußtsein?

Wenn man jetzt, im allerletzten Moment, das verlöschende Räucherstäbchen mit einem neuen Stäbchen berührt, wird das Feuer auf das neue Stäbchen übergreifen. Das Leben des erloschenen Räucherstäbchens hätte eine Fortsetzung gefunden. Es kommt nur auf den Brennstoff an, auf die Bedingungen.

Die Wirklichkeit transzendiert Geburt und Tod, Entstehung und Zerstörung und erneute Entstehung.

Wie war dein Gesicht, bevor deine Eltern geboren wurden?

Regenbogenkörper des 16. Karmapas während einer Initiation 1980 in Rumtek (Sikkim)

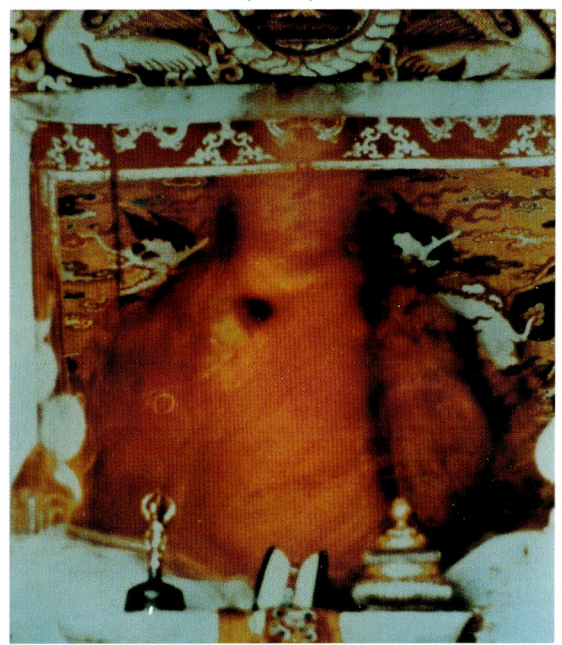

DAS GÖTTLICHE PRINZIP IM BUDDHISMUS

Das Ganze spiegelt jeden Teil, und jeder Teil reflektiert das Ganze, oder das Ganze ist mehr als die Summe aller Teilchen. Die Quintessenz dieser Heisenbergschen Erkenntnis liegt in dem Verständnis der Gleichzeitigkeit vieler Faktoren. Dazu braucht man kein Gottesbild zu erstellen, das dieses Ganze zusammenhält. Daß der Dalai Lama manchmal als „Gottkönig der Tibeter" bezeichnet wird, ist ein von Westlern eingeführter Brauch, wohl in Anlehnung an den Papst als Oberhaupt der katholischen Kirche. Die Tibeter nennen ihn, ihr politisches und geistliches Oberhaupt, „Ozean der Weisheit" oder „Grenzenloses Mitgefühl". Der Dalai Lama selbst sieht sich als einfachen Menschen und als Mönch.

Ein Buddhist versteht sich als ein Wesen, das vom Moment der Empfängnis, unabhängig von Geschlecht und Rasse, von erworbener Kultur und dem Bildungsgrad der Eltern, die absolute Erkenntnisintelligenz, die erleuchtete Weisheitsnatur, in sich trägt. Sie ist ein unabdingbarer Faktor für seine Inkarnation überhaupt. Das gilt auch für alle Tiere.
Das heißt, alle Wesen sind vom Augenblick der Empfängnis an latent erleuchtet, sie wissen es nur noch nicht. Dieses Potential zu umfassender Weisheit und wacher Aufmerksamkeit gegenüber allem, was geschieht, wird „Buddhanatur" genannt.
„Buddha" bezieht sich nicht nur auf die historische Gestalt des Buddha Gautama im 5. Jahrhundert v. Chr., sondern auch auf seine Erkenntnispotentiale aus seinen zahlreichen vorherigen Leben. Buddha ist ein Titel und bedeutet: der Erwachte.

Wovon erwacht? Erwacht von den unvollständigen Wahrnehmungen, die uns von unseren fünf Sinnesorganen geliefert werden. Daß wir wie jedes biologische Wesen nur über ein begrenztes Spektrum von Wahrnehmungen verfügen, ist weniger problematisch als unsere Neigung, diese Wahrnehmungen für die ganze Wirklichkeit zu halten. Aus unseren zahlreichen subjektiven Erfahrungen kristallisieren sich im Laufe von Jahrzehnten immer mehr dauerhaft gültige Erkenntnisse heraus. Aber diese Altersweisheit ist noch nicht die Buddhanatur, sondern erst der Einstieg dazu.

Die Aussage: „Ich werde immer ungeduldig, wütend und oft aggressiv, wenn mich meine Freundin in diesem Ton an etwas erinnert" ist nur ein Beispiel von zahlreichen Momenten, wo Weisheit und Achtsamkeit in unserem Alltagsleben fehlen. Die tibetische Psychologie kennt 84 000 sogenannte „neurotische Verhaltensauffälligkeiten", bei denen die Anwendung von Weisheit und Achtsamkeit helfen könnte.

Das primäre Ziel im Buddhismus heißt: Weniger Gewalt und mehr achtsame, lebendige und liebende Begegnungen.
Was ihm entgegensteht, beruht auf den in vielen Leben angesammelten Erfahrungsmustern, die aus Gier, Haß und Gleichgültigkeit entstanden sind. Die Summe dieser individuellen Muster geht am Ende eines Lebens nicht verloren, sondern ist das karmische „Mitbringsel" für unsere neue Inkarnation. Es besteht aus eingefahrenen Spurrillen, denen wir im nächsten Leben vorrangig folgen und die wir mit neuen Eindrücken füllen werden. Dieses persönliche Karma wird als die subjektive Abweichung vom Erleuchtungspotential verstanden. Es wird täglich in unser Leben mit eingeblendet und als „Störgefühl" erlebt, wie z.B. als Ablehnung, Wut, Haß, Geiz, Neid, Stolz, Arroganz, Ungeduld, Gier, Macht etc. (siehe Kapitel „Buddhafamilien").

Die Kristallkugel symbolisiert unser stets gleichbleibendes, immer in uns aktives und präsentes Buddhapotential. Die fünf Ummantelungen symbolisieren unsere fünf Elemente auf der noch ungeläuterten, verzerrten Erfahrungsebene. Sie äußern sich psychisch im spontanen Aufsteigen emotionaler Störungen und körperlich als organische Krankheiten jeglicher Art.

Heilung setzt ein, wenn wir diese fünf Ummantelungen durchlässig machen für die Strahlkraft der in uns existierenden Potentiale unserer Buddhanatur.

wir Weisheit, Willenskraft und Mut. Das Höhere kommt nur in die Existenz, indem es durch das Niedrigere hindurchgeht.

„Das Niedere kann niemals das Höhere erzeugen", heißt es bei Ken Wilber.

Relatives Bewußtsein und absolutes Bewußtsein arbeiten in uns wie ein kybernetischer Regelkreis, der auch einen Kühlschrank reguliert.

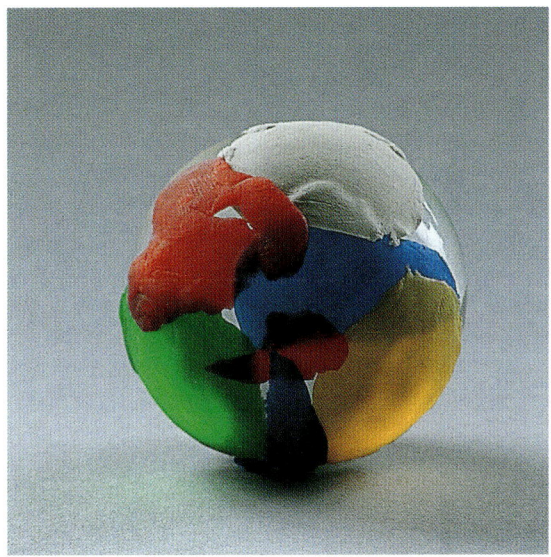

Die Störgefühle legen sich wie ein Mantel um das in uns vorhandene Buddha-Potential und verhindern vorübergehend, daß uns dessen Erkenntniskräfte bewußt zugänglich sind. Unser tägliches Planen, Erleben und Handeln resultiert immer aus der wechselseitigen Abhängigkeit unserer karmischen Fixierungen, sprich Gewohnheiten, und der Integration tieferer Erkenntnisse. Um letztere im Alltag zu verwirklichen, benötigen

Das absolute Bewußtsein, unsere Buddhanatur, stellt den kosmischen Sollwert dar, unser relatives Bewußtsein, unsere verzerrte Wahrnehmung, stellt den alltäglichen Istwert dar. In jedem inkarnierten Wesen arbeitet dieser Systemkreis vom Moment der Empfängnis an täglich 24 Stunden.

Die Buddhanatur wird in Tibet mit einem kosmischen Diamanten verglichen: Sie ist durch nichts zu zerstören, auch nicht durch radioaktive Strahlung, chemische Einflüsse, Krankheiten oder Unfälle, und sie ist seit anfangslosen Zeiten unveränderlich und überall im Raum präsent. Die Buddhanatur ist nicht stofflich, sondern eine lichtähnliche Energie. Der aktive Aspekt dieser inneren Wirklichkeit wird der „innere Lehrer" genannt. Er sorgt nach tibetischer Sicht durch unterschiedlichste Erfahrungen dafür, daß wir immer wieder zu unserer eigentlichen Identität, dem Sollwert, zurückkehren.

Unser Karma, das unsere verblendeten und verzerrten Teilwahrnehmungen formt, ist der Istwert. Dieser individuelle Istwert hat eine andere Schwingung als der Sollwert. Diese Abweichung oder Differenz des Istwertes vom Sollwert gestaltet unsere Existenz.
Alles, was uns an einem Tag widerfährt, ist nicht zufällig, sondern entspricht dieser Istwert-Sollwert-Differenz, die das spezifische Lernpotential für unseren momentanen Zustand enthält. So gesehen kann es sich sogar lohnen, auch dem Provokateur gegenüber achtsam und dankbar zu sein, weil er vielleicht unseren verletzbaren Stolz kitzelt oder uns auf eine andere Weise herausfordert und einen Spiegel vorhält.

Unser Karma formt oft Erfahrungen, die ein Muster enthalten, an dem wir uns immer wieder reiben. Der Begriff Karma bedeutet nicht nur „Tat" oder „Handlung", sondern er meint auch alle Konsequenzen, die aus unserem Handeln entspringen. Wenn unser Tun nicht unserer Buddhanatur entspricht, werden die Folgen unseres Tuns es genauso wenig tun. Statt dessen werden die Ergebnisse unseres Handelns die Spannung zwischen dem, was ist, und dem, was sein sollte, in sich tragen. Die Spannungen zwischen Ist- und Sollwert wirken wie ein energetischer Resonanzkörper in unsere unmittelbare Mitwelt hinein und filtern aus dem großen Angebot der Menschen, die wir kennenlernen könnten, jenen heraus, der gerade

unsere mentale Situation spiegelt und uns zu einem freudvoll-konstruktiven oder auch leidvoll-konstruktiven Lernprozeß hinführt. Alle positiven, freudvollen und leichten Begegnungen oder „Lebensgeschenke" wie ein neuer, interessanter Arbeitsplatz, die neue Traumwohnung, der passende Urlaubsort oder der inspirierende Partner sind genauso unsere eigenen „Schöpfungen" wie Leid und Niederlagen.
Wir gestalten all unsere Erfahrungen, Begegnungen, Krankheiten und Lernprozesse selbst!

Der Zufall ist das sanfte Ruhekissen jener, die das Göttliche, das Sinnvolle und das den Wesen ein Ziel Zuweisende aus dem Kosmos ausscheiden möchten, zugunsten der öden Fabel, das All sei jenseits jeder Sinnverwirklichung ganz nebenher und absolut von selber zustande gekommen.

Herbert Fritsche

Dieses Regulations- oder Korrekturprinzip in uns ist das göttliche Prinzip oder Gott!

Und da dies keine Wesenheit ist, sondern ein universaler Wirkungsmechanismus in jedem, lebt der Buddhismus ohne Gottesvorstellung.

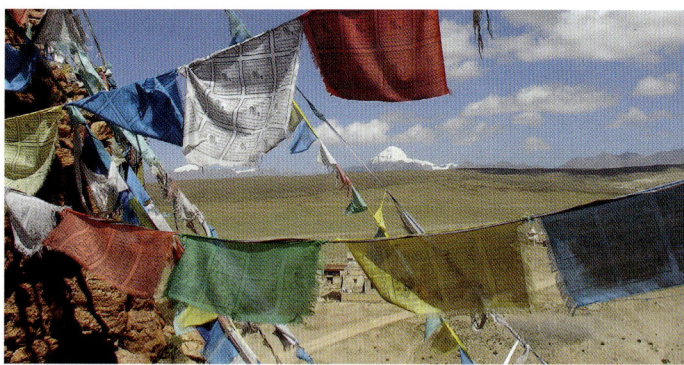

Berg Kailash aus Sicht der Chiu Gompa

SOZIALE ÖKOLOGIE

Wie gehen wir im Westen mit Minderheiten um? Friedliche Koexistenz beginnt mit emotionaler Abrüstung.

Eine freundliche, liebevolle Grundhaltung zu den Wesen gilt als zentraler menschlicher Wert und wird in allen Kulturen hoch geschätzt. Wie kann man diese Liebesfähigkeit, die im Menschen natürlich angelegt ist, in ihrer Entfaltung fördern und unterstützen?
Die moralischen Appelle mancher Pädagogen und Religionsvertreter gefallen uns allen wenig. Der Versuch, liebevoll zu sein, wirkt gerade bei religiösen Menschen mitunter so künstlich, daß man sich wünscht, endlich auch einmal das wahre Gesicht dieser Personen zu sehen. Diese Fehlentwicklung ist auch unter Buddhisten zu finden. Wenn wir uns mit einer ichbezogenen Grundhaltung dennoch freundlich geben, etwa um den perfekten Buddhisten zu markieren, so mag darin für den Moment ein wenig Nutzen liegen. Langfristig erzeugen wir aber so nur innere Spannungen und legen kein tragfähiges Fundament für die Zukunft. Der Buddhismus besitzt Hilfestellungen jenseits von Dogmen. Vielleicht geben wir es einfach auf, anders sein zu wollen, als wir sind.
Alles, was wir jetzt tun und denken, prägt uns und bildet unsere inneren Muster. Wie können wir unsere instinktiven Diskriminierungstendenzen beeinflussen? Denken wir einmal an die Täter und Opfer der letzten Weltkriege. Welche Art von Zeitgenossen könnten sie heute sein? Welche Art von Tod hat vermutlich der „Psychopath" im letzten Leben durchlitten? In welchem Kulturraum lebte der „arbeitsunwillige Stadtindianer" in seinem früheren Leben? Mit welchen gesellschaftlichen Tabus mußte sich der heute homosexuell Lebende im letzten Leben arrangieren?

Nehmen wir einmal eine sehr weite zeitliche Perspektive an und betrachten das Zusammenspiel aller Wesen über viele Existenzen, so wird deutlich, daß die Übung positiver geistiger Gewohnheiten auf Dauer große Wirkungen entfalten wird.
Stellen wir uns einen intoleranten Menschen vor, der sich zum erstenmal bemüht, einen andern Standpunkt zu verstehen. Vermutlich wird er scheitern und sich schon in der nächsten Sekunde genauso intolerant verhalten wie zuvor. Aber dieser erste Versuch wird nicht spurlos an seinem Bewußtsein vorübergehen, das nächstemal wird er die Erlebniswelt des anderen schon etwas leichter miteinbeziehen. In der Addition vieler solcher Versuche entwickelt sich dann ein Charakterzug, der ihm hilft, immer einfühlsamer mit anderen umzugehen. Wenn wir keine zeitliche Grenze setzen und uns nicht allzusehr unter persönlichen Leistungsdruck setzen, ist der Erfolg des Bewußtseinstrainings sicher.

Einen komplizierten Knoten zu lösen, braucht Geduld. Je „langsamer" wir arbeiten, um so schneller kommen wir voran. Ich denke, daß aus diesem Grunde auch religiöse Systeme oder Gemeinschaften entstanden sind, die uns den langen Atem geben können, die innere Weite und den Raum, die notwendig sind, um unermüdlich unser ganzes Leben weiter unser Bewußtsein zu trainieren. Aus buddhistischer Sicht ist Religion dadurch definiert, daß das eigene Streben und dessen Erfolge über diese jetzige Existenz hinausreichen.
Solange wir so vorgehen, haben wir ein diamantenes Ziel und einen dauerhaften Lebenssinn und müssen uns nicht mehr ängstlich an schnell sichtbare Erfolge klammern. Bis zu einem gewissen Grad vermindert sich allein dadurch unserer verkrampften Ichbezogenheit.
Das *Bodhisattva-Ideal* erlebe ich bei vielen Tibetern und Tibeterinnen in der Praxis als respektvolle, lebendige Freundlichkeit.

Das Konzept des Bodhisattva-Ideals führt zu:

mehr geistiger Flexibilität,
mehr geistiger Kreativität,
mehr geistiger Demokratie.

Während einer öffentliche Diskussion wurde dem Dalai Lama eine Frage zum Thema Selbsthaß und Minderwertigkeitsgefühle gestellt. Die Schwierigkeit, darauf zu antworten, bestand darin, daß es im tibetischen Sprachgebrauch kein Wort für „Minderwertigkeitsgefühl" gibt. Der Grund für das Fehlen dieses Wortes liegt im tibetischen Menschen- und Weltbild begründet.

Denn nach buddhistischer Sicht besitzt jeder Mensch von Geburt an ein allumfassendes Bewußtseinspotential. Ein Buddhist bleibt sich dieser Tatsache immer bewußt, also gibt es keinen Grund, sich minderwertig zu fühlen. Diese persönliche Kapazität ist immer präsent. Entscheidend ist, ob wir dieses Potential nutzen wollen oder es ignorieren. So endete die Antwort des Dalai Lama damit, daß er die Betonung auf dieses Potential legte, das wie ein Juwel zu betrachten ist, auf dessen Möglichkeiten wir immer zurückgreifen können, egal wie depressiv, hoffnungslos oder angstbesetzt unsere Stimmung gerade sein mag. Wir sind nie allein, nie getrennt von dieser „Batterie".

Er erwähnte die zahlreichen Tibeter, welche in chinesischen Gefängnissen gefoltert wurden und immer noch werden. Im Vergleich zu anderen Opfern von politischer Verfolgung, Folter und Mißhandlung leiden die Tibeter weniger unter den typischen psychosomatischen Langzeitfolgen von Terror, weil sie die Zeit in den Konzentrationslagern und Gefängnissen für intensive spirituelle Praxis genutzt haben. So hat z.B. Dr. Tendzin Choedrak, der ehemalige Leibarzt des Dalai Lama, 21 Jahre in chinesischer Haft überlebt, weil er die lebenserhaltenden Kräfte seines Buddha-Potentials nutzte, um sich selbst gesund zu erhalten.

ÖKOLOGISCHE UND UNÖKOLOGISCHE BEWUSSTSEINSERWEITERUNG

Ein Patient liegt im Koma, dem Tode nahe, auf dem Operationstisch. Als die Ärzte versuchen, ihn zum Leben zurückzubringen, trennt sich sein Bewußtsein kurzfristig vom physischen Körper. Sein Bewußtsein bewegt sich Richtung Decke und sieht seinen eigenen Körper auf dem Tisch liegen, hört die Gespräche der Ärzte, entscheidet sich für einen „Spaziergang" und beobachtet, was in anderen Zimmern geschieht, bewegt sich dann mit Lichtgeschwindigkeit an einen 500 Kilometer entfernten Ort, schaut kurze Zeit dem Tun eines alten Freundes zu und kommt unversehrt wieder zurück in den Körper.

Unsere westliche Wissenschaft verbannt solche Phänomene in den Bereich der Phantasie, Psychopathologie oder zählt sie bestenfalls zu den nicht erklärbaren Phänomenen. In allen präindustriellen Kulturen gelten außergewöhnliche Bewußtseinszustände jedoch als normal. Beispiele dafür finden sich in den Aussagen der alten Weisheitslehren, den Veden Indiens, dem Ägyptischen Totenbuch, dem Tibetischen Totenbuch, den indianischen Weisheiten der Navajo und Hopi, dem chinesischen Taoismus, dem Sufismus, den griechischen Mysterienschulen von Plato, Alkibiades, Aristoteles und den Erfahrungen christlicher Mystiker wie Meister Eckhart! Wir haben aber die Verbindung zu diesem alten Wissen fast gänzlich aufgegeben.

Unsere materalistische Zivilisation ist mittlerweile die einzige Gesellschaftsform in der Geschichte, die veränderten Bewußtseinszuständen keinen Platz in ihrem System einräumt.

Alle anderen menschlichen Kulturen hatten Rituale und Zeremonien entwickelt, wo veränderte Bewußtseinszustände gesellschaftlich sanktioniert waren, sei es im Rahmen von Heilungen, religiösen Ritualen, Mysterien, Orakeln oder in der Meditation. Sie komplementierten ihre alltäglichen Erlebnissen mit Erfahrungen aus den spirituellen Ritualen. Ihre Weltanschauung resultierte aus den Erfahrungen beider Ebenen.

Für eine moderne und tolerante Zivilisation wäre es wünschenswert, daß es keine fundamentalen Konflikte zwischen Wissenschaft, Religion und Spiritualität gäbe. Ken Wilber formuliert:
„Wenn es zwischen der Wissenschaft, der Religion und der Spiritualität zu grundsätzlichen Konflikten kommt, dann handelt es sich eher um Pseudowissenschaft, Pseudoreligion und Pseudospiritualität."

Für eine wirklich entwickelte menschliche Gesellschaft wäre es allmählich an der Zeit, daß diese grundsätzlichen Konflikte beendet werden. Bedenken wir nur die zahlreichen Patienten, die als Psychopathen diagnostiziert wurden und oft ein ganzes Leben lang in psychiatrische Kliniken verbannt werden. Ich könnte mir vorstellen, daß eine nicht unbedeutende Anzahl dieser Menschen wegen eines nicht erkannten, außergewöhnlichen Bewußtseinszustandes als Psychopathen aus der Gesellschaft ausgeschlossen wurde.

Ich erinnere mich an einen Vorfall während eines Vortrags des Dalai Lama in Dharamsala. Eine ca. 30jährige Tibeterin sprang plötzlich während der Vormittagsveranstaltung wild gestikulierend und mit hysterischer Stimme über mehrere sitzende Menschen, ein aufgebrachter Hund fauchte sie minutenlang, aber wirkungslos an, der Dalai Lama unterbrach seine Rede. Kein Ordnungshüter sprang herbei und stoppte sie! Alle Anwesenden beobachten einige Minuten lang, wie diese Frau tanzend und mit sich selbst redend alle in Atem hielt. Nach gut 10 Minuten setzte sie sich wieder erschöpft und schweigend auf ihren Platz. Im Westen wäre diese Frau wahrscheinlich als Psychopathin eingeschätzt oder als eine „Ausgeflippte" diskriminiert worden. Ein Jahr später erfuhr ich, daß die junge Frau nach diesem Vorfall eine klösterliche Ausbildung als Geistheilerin erhielt, weil sie vom Dalai Lama als ein früheres tibetisches Orakel erkannt worden war.

Könnte es nicht sein, daß manche Drogeneinsteiger neben dem Bedürfnis, die herkömmlichen Wahrnehmungsbegrenzungen kurzfristig zu sprengen, noch eine weitere Sehnsucht verspüren, nämlich den Wunsch in die grandiose Tiefe des Bewußtseins einzutauchen? Der Bewußtseinsforscher und Psychologe William James schrieb nach einer halluzinogenen Erfahrung:
„Die Grundstimmung der psychedelischen Erfahrung ist ein ungeheuerlich erregendes Gefühl einer starken metaphysischen Erleuchtung. Für den durchdringenden Blick liegt die Wahrheit offen da, jenseits der Wirksamkeit aller blindmachenden Tatsachen. Das höhere Bewußtsein sieht alle logischen Verbindungen mit einer offenkundigen Feinheit und Plötzlichkeit, wohingegen das normale Bewußtsein nichts Vergleichbares zu bieten hat. Nur wenn die Nüchternheit zurückkehrt, verblaßt das Gefühl der Einsicht, und man bleibt zurück, leer auf einige unverbundene Worte und Sätze starrend, so wie man auf einen fahlen Schneegipfel schaut, von dem das Glühen des Sonnenuntergangs gerade geflohen ist, oder aber auf die schwarze von einem verloschenen Feuer zurückgelassene Schlacke."

Obwohl in allen Himalaja-Regionen Haschisch und andere Drogenpflanzen wachsen, war in Tibet im Vergleich zu andern asiatischen Nachbarländern der Drogenkonsum gering.

Haschisch, LSD, Peyote und andere Halluzinogene stellen unter den chemischen Substanzen eine kleine Gruppe dar, die u.a. auch mystische Erfahrungen hervorrufen kann. Bei schamanistischen Stämmen gibt es heilige Pflanzensubstanzen, die als Sakramente verstanden werden. Für diese Menschen haben und ermöglichen diese Pflanzensubstanzen einen direkten Kontakt zu den Ebenen anderer Wirklichkeiten. Vom buddhistischen Standpunkt aus lassen sich allerdings spirituelle Erfahrungen nicht mit einer Götterpille erreichen, weil sie keinen vom Bewußtsein selbst induzierten Erfahrungswert im Geist bahnen. Außerdem können sie zu einer Abhängigkeit von der Substanz führen, und der Konsument untergräbt damit seine Selbstbestimmtheit.

Daß diese Drogen physiologisch auf das limbische System unseres Zwischenhirns einwirken und kurzfristig euphorisch-ekstatische, bewußtseinserweiternde bis neurotisch-psychotische Zustände hervorrufen können, aber auch bleibende Schäden, ist erwiesen.
Die katalysierenden Wirkungen, wie bei LSD, können einen tiefen Einblick in die Weite unseres Bewußtseinspotentials eröffnen, etwa wenn Probanden eine tiefe Begegnung mit dem Tod erleben oder ihre eigene Geburt mit allen Details wiedererleben. Diese halluzinogenen Wirkungen sind aber nur teilweise meditativen Erfahrungen der Bewußtseinsausdehnung ähnlich, und nur kurzfristig. Und sie haben einen schwerwiegenden Nachteil, ihnen fehlt der integrative Aspekt.

Die halluzinogene Droge wirkt auch bei der niedrigsten Dosierung noch nicht sanft genug, um sich harmonisch in unseren feinstofflichen Körper einzugliedern. Denn sie ist selbst von grobstofflicher, materieller Natur. Sie besitzt viel zu heftige Ladungen, durchpeitscht die inneren feinstofflichen Kanäle zu unserem subtilen Bewußtseinsbereich so grob wie ein Taifun

und hinterläßt dabei oft gravierende neurophysiologische und mental-subtile Verletzungen. Auf der psychischen Ebene können sich diese Verletzungen später als psychotische Schocks, Paranoia, Wutausbrüche und Lernblockaden äußern.
Da alle sogenannten „Götterdrogen" die innerpsychischen Prozesse überfordern und die Meridiane, die nur über die Atmung und meditative Bewußtseinsarbeit angemessen bearbeitet werden können, zu explosiv und dynamisch ausdehnen, ist die Anwendung halluzinogener Drogen keine Alternative zur bewußtseinsstabilisierenden Persönlichkeitsbildung. So gesehen ist die Einnahme von Drogen bezogen auf die Gesamtheit des Menschen eine außerordentlich unökologische Methode der Bewußtseinsveränderung.

Das tibetische Wort für Mensch heißt *nangpa* und bedeutet: das Wesen, das nach innen schaut. Solange der Mensch existiert, hat er neben der äußeren Wirklichkeit auch immer sein eigenes Bewußtsein und dessen Reichtum erforscht. In unserer materialistischen Kultur, die sich von ihren eigenen mystischen Traditionen getrennt hat, ist es naheliegend, den Weg der Selbsterforschung mit materiellen Mitteln zu beschreiten und psychoaktive, chemische Substanzen zu konsumieren. Ein vorurteilsfreier Kulturvergleich wird zeigen, daß der Westen hier vom Osten lernen und profitieren kann. In Bezug auf die Werkzeuge zur spirituellen Entwicklung verfügt der Osten über die besseren „Produkte".

Nach Sogyal Rinpoche bedeutet Meditation:

„Den Geist heimbringen".

BEZIEHUNGEN UND REINKARNATION

Eine wesentliche Grundannahme aller buddhistischen Kulturen ist der Glaube an die Reinkarnation. Danach ist die Wahrscheinlichkeit groß, daß wir den meisten Menschen, die wir in diesem Leben kennenlernen, schon einmal oder sogar mehrfach begegnet sind. Dieses Erklärungsmodell bietet einige interessante Gesichtspunkte für alle Arten von Beziehungen und auch Ansätze zu Lösungen von Beziehungsproblemen.

Stellen Sie sich einmal vor, daß eine Person, mit der Sie im Moment einen heftigen Konflikt erleben, jemand ist, den Sie bereits aus 500 vorherigen Leben kennen, würde dies Ihre Einstellung zum gegenwärtigen Konflikt nicht vielleicht doch ein kleines bißchen verändern?

Aus unserer gewöhnlichen Sicht ist es natürlich sehr angenehm, wenn sich unser Partner so verändert, wie wir das wünschen. Auf unseren persönlichen „Karmakonto" bringen uns aber nur die Veränderungen zum Besseren Pluspunkte, die wir selbst zustande gebracht haben. Womit selbstverständlich nichts gegen verständnisvolle und freundliche Partner gesagt sein soll. Falls wir solchen begegnen, so geht das jedoch auf ein Guthaben auf unserem spirituellen Bankkonto zurück, das wir bereits in früheren Leben aufgebaut haben. Wenn man die Chancen wahrnimmt, die das Konzept der Reinkarnation eröffnet, so könnte der Kampf zwischen Mann und Frau vielleicht sogar vollkommen aufhören.
Dem Westen ist die Idee der Reinkarnation fremd. Wenn Mann und Frau hier eine Verbindung miteinander eingehen, dann tun sie das meist in der Annahme, daß sie sich zufällig kennengelernt haben. Sie lieben

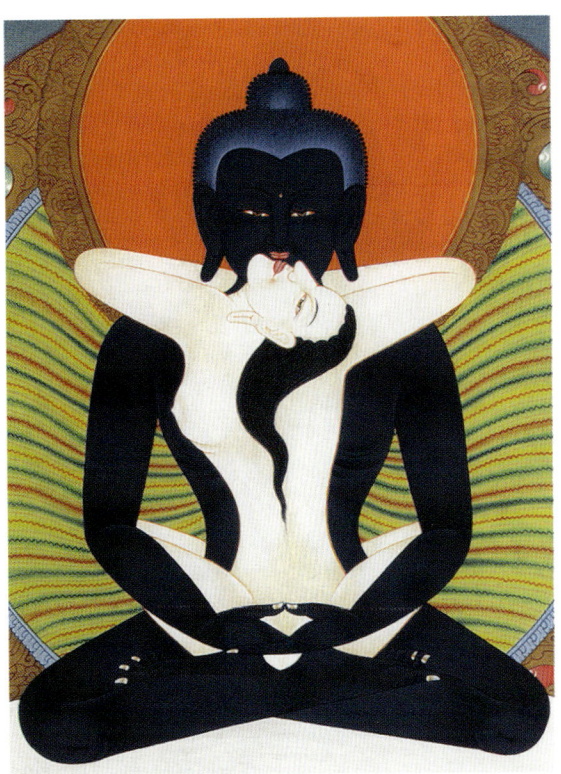

Kosmische Vereinigung

sich und verspüren den Wunsch, ihr Leben miteinander zu teilen. Tauchen dann die ersten Schwierigkeiten oder gar heftige Krisen auf, werden häufig frühkindliche Prägungen verantwortlich gemacht und eventuell psychotherapeutisch bearbeitet.

Aus der Sicht der Reinkarnation ist es so, daß Menschen eine tiefe Beziehung deshalb eingehen, weil sie sich in früheren Inkarnationen schon einmal begegnet sind und beschlossen haben, sich in diesem Leben wiederzusehen. Daher fühlen sie sich angezogen und geben sich in dieser Beziehungskonstellation genau das Lernthema, das sie zur Vervollkommnung ihrer Buddhanatur brauchen. Ein Teil der tieferen Probleme, die während der Beziehung der beiden auftreten, kann karmisch bedingt sein. Unter Umständen begegnen sich Täter und Opfer mit vertauschten Rollen wieder.

Eine andere Möglichkeit, an einem Konflikt oder an einer Aufgabe aus einem früheren Leben weiterzuarbeiten, besteht darin, daß man einem ähnlichen Typus begegnet anstatt genau der Person, die man von früher kennt. Vielleicht wußten wir schon früher noch nicht so ganz genau, wie man mit wirklich unzuverlässigen Menschen umgeht, und begegnen dieser Art von Person deshalb so häufig, weil wir uns fest vorgenommen haben, es diesmal endlich zu lernen. Solange wir aber nicht alle unsere eigenen früheren Leben haargenau kennen, könnte es immerhin möglich sein, daß wir selbst in den letzten 22 000 Leben ein treuloser Schurke waren und ernten, was wir gesät haben.

Wenn wir uns also nicht ganz sicher sind, sollten wir für mehrere Erklärungsmöglichkeiten offen bleiben. Aber schon die Bereitschaft, mit diesem weiträumigeren Erklärungsmodell herumzuspielen, entkrampft und lockert die gegenwärtige Situation. Falls wir es heute nicht klar kriegen, dann vielleicht in den nächsten 17 000 Jahren, nicht wahr?

Das Weltbild der Reinkarnation kann ein hilfreiches Instrumentarium darstellen, um uns geistig klarer und weitsichtiger orientieren zu können. Wo wir scheinbar schwierig lösbare Konflikte gesehen haben, entdecken wir mit der Zeit übergeordnete Muster, die sich zu einer Art Mandala formen, in dessen Mitte wir den zentralen Inhalt der gegenwärtigen Situation erkennen können.

Vielleicht war der männliche Partner im letzten Leben die Frau und hat die Ursachen für die Probleme, welche ihm jetzt durch seine Frau gespiegelt werden,

selbst gelegt? Wir alle kennen diese bisweilen zermürbenden Situationen, in denen wir die gleichen Fehler immer aufs neue begehen.

Die geschlechtliche Dualität aufzulösen wird das fortwährende Thema bleiben. So erzählte mir der Künstler Tibor Göröcs zu diesem Thema folgenden Aphorismus aus Ungarn: „Die Beziehungen zwischen Mann und Frau sind deshalb so schwierig, weil beide etwas anderes wollen. Die Frau will den Mann, der Mann aber will die Frau."

Wir könnten es uns also erleichtern, wenn der Mann die Frau nicht mehr nur aus der Optik des Männlichen zu verstehen versucht, sondern sich in das einfühlt, was die Frau in ihrer eigenen persönlichen Erfahrung empfindet; und wenn sich die Frau umgekehrt bemüht, den Mann nicht länger nur aus der Optik des Weiblichen zu verstehen. Jeder von uns hat schon des öfteren die Rollen von Mann und Frau, vielleicht auch in den verschiedensten Kulturräumen gelebt. Wir müssen uns nicht unbedingt daran erinnern, es genügt schon die bewußte Auseinandersetzung mit dem Erklärungsmodell der Reinkarnation als solchem.

Es geht nicht darum, nun sofort alle inneren Bilder und heutigen Konflikte als aus früheren Leben stammend zu etikettieren. Wichtig ist allein diese besonders weiträumige Sichtweise in unseren Beziehungen beizubehalten und uns dadurch zu befreien.

Das Bodhisattva-Ideal

Als der 1. Dalai Lama, der das Kloster Tashi Lhumpo gründete, gegen Ende seines Lebens seinen nahen Tod ankündigte, wünschten ihm alle Anwesenden eine direkte Wiedergeburt in Tushita, einem geistigen Himmelsbereich, wo grenzenlose Freude herrscht.

Er antwortete darauf, daß er sich gar nicht wünscht, in Tushita wiedergeboren zu werden.

Er wünsche sich seine nächste Wiedergeburt in einem Land, wo er die dortigen Lebewesen von ihren Leiden und den Ursachen ihres Leidens befreien könne.

Diese Haltung, die eigenen Fähigkeiten für das Glück anderer einsetzen zu wollen, entspricht dem, was man im Buddhismus als Bodhisattva-Haltung bezeichnet. *Bodhi* bedeutet „erleuchtet", *sattva* heißt Wesen.

Dieses Ideal kann uns im ersten Moment als etwas Übermenschliches erscheinen. Im christlichen Kulturraum neigen wir mehr oder weniger alle dazu, diese Haltung sofort mit dem Opfertod von Jesus am Kreuz zu verbinden.

Aus tibetischer Sicht ist Jesus Christus sicherlich ein überragender Bodhisattva, aber sich selbst zu opfern ist nicht unbedingt die einzige Möglichkeit, anderen zu helfen. Wenn uns Menschen Schaden und Leid zufügen, dann in erster Linie deshalb, weil sie selbst unglücklich sind. Insofern ist es nur logisch, wenn wir das Verhalten von Bodhisattvas langfristig gesehen als wirksamste und intelligenteste Form von Egoismus verstehen.

Angesichts unserer derzeitigen Lage, der zunehmenden globalen Verflechtungen in politischer, wirtschaftlicher, kultureller und ökologischer Hinsicht, bietet dieses Verhaltensmodell besonders interessante Perspektiven und ist vielleicht wichtiger als je zuvor.

Das Schlußwort hat der Friedensnobelpreisträger von
1989, der 14. Dalai Lama:

Gib nie auf,
egal was geschieht.
Gib nie auf,
entwickle dein Herz.

Viel zuviel Energie wird in deinem Land
darin investiert, den Intellekt
zu entwickeln anstatt das Herz.
Entwickle dein Herz.

Sei mitfühlend,
setz dich für den Frieden ein,
in deinem Herz und für die Welt.
Setz dich für den Frieden ein.

Und ich sage es noch einmal,
gib nie auf,
egal was geschieht,
egal was um dich herum passiert.

Gib nie auf!

Bild rechts:

Der 14. Dalai Lama besucht das Tibet Kailash Haus im **Freiburg** *am 27. juli 2007*

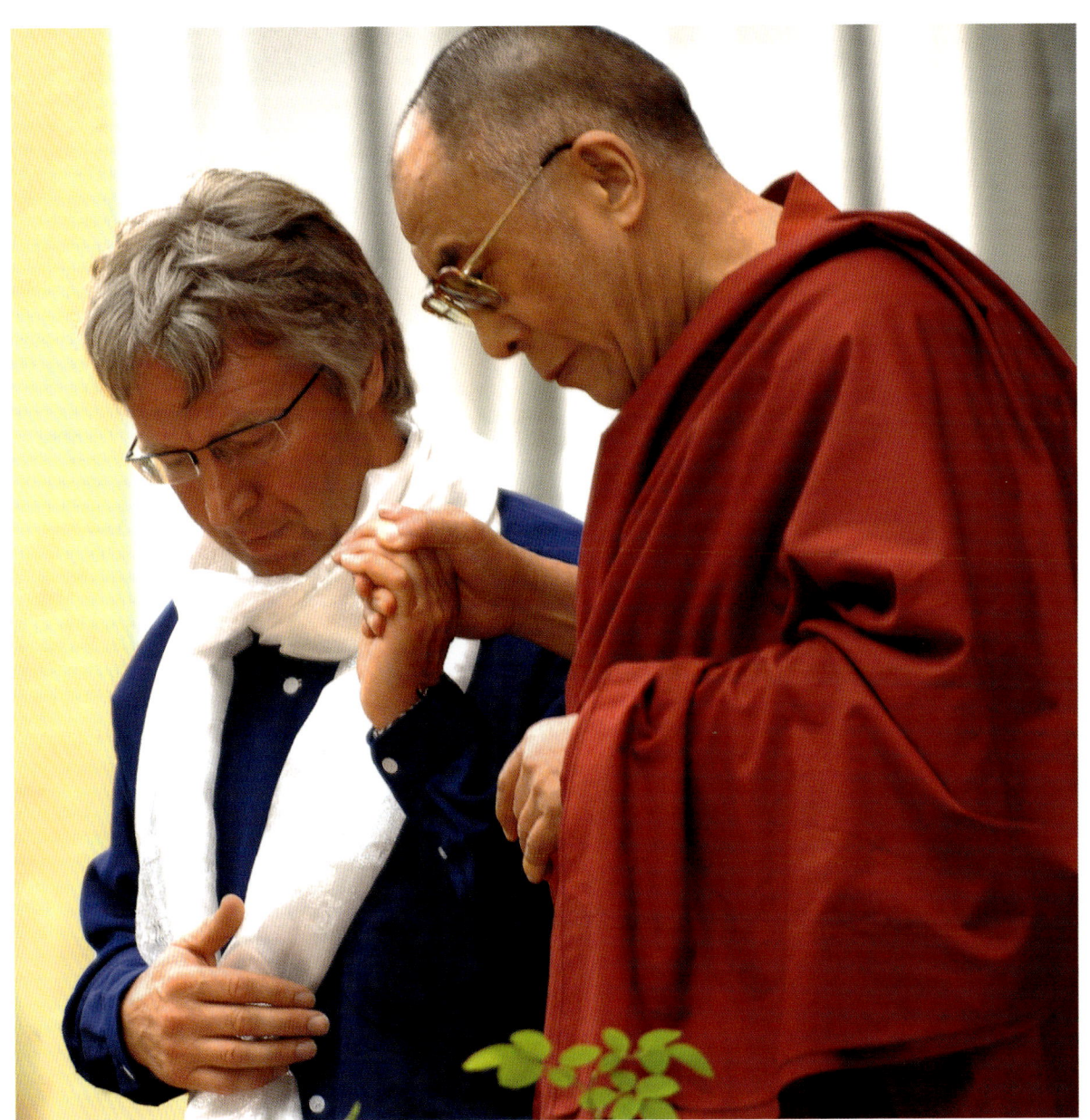

LITERATURVERZEICHNIS

Brauen, M.	*Das Mandala*	Dumont
Capra, F.	*Das Tao der Physik*	Scherz
Clifford, T.	*Tibetische Heilkunst*	O.W. Barth
Choedrak, T.	*Ganzheitlich leben und heilen*	Herder
Chögyam, N.	*Der fünffarbige Regenbogen*	Bauer
Dahlke, R.	*Der Mensch und die Welt sind eins*	Hugendubel
Dalai Lama	*Die Lehre des Buddha vom Abhängigen Entstehen*	dharma edition
Ehrhard/Fischer	*Das Lexikon des Buddhismus*	O.W. Barth
Faber, S.	*Tibetisches Tagebuch*	Heyne
Gold, P.	*Wind des Lebens*	Droemer Knaur
Goleman, D.	*Die heilende Kraft der Gefühle*	dtv
Guenther/Trungpa	*Tantra im Licht der Wirklichkeit*	Aurum
Henss, M.	*Kalachakra*	Fabri
Kalweit, H.	*Die Welt der Schamanen*	Fischer
Klossowski, S.	*Alchemie*	Droemer Knaur
Landaw/Weber	*Bilder des Erwachens*	Diamant
Mackenzie, V.	*Die Wiedergeburt*	Goldmann
Namdak, L. Rinpoche	*Der heilende Garuda*	Garuda
Olvedi, U.	*Buddhas Kinder*	Frederking und Thaler
Qusar, Namgyal Dr.	*Tibetische Medizin und Ernährung*	Knaur
Rätsch, C.	*Räucherstoffe*	AT Verlag
Sheldrake, R.	*Die Wiedergeburt der Natur*	Rowohlt
Sogyal Rinpoche	*Das tibetische Buch vom Leben und vom Sterben*	O.W. Barth
Thich Nhat Thanh	*Aus der Tiefe des Verstehens die Liebe berühren*	Theseus
Trungpa, C. Rinpoche	*Feuer trinken, Erde atmen*	Diederichs
Trungpa, C. Rinpoche	*Spirituellen Materialismus durchschneiden*	Theseus
Yeshe/Zopa Rinpoche	*Heilung*	Diamant

DANK

Ich danke meinen Eltern, daß sie meine Inkarnation angenommen haben. Ich danke meinen Kindern Anne, Boris und Janek und ihrer Mutter Nicola, welche mich zuerst mit Schmerz, aber zunehmend mit viel Vertrauen und geistiger Unterstützung ziehen ließen, meine neuen Begegnungen in diesem Leben zu finden.

Ich danke all den tibetischen Meistern, die ich persönlich und regelmäßig erleben durfte, für ihre aufrichtige Teilnahme an meinen Fragen: Seiner Heiligkeit dem 14. Dalai Lama, seinem Bruder Tendzin Choegyal, Tai Situ Rinpoche, Dilgo Kyentse Rinpoche, Sangye Nyenpa Rinpoche, Ven. Tenga Rinpoche, S.E. Gyetrul Jigme Rinpoche und meinem Lehrer für Traditionelle Tibetische Medizin, Dr. Namgyal Qusar aus Dharamsala.

Weiterhin bedanke ich mich bei allen spirituellen Freundinnen und Freunden, die mich bisher auf meinen Wegen in Europa und im Himalaja begleiteten, hier vor allem Thupten Nyandak, den Mönchen am Kloster Tse Chok Ling in Dharamsala und den inspirierenden Eremiten in den Guru Rinpoche-Höhlen von Tso Pema.

Besonders bedanke ich mich bei meinem Freund Vinzent Liebig, der mich mit Besonnenheit und klarem Geist bei der Erstellung dieses Buches begleitet und tatkräftig unterstützt hat. Aus seiner Hand stammen die Kapitel „Grundgedanken tibetischer Kultur", „Wichtige Begriffe", „Äußeres, Inneres und Geheimes Mandala" und Teile von „Fünf Buddhafamilien".

Für die Unterstützung bei Satz und Korrektur danke ich Doris Arnd, dem Verleger Hans Nietsch für sein Engagement bei der Erstellung dieses Buches. Meine ganz große Anerkennung für die künstlerische und grafische Gestaltung gebührt Tibor Göröcs und seiner Lebensgefährtin Marianne Weber sowie mein Dank für ihr unerschütterliches Durchhaltevermögen.

TIBET KAILASH HAUS

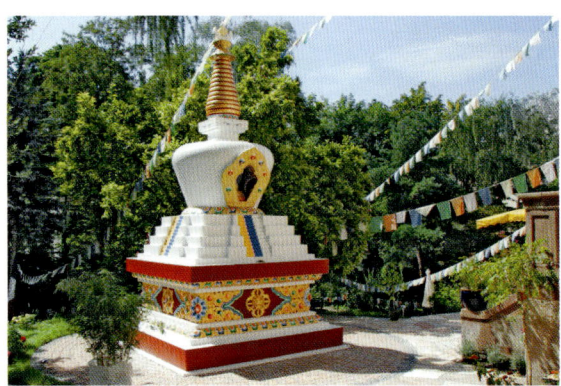

Zentrum für Tibetische Medizin, Kultur und Buddhismus
Wallstraße 8
D-79 098 Freiburg i. Br.
Tel: 0049 761 66 814
Fax: 0049 761 66 813
Internet: www.tibet-kailash-haus.de
E-Mail: info@kailash-institut.org

Das **Tibet Kailash Haus** ist auf die ganzheitliche Traditionelle Tibetische Medizin (TTM) ausgerichtet. Unser Angebot umfasst Lebens- und Ernährungsberatungen sowie tägliche Meditations- und Yogagruppen. Ebenso Vorträge und Seminare zu gesundheitlichen und buddhistischen Themen sowie Öffentlichkeitsarbeit zu Themen der politisch-kulturellen Situation in Tibet.

Der **Tibet Förderkreis e.V.** hat es sich zur Aufgabe gemacht, den im Exil lebenden Tibeterinnen und Tibetern zu helfen. Im Laufe der Jahre ist dabei eine Organisation gewachsen, die es mit Hilfe ihrer zahlreichen Mitglieder ermöglicht hat, verschiedene Projekte in Tibet und den Himalaya-Ländern aufzubauen und zu erhalten.
Der Tibet Förderkreis e.V. lädt regelmäßig exiltibetische Vertreterinnen und Vertreter aus Religion, Kultur, Politik, Kunst, Medizin und Astrologie nach Deutschland ein, damit sie uns das umfassende Wissen und die Weisheit der tibetischen Hochkultur hier im Westen näherbringen können. Jährlich finden auch die Tibetischen Kulturwochen in Freiburg statt.
Der Tibet Förderkreis e.V. vermittelt Patenschaften zu exiltibetischen Schulkindern, Familien, Mönchen, Nonnen und Studenten/-innen. Weiterhin finanziert er mit Spendengeldern Projekte in Tibet und in den exiltibetischen Siedlungen im Himalaya, darunter:
- Wiederaufbau des Klosters Tse Chok Ling in Lhasa
- Erhaltung des Klosters Tse Chok Ling in Dharamsala
- Unterstützung des Dölma Ling Nonnenklosters in Dharamsala und der Tibetan Women's Association
- Erweiterung der Medizinschule in Dharamsala
- Aufbau eines Medizininstituts am Mt. Kailash in Tibet
- Finanzierung des Bildungsministeriums der Exilregierung in Dharamsala
- Erhaltung weiterer tibetischer Klöster in Indien und Nepal
- Politisches Bildungszentrum für die Demokratiebewegung junger Exiltibeter
- Volunteer Tibet Projekt /Dharamsala (Freiwilligendienste für junge Westler in Dharamsala)
- Heim und Schule für behinderte Kinder in Dharamsala

Der Tibet Förderkreis e.V. vermittelt darüber hinaus Studienmöglichkeiten in exiltibetischen Klöstern Nepals und Indiens sowie in westlichen Studieneinrichtungen.
Ebenso vermitteln wir Freiwilligen Dienste in Dharamsala (Volunteer Tibet) für junge Westler für 6-12 Monate. Einsatz im Sprachunterricht für TibeterInnnen in Englisch, Französisch und Deutsch sowie im IT Bereich.

KAILASH INSTITUT FÜR TRADITIONELLE TIBETISCHE MEDIZIN

Da die Tibetische Medizin untrennbar mit dem buddhistischen Weltbild verbunden ist, hat sie in ihrer Ganzheitlichkeit eine völlig andere Charakteristik als die westliche Schulmedizin. Weiterhin basiert sie auf einer engen Zusammenarbeit mit der tibetischen Astrologie, vor allem in bezug auf die Herstellung der pflanzlich-mineralischen Pillen und die mentalen Heilungsprozesse.
Das Kailash-Insitut in Freiburg arbeitet eng mit Ärztinnen und Ärzten des nordindischen Tibetan Medical Institute in Dharamsala (Men Tsee Khang) zusammen.

Mehrmals im Jahr werden praktizierende und lehrende tibetische Ärzte vom dortigen Institut nach Deutschland eingeladen, um hier Vorträge und Seminare zu halten sowie pulsdiagnostische Beratungen durchzuführen.
Eine Kontinuität dieser Besuche ist gewährleistet, obwohl es weltweit nur ca. 300 (Stand 2011) ausgebildete tibetische Ärztinnen und Ärzte gibt, welche die Kunst der tibetischen Pulsdiagnose beherrschen.

Unser Ziel ist, mit dem Kailash-Institut in Freiburg und in Zusammenarbeit mit mehreren tibetischen Ärzten und Lamas in naher Zukunft die alten (und noch nicht übersetzten) tibetischen Texte zu den vielfältigen Behandlungsmethoden zu einem ganzheitlichen Therapiekonzept für den Westen zu erarbeiten. Wissenschaftliche Zusammenarbeit mit naturwissenschaftlichen und medizinisch-universitären Einrichtungen sind in guter Entwicklung.
Dieses neue Konzept wird einerseits auf den traditionellen tibetischen Weisheiten beruhen und andererseits von den Methoden her für uns Westler ohne Berührungskonflikte anwendbar sein.

Das Kailash-Institut bietet unter anderem an:

- Einführungs- und Fortbildungsseminare in Tibetischer Medizin
- Ausbildungskurs in tibetischer Medizin bei Dr. Nida, Dr. Sönam Dölma, Dr. Drungtso, Dr. Passang (vier Jahre)
- Wöchentliche Studiengruppe (Buddhistischer Gesprächskreis)
- Einführungen in die Meditation und Heilübungen, wöchentliche Meditationsgruppen
- Pulsdiagnostische Beratungen durch tibetische Ärzte
- Mentale Heilübungen und Lebensberatungen durch tibetische Lamas und MitarbeiterInnen des TKH

Im Tibet-Shop und dem angegliederten Versand erhalten Gesundheitsprodukte wie Heilkräutertees, Salben, tibetische Stärkungs- und Aufbaumittel, kosmetische Produkte, Räucherstäbchen und Amulette.

Weiterhin handgearbeitete Buddha-Statuen, Malas, Klangschalen, Schmuckstücke, Thangkas und vieles mehr aus den Himalaya-Ländern.

© 1998 by Wilfried Pfeffer.
Überarbeitete und erweiterte Neuauflage 2011

Ko-Autor: Vinzent Liebig

Fotos: Wilfried Pfeffer, Anne Pfeffer, Tibor Göröcs, Georg Nemec, Martin Brauen, Ludwig Sieber, Ute Schoettler
Konzeption, Layout, Gestaltung und Satz: Tibor Göröcs Fotograf, CH-Weggis
Druck: FINIDR, s.r.o., Česky Těšín/Tschechische Republik

Hans Nietsch Verlag, Am Himmelreich 7, D-79312 Emmendingen
www.nietsch.de, info@nietsch.de

ISBN 978-3-86264-199-4

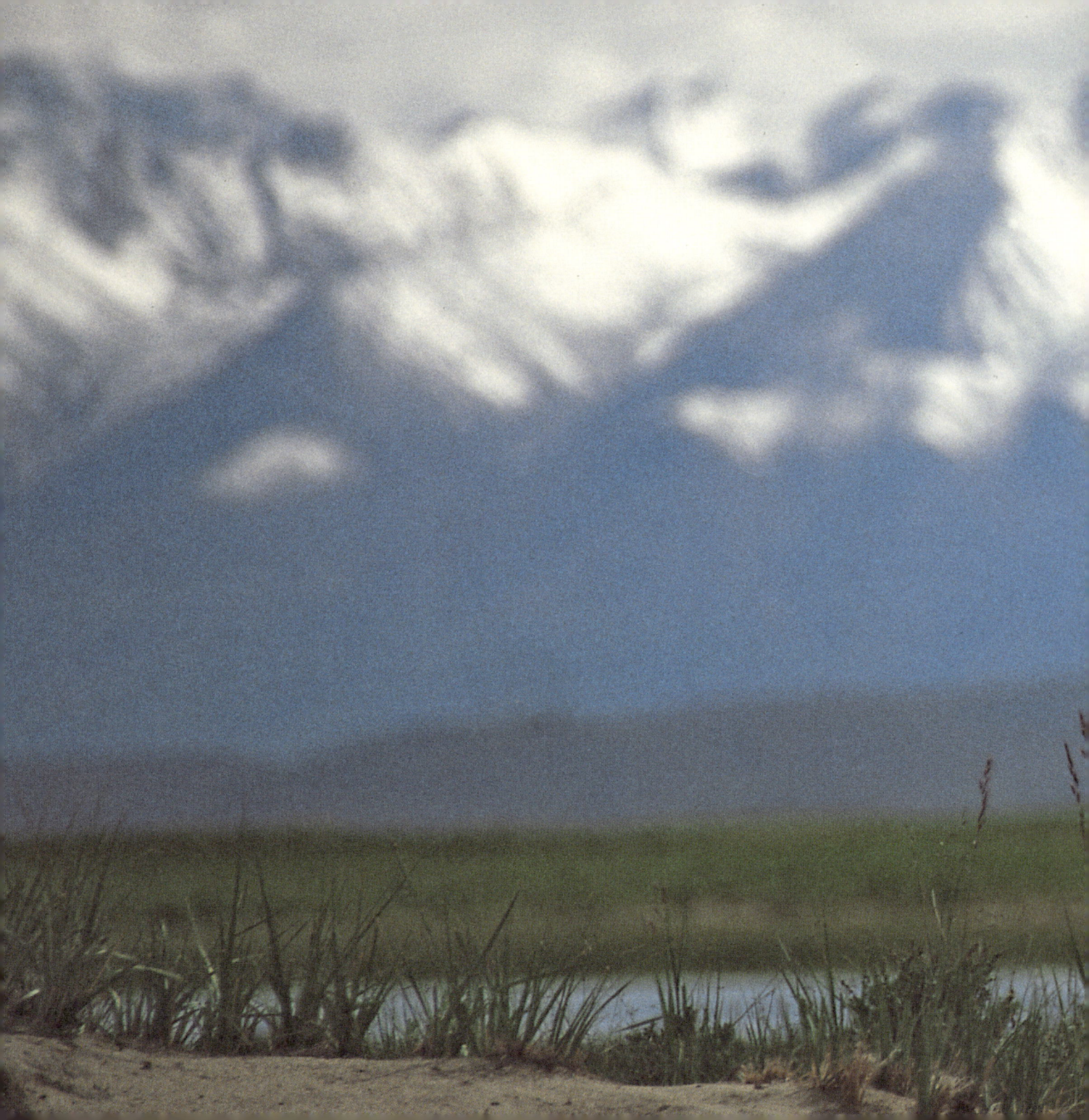